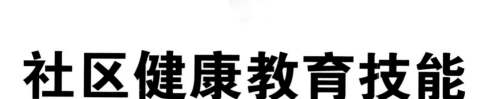

社区健康教育技能

主　编　邹宇华

副主编　余　琪　汤　捷　杨国安　吴传安　苏胜华

编　委（按姓氏笔画排序）

王　艳	方　磊	邓晓燕	邓韶英	白　雪	朱敏贞	庄嫚思
庄润森	汤　捷	苏胜华	苏瑞兰	杨国安	杨剑锋	杨瑞雪
肖苑云	吴传安	何文雅	邱星元	余　琪	余凯鹏	邹宇华
张宝芳	张碧艳	陈　虾	陈义泉	林　莹	罗念慈	钞　多
秦祖国	夏挺松	郭坚明	席铁举	黄　辉	曹　黎	谢笑玲
谢锦尧	楚慧珠	蔡日东	廖美霞			

插　图　陈招弟　谭效良

U0392061

人民卫生出版社

图书在版编目（CIP）数据

社区健康教育技能 / 邹宇华主编 . —北京：人民卫生
出版社，2016

ISBN 978-7-117-23361-3

Ⅰ . ①社⋯　　Ⅱ . ①邹⋯　　Ⅲ . ①社区－健康教育
Ⅳ . ①R193

中国版本图书馆 CIP 数据核字（2016）第 232678 号

人卫智网	www.ipmph.com	医学教育、学术、考试、健康，
		购书智慧智能综合服务平台
人卫官网	www.pmph.com	人卫官方资讯发布平台

社区健康教育技能

主　　编：邹宇华
出版发行：人民卫生出版社（中继线 010-59780011）
地　　址：北京市朝阳区潘家园南里 19 号
邮　　编：100021
E‐mail：pmph @ pmph.com
购书热线：010-59787592　　010-59787584　　010-65264830
印　　刷：三河市尚艺印装有限公司
经　　销：新华书店
开　　本：710×1000　1/16　　印张：22　　插页：2
字　　数：407 千字
版　　次：2017 年 2 月第 1 版　2017 年 2 月第 1 版第 1 次印刷
标准书号：ISBN 978-7-117-23361-3/R · 23362
定　　价：46.00 元

打击盗版举报电话：010-59787491　　E-mail：WQ @ pmph.com
（凡属印装质量问题请与本社市场营销中心联系退换）

主编简介

邹宇华,教授,社区卫生与健康教育研究专家,全国优秀科技工作者,广东省师德标兵,南粤优秀教师,广东省优秀共产党员,广东药科大学社区卫生服务研究所所长。现任中国社区卫生协会理事、中华医学会行为医学分会委员、中华预防医学会社会医学分会委员、中国药品监督管理研究会药品监管法规和政策研究专业委员会委员、全国亿万农民健康促进行动广东省专家、广东省社区卫生学会副会长、广东省社会医学研究会副会长、广东省科普讲师团讲师、广州市人民政府重大行政决策论证专家、广州市社区卫生学会会长、广州市预防医学会副会长

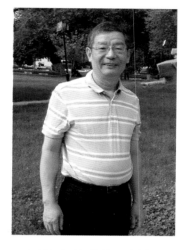

等职。先后主持课题和项目70多项,发表论文200多篇,主编著作和教材20多部,撰写人文科普作品100多篇,媒体采访报道180多次,获成果和奖励80多个,应邀做科普和专题讲座100多场。主要著作有:《社区卫生服务管理学》、《社区卫生服务组织文化》、《心态决定健康》、《社区老年病自我调理及衰老的延缓》、《健康新观念与心理健康》、《不良生活行为与健康》、《青春期性教育指南》、《死亡教育》、《社会医学》、《如何预防和矫正儿童不良行为》、《人感染高致病性禽流感防控指南》、《家庭常见食品营养与安全问题》、《健康心态 幸福生活》等。

前 言

从古至今,星移斗转,光阴荏苒,但人们对健康的追求却从未改变。古有明代著名医学家龚廷贤活到 92 岁,他在《摄养诗》中归纳出一套养生保健经:"惜气存精更养神,少思寡欲勿劳心。食惟半饱无兼味,酒止三分莫过频。每把戏言多取笑,常含乐意莫生嗔。炎凉变诈都休问,任我逍遥过百春。"今有世界卫生组织提出了全新的健康观,即"健康不仅仅是没有疾病或不虚弱,而是身体上、精神上和社会适应性的完好状态。"并依此提出了健康的十条标准:"一是精力充沛,能从容不迫地应付日常生活和工作压力,而不感到过分紧张。二是态度积极,乐于承担责任,不论事情大小都不挑剔。三是善于休息,睡眠良好。四是能适应外界环境的各种变化,应变能力强。五是能够抵抗一般性的感冒和传染病。六是体重得当,身体均匀,站立时,头、肩、臂的位置协调。七是反应敏锐,眼睛明亮,眼睑不发炎。八是牙齿清洁、无空洞、无痛感、无出血现象,齿龈颜色正常。九是头发有光泽、无头屑。十是肌内和皮肤富有弹性,走路轻松匀称。"健康是人生幸福的源泉,古词有曰"其救疗于有疾之后,不若摄养于无疾之先",道出了防患疾病于未然的重要性。如果用健康换取其他的人生财富,而落下重病缠身,无可救药,其最终的结果必然是悲剧性的。因此,要获得人生幸福、家庭美满、事业有成,首先就应学会如何让自己保持健康,而健康教育是提升人群健康水平的重要手段。

从大的方面讲,公共卫生是关系到一个国家或地区人群健康的重大公共事业,它就像是一个人的心脏或一栋建筑的地基,是一切的根本。而在公共卫生工作中,不论是儿童的预防接种、疾病的监测、食品药品的监管,还是居民健康档案的建立、妇幼健康管理等,都需要借助健康教育这一有力的工具来推动各项工作的顺利开展。将健康教育渗透到公共卫生工作中的每一个环节,用健康教育构建公共卫生的血肉,使人们自觉地采纳有益于健康的行为和生活方式,将会实现全人群健康水平的提升。

近年来,健康教育工作已受到社会普遍重视,也已成为社区卫生服务工作中的重要内容。但在社区,缺乏健康教育技能指导资料,亟需一本技术性、政策性、操作性都很强的技能指导书,《社区健康教育技能》即在此背景下酝酿形成。

本书首先从健康教育宏观的政策指导和常用的工作方法加以阐述;之后通过对社区健康教育传播材料的制备与利用、档案资料的收集整理、计划评价、常用文书写作、健康教育培训、慢性病自我管理技能、标语口号和板报、健康教育处方、健康教育宣讲技巧、合理膳食、适量运动、戒烟、减肥、健康心态、病前征兆、生活安全技能、环保、讲座、流程管理等,全面阐述了健康教育相关的技能;最后介绍了各种卫生日的由来。

该书的出版,得到了广东省卫生和计划生育委员会的大力支持,也得到了不少同行给予指导和建议,在此深表谢意!

鉴于本书涉及面广,创新性强,在编写及编排上难免有错误和不足之处,恳请广大读者批评指正。

邹宇华

2016 年 12 月

目 录

第一篇 绪 论

知识是人类生产和生活经验的总结,是我们适应社会和工作的前提,而技能则是掌握和运用某种技术的能力。

学习知识是掌握技能的基础,如果没有驾驶的知识、不懂得车辆的结构和性能,驾驶技能的掌握就会受到限制。知识的多少决定着技能掌握的快慢和深浅,技能的掌握又反过来影响知识的学习和发展。由此可见知识与技能的联系是十分密切的。

在媒体高度发达的今天,知识的普及相对容易,但技能的掌握并非易事。例如,在生活中,当我们遇到一位溺水者时,自然会心急如焚,盼望其获救,但是否有游泳的技能将其救上岸,是否有心肺复苏术的技能将其救活,则往往决定着溺水者的生死存亡。而这些技能是很多人欠缺的。

一、健康新理念及标准

世界卫生组织对健康下的定义是:健康不仅仅是没有疾病,而是躯体上、精神上和社会适应性的完好状态。也就是说,一个人在躯体健康、心理健康、道德健康及社会适应良好四方面都健全,才是完全健康的人。为了健康,付出时间、金钱、力气、汗水和泪水都是值得的。

(一)健康新理念

1. 健康是"石" 生命的基石靠健康,以此完成进食、代谢、排泄、呼吸、运动、生长、生殖和反应性等功能。

2. 健康是"金" 健康是最大的财富,健康的身体抵得上万贯家产。再富,富不过健康;再穷,穷不过疾病。

3. 健康是"权" 健康是最基本的人权,不允许侵犯。

4. 健康是"力" 健康对家庭而言,是做事的气力;对工、农、商业而言,是生产力;对军队而言,是战斗力。

5. 健康是"爱" 尊老爱幼、爱家庭、爱集体、爱社会、爱国家,这是心理健康的体现。

6. 健康是"福" 一个人无灾无病就是福。父母健康是儿女的福分,儿女健康是父母的福气。年轻时有福不算什么,老来有福才是真正的福。

7. 健康是"寿" 短暂高官、趋炎高攀、偶尔高薪、一时高兴,不如高寿。健康的最高的境界是长命百岁,无疾而终。

8. 健康是"乐" 快乐是健康的核心,体现在乐天知命、乐善好施、乐在其中、乐道安贫。

9. 健康是"德" 健康之人具有社会公德、职业道德、家庭美德,不做失德、缺德、丧德的事。

10. 健康是"簧" 身体犹如弹簧,偶尔、短时、有限的摆动无碍大局,如某夜因加班只睡眠 5 小时,不必计较。但不可过度,否则弹簧会折断。

(二)身心健康八项标准

1. 食得快 进食时有很好的胃口,能快速吃完一餐饭而不挑剔食物,这证明内脏功能正常。

2. 便得快 一旦有便意时,能很快排泄大小便,且感觉轻松自如,在精神上有一种良好的感觉,说明胃肠功能良好。

3. 睡得快 上床能很快熟睡,且睡得深,醒后精神饱满,头脑清醒。

4. 说得快 语言表达正确,说话流利。表示头脑清楚,思维敏捷,中气充足,心、肺功能正常。

5. 走得快 行动自如、协调、精力充沛旺盛。因诸多病变导致身体衰弱,均先从下肢开始,人患有内脏疾病时,下肢常有沉重感;心情焦虑,精神抑郁,往往感到四肢乏力,举步维艰。

6. 良好的个性 性格温柔和顺,能够很快地适应不同的环境,没有经常性的压抑感和冲动感,目标明确,热爱生活,乐观豁达,胸襟坦荡,意志坚强,感情丰富。

7. 良好的处世能力 看问题客观现实,具有自我控制能力,适应复杂的社会环境,对事物的变迁能始终保持良好的情绪,能保持对社会外环境与机体内环境的平衡。

8. 良好的人际关系 待人接物能大度和善,不过分计较,能助人为乐,与人为善。

(三)中老年健康十大标准

1. 眼有神 双目炯炯有神,无呆滞感觉,说明精气旺盛,脏器功能良好,思想活跃,情感丰富。

2. 牙齿坚　保持口腔卫生，基本上没有龋齿和其他口腔疾病。

3. 声息和　说话声音洪亮，呼吸通畅，心平气和。反映出肺脏功能良好，心态健康。

4. 饮食稳　坚持定时、定量进食，不挑食，不偏食，不暴食，无烟酒嗜好，注意营养科学合理。

5. 前门松　小便通畅。说明泌尿、生殖系统大体无恙。

6. 后门紧　大便每日一次，无腹痛、腹泻之虑，则消化功能健旺。

7. 形不丰　保持体形匀称，不应肥胖，始终保持标准体重。

8. 腰腿灵　每周有三次以上运动，每次不少于半小时，表现为肌肉、骨骼和四肢关节有力灵活。人老腿先老，将老腰先病。

9. 脉搏好　脉搏平稳，心跳次数保持在正常范围（60~80 次 / 分），说明心脏和循环功能良好。

10. 起居准　能按时起床和入睡，睡眠质量好。

（四）维护健康十法

1. 少怒多笑　心平气和，荣辱不惊，笑口常开。
2. 少食多嚼　规律进食，细嚼慢咽，七八分饱。
3. 少衣多浴　随季穿衣，春捂秋冻，时常沐浴。
4. 少言多思　不传是非，多动脑筋，少犯错误。
5. 少肉多菜　素食为主，荤食辅之，多吃蔬菜。
6. 少盐多醋　清淡少盐，以醋调味，注重保健。

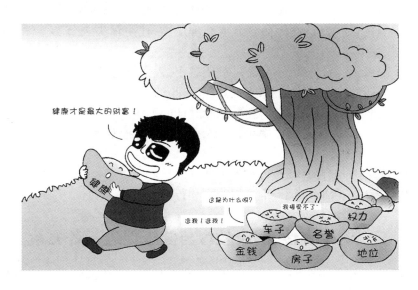

7. 少糖多果 控制甜食,少吃糖块,多吃鲜果。

8. 少欲多施 清心寡欲,乐善好施,助人为乐。

9. 少忧多眠 放松心情,大智若愚,充足睡眠。

10. 少车多行 安步当车,舒筋活络,多动腿脚。

(五)养生二十件事

1. 不吸烟 吸烟会使寿命平均减少 10 岁。50 岁前戒烟,仍可恢复健康。

2. 少喝酒 喝酒可导致心脏病、脑卒中和肝硬化。酒后驾车易出车祸。

3. 测体重 过胖和过瘦都不利于健康,也不会给人以健美感。

4. 控脂肪 每天脂肪的摄入量不超过总热量的 25%,也不应少于 15%,高脂肪会导致心脑血管病等。

5. 多蔬果 蔬菜和水果中含多种维生素、膳食纤维和矿物质,每天至少食用 500 克。

6. 少吃盐 口味要淡,每日摄盐少于 6 克。

7. 多进钙 中老年应补钙。虾、鱼、杏仁、蔬菜、豆类和奶类富含钙。

8. 重淀粉 吃肉菜不能代替米面。淀粉保护人不受病菌感染,预防心脏病和癌症。

9. 多吃鱼 多吃白肉,少吃红肉,有利健康。

10. 少吃糖 多吃糖易坏牙齿,增加患肥胖症、糖尿病、高血压的危险。

11. 多纤维 食物纤维有助于消化,保护胃肠道,减少便秘和肠癌的发生。

12. 少咖啡 特别是孕妇、糖尿病和胃病患者少喝。

13. 多运动 每天锻炼不少于 30 分钟,特别要注重柔韧性的运动。

14. 忌乱性 变换性伴侣会造成心理压力,使生活失去节奏。性乱者易患性病、艾滋病。

15. 淡名利 身外物,不奢恋。欲望越小,人生就越幸福。

16. 择居处 选择绿化美、空气好、噪声小的居住环境。

17. 选职业 应从事自己喜欢、又能胜任的工作。

18. 避车祸 车祸死亡率仅次于心脑血管病、癌症和呼吸道疾病,位居第四。

19. 应结婚 有配偶的人,早死率低且寿长。

20. 勿自扰 活在当下,不去想悲哀和苦恼的事。

二、卫生宣传、健康教育与健康促进三者关系

卫生宣传是指卫生知识的单向传播,侧重于改变人们的知识结构和态度,

不注重反馈信息和效果,难以达到行为改变的理想目的,是实现特定健康行为目标的一种重要手段。

　　健康教育是通过有计划、有组织、有系统的社会和教育活动,促使人们自觉地采纳有益于健康的行为和生活方式,消除或减轻影响健康的危险因素,预防疾病、促进健康和提高生活质量。

　　健康促进是指运用行政或组织手段,广泛动员和协调社会各相关部门以及社区、家庭和个人,使其履行各自对健康的责任,共同维护和促进健康的一种社会行为和社会战略。换言之,健康促进是包括健康教育及能促使行为与环境有益于健康改变的相关政策、法规、组织的综合。

表 1-1　卫生宣传、健康教育与健康促进三者区别

区别	卫生宣传	健康教育	健康促进
内涵	信息及宣传	知识、信念及行为改变	健康教育及政策环境支持
方法	大众传播为主	传播与教育相结合,侧重教育	健康教育、社会动员及营造环境
特点	单向传播	双向传播,以行为改变为核心	全社会参与,多部门合作,对影响健康的危险因素实施综合干预
效果	卫生知识的积累	知识、信念、行为的变化,可带来个体和群体健康水平的提高	推动个体和群体健康水平的提高,创建健康环境,效果有持久性
举例	宣传吸烟有害健康,可引起肺癌、肺心病、口腔癌等多种疾病	吸烟有何危害,如何防范,如何控烟,戒烟指导	广泛开展控烟教育,创建无烟场所,公共场所禁止吸烟,对违规者进行处罚

　　我国曾经是世界上碘缺乏病流行最严重的国家之一,1993 年估计约有 7 亿多人生活在缺碘病区。由于碘缺乏病分布广泛,受害人群众多,严重地危害人口素质和社会经济发展,因此,碘缺乏病从一个单一的疾病上升为严重的公共卫生问题。对此,单纯从病因预防、人群健康教育和临床治疗,都无法从根本上解决该问题。必须采用政策和法规手段,实施健康促进。食盐加碘是控制和消除碘缺乏病最有效的措施,而要取得成效,需要盐业部门生产合格的碘盐,交通部门运输碘盐,商业部门销售碘盐,卫生部门检测碘盐和教育公众使用碘盐,公安部门配合打击私运私卖非加碘盐,还需要大众传媒和教育部门配合。其中的重要工作就是促进政府部门制定相关政策,加强部门间的协调和配合。这是一个社会性很强、牵涉面很广的健康项目。因此,只有依靠健康促

进的策略才能实现项目目标。从 1995 年开始,我国强制给食用的氯化钠食盐中加入少量的碘。随着以食盐加碘为主的综合防治措施的全面实施,居民碘盐食用率持续提高,碘营养水平明显改善。2000 年 10 月,原卫生部宣布中国达到了消除碘缺乏病阶段目标。2002 年全国碘缺乏病监测结果显示,中国基本实现消除碘缺乏病阶段目标的成果进一步得到巩固,我国人群碘营养水平也处于基本适宜的状态,而且更趋合理。

由此可见,在实际工作中,有许多的工作和项目需要卫生宣传、健康教育和健康促进一并来做,才能实现目标。如上述碘缺乏病防治项目中,要协调各个相关部门共同为实现项目目标发挥作用,承担责任,解决碘盐的制造、运输、销售和消除私盐(非碘盐)等问题,就必须运用健康促进的策略和措施;而要使项目能被居民接受,并产生健康效果,就需要开展健康教育,提高居民对碘盐的认识,养成使用碘盐的习惯并帮助居民掌握正确使用碘盐的方法;而通过卫生宣传工作在项目实施地区向居民传播该项目启动的信息,宣传项目的目标和意义,则是卫生宣传的工作范畴。

健康教育、健康促进、卫生宣传三项工作有着很紧密的联系,但又各有自己的工作目标,互相不能等同,也不能代替。

三、社区健康教育的范围、内容及方法

(一) 范围

1. 宣传普及《中国公民健康素养——基本知识与技能》。配合有关部门开展公民健康素养促进行动。

2. 对青少年、妇女、老年人、残疾人、0~6 岁儿童家长、农民工等人群进行健康教育。

3. 开展合理膳食、控制体重、适当运动、心理平衡、改善睡眠、限盐、控烟、限酒、控制药物依赖、戒毒等健康生活方式和可干预危险因素的健康教育。

4. 开展高血压、糖尿病、冠心病、哮喘、乳腺癌和宫颈癌、结核病、肝炎、艾滋病、流感、手足口病和狂犬病、布病等重点疾病健康教育。

5. 开展食品安全、职业卫生、放射卫生、环境卫生、饮水卫生、计划生育、学校卫生等公共卫生问题健康教育。

6. 开展应对突发公共卫生事件应急处置、防灾减灾、家庭急救等健康教育。

7. 宣传普及医疗卫生法律法规及相关政策。

（二）内容

1. 居民健康意识教育　包括完整的健康概念,健康对人类生存和发展的重要性,政府、社会、家庭和个人对维护健康承担的责任和行动的落脚点。

2. 卫生法律法规、卫生公德教育　我国已颁布了一系列卫生法律和法规,如《环境保护法》《传染病防治法》《食品安全法》《执业医师法》《献血法》《母婴保健法》《药品管理法》《职业病防治法》《公共场所卫生管理条例》等。要在居民中大力普及卫生法律、法规,宣扬卫生公德,提高社区居民的卫生法治意识和卫生道德观念,推动社区卫生管理、环境管理和精神文明建设。

3. 身体保健知识普及　重要器官如心、肺、肝、胃、肾的位置、生理功能与保健,口腔与眼睛的保健,衰老的延缓等。

4. 疾病防治知识教育　①高血压病、冠心病、脑血管病、癌症、糖尿病等慢性非传染性疾病的预防、症状、体征、治疗、护理、康复等知识。其中预防知识是教育的重点。主要内容是提倡不吸烟、不饮酒、合理膳食、适量运动、定期健康检查、积极参健康咨询、疾病普查普治、遵从医嘱、坚持早期治疗等健康行为和生活方式。②各种急性传染病的症状、预防、隔离、消毒、疫情报告等知识。应加强对其传染源、传播途径和防治方法的宣传教育。③龋齿和感冒等各种常见病、多发病的预防、早期治疗知识。④家庭急救与护理。包括冠心病、脑血管病急性发作,触电、溺水、煤气中毒等的急救、心脏按压和人工呼吸操作方法,烧伤、烫伤、跌打损伤等意外事故的简单处理。

5. 生活卫生知识教育　①饮食与营养卫生。包括膳食的合理搭配,食物的科学烹调,饮食定时定量,餐具的消毒,食物的贮存,酗酒、偏食、暴饮暴食对健康的影响,食物中毒的预防知识等。②家庭用药和医学常识。常用药的保管和服用方法,体温计、血压计的使用方法等。③消灭害虫知识教育。苍蝇、老鼠、蚊子、臭虫、蟑螂等害虫的生活习性、对健康的危害、防控方法等。④日常生活卫生常识。有规律地工作、学习、娱乐、劳动、运动及睡眠知识,室内采光、通风、温度、湿度对健康的影响,厨房、厕所卫生等。

6. 心理卫生知识教育　包括心理状态与健康和疾病的关系;如何调节情绪并保持心理平衡;如何处理好夫妻之间、婆媳之间、父母与子女之间、同事之间的关系;如何保持家庭和睦和良好的人际关系;如何做好子女的教育等。

7. 安全教育　交通事故、煤气中毒、溺水、自杀、劳动损伤等意外伤害事件发生的原因及控制对策,教育居民提高自我防护意识,自觉使用安全设施,降低和防止意外事故的发生。

8. 生殖及育儿健康教育　包括生殖卫生、计划生育、优生优育优教知识;母乳喂养的好处;妇女经期、孕期、产期、哺乳期的生理特点和保健知识;妇科及婴幼儿常见疾病防治知识;儿童卫生习惯的早期训练和培养等。

9. 环境保护知识教育　环境对健康的影响,生活垃圾的处理,噪声、空气污染对人体健康的危害及预防方法。提倡绿化美化环境,环保从自身做起。

10. 合理利用卫生服务教育　包括了解并自觉利用社区、医院、疾病预防控制机构提供的卫生服务,主动参与健康体检、健康咨询、健康教育、健康促进活动,主动接受预防接种,有病及时就医及就医常识,遵从医嘱,坚持治疗等。

11. 个体健康行为的倡导　饭前便后洗手;每天早晚刷牙;经常洗澡、理发、剪指甲;服装整洁;勤晒被褥;讲卫生讲公德,不乱扔乱倒垃圾、不随地吐痰等;不吸烟;不酗酒;经常锻炼身体;按时让孩子参加计划免疫。

12. 群体健康行为的倡导　室内整洁,无蚊、蝇、老鼠、蟑螂等;室内无异味、空气新鲜;办公室内有禁止吸烟标志或劝阻吸烟的宣传品,不设烟具;厨房灶具干净、碗筷干净,生熟食品分开;厨房通风良好;厕所无臭、无蝇,便池无尿碱;厕所地面、门窗、墙壁、灯具、洗手盆整洁;阳台封闭规范;遵守交通规则,避免意外事故;积极组织有益于健康的文娱体育活动。

（三）常用社区健康教育方法

在社区,常用的健康教育方法见表 1-2。

表 1-2　常用社区健康教育方法

方法	特点
健康教育处方	一病一议,保存时间长,可反复多次阅读。
健康科普资料	覆盖广泛,居民学习不受时间限制,能较详细介绍。
墙报、橱窗、展板	经济实用,简便易行,图文并茂,版面活泼、喜闻乐见,便于经常更换。
社区广播	传播速度快,覆盖面广,不受空间限制,但缺少记录性,图片、图像无法传播。
健康教育影视片	可传播声音、图像等信息,真实感、现场感强,但观众被动收看,不能互动,缺少记录性。
一对一口头教育	方便易行,直接交流,针对性强,经济有效,但面窄,效率太低。
健康讲座、健康教育学校	规模可大可小,主题明确,知识讲解系统、详细,听众可现场咨询,但组织有一定难度,对讲师要求较高。
同伴教育	可信度高,容易达到预期目的,不受场地限制,但要求对同伴教育工作者先培训,且有热情,有一定影响力。
知识竞赛、演讲比赛	参与人数多,普及面广,社区影响大,传播内容深入、规范,容易调动参与者的积极性。但组织工作难度大,需要动员较多社会资源。

方法	特点
健康教育网站	信息量大,可重复阅读,不受时间和空间限制,但前期固定投入大,且要有懂信息技术的专业技术人员负责网站的制作和维护。
健康教育短信、微信	覆盖面广,信息量大,便于居民接受,可重复阅读,不受时间和空间限制。但要注意防范伪科学的传播。

在社区健康教育方法中,有些属于单向传播,不能互动,适合卫生政策的宣传及保健知识的传播,如墙报、橱窗、展板、健康教育处方、科普资料、社区广播、影视片等。而有一些易于互动,便于居民参与,如健康知识讲座、同伴教育、知识竞赛、演讲比赛等。不同的方法各有优缺点,往往需要组合使用,才能产生良好的效果。

四、社区健康教育的服务形式

(一)提供健康教育资料

1. 发放印刷资料 印刷资料包括健康教育折页、健康教育处方和健康手册等。放置在乡镇卫生院、村卫生室、社区卫生服务中心(站)的候诊区、诊室、咨询台等处。每个机构每年提供不少于 12 种内容的印刷资料,并及时更新补充,保障使用。

2. 播放音像资料 一般在机构正常应诊的时间内,在门诊候诊区、观察室、健教室等场所或宣传活动现场播放。每个机构每年播放音像资料不少于 6 种。

(二)设置健康教育宣传栏

乡镇卫生院和社区卫生服务中心宣传栏不少于 2 个,村卫生室和社区卫生服务站宣传栏不少于 1 个,每个宣传栏的面积不少于 2 平方米。宣传栏一般设置在机构的户外、健康教育室、候诊室、输液室或收费大厅的明显位置,宣传栏中心位置距地面 1.5~1.6 米高。每个机构每 2 个月最少更换 1 次健康教育宣传栏内容。宣传栏的内容可结合时令和卫生工作要求来编排,可有文字、图片、漫画等多种表现形式。宣传栏的种类有墙报、宣传橱窗、宣传展板、LED屏幕等。

（三）开展公众健康咨询活动

利用各种健康主题日或针对辖区重点健康问题,开展健康咨询活动并发放宣传资料。每个乡镇卫生院、社区卫生服务中心每年至少开展 9 次公众健康咨询活动。

（四）举办健康知识讲座

定期举办健康知识讲座,引导居民学习、掌握健康知识及必要的健康技能,促进辖区内居民的身心健康。每个乡镇卫生院和社区卫生服务中心每月至少举办 1 次健康知识讲座,村卫生室和社区卫生服务站每两个月至少举办 1 次健康知识讲座。

（五）开展个体化健康教育

乡镇卫生院、村卫生室和社区卫生服务中心（站）的医务人员在提供门诊医疗、上门访视等医疗卫生服务时,要开展有针对性的个体化健康知识和健康技能的教育。工作的重点内容有针对饮食、运动、心理等危险行为和生活方式的;针对遵从医嘱、规范用药等依从性行为的;针对有关疾病预防、治疗、康复知识和技能的。

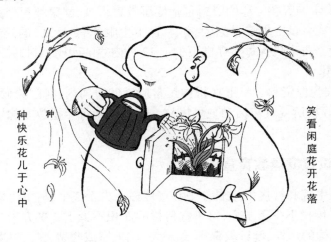

（邹宇华）

第二篇　政策指导

政策引领行动,政策所产生的效果广泛、持久、有力。

一、中国公民健康素养——基本知识与技能

2015 年年底,国家卫生计生委办公厅印发了《中国公民健康素养——基本知识与技能(2015 年版)》,提出了中国公民必须掌握的 66 条健康素养要点。

(一)基本知识和理念

1. 健康不仅仅是没有疾病或虚弱,而是身体、心理和社会适应的完好状态。

2. 每个人都有维护自身和他人健康的责任,健康的生活方式能够维护和促进自身健康。

3. 环境与健康息息相关,保护环境,促进健康。

4. 无偿献血,助人利己。

5. 每个人都应当关爱、帮助、不歧视病残人员。

6. 定期进行健康体检。

7. 成年人的正常血压为收缩压 ≥90 毫米汞柱且 <140 毫米汞柱,舒张压 ≥60 毫米汞柱且 <90 毫米汞柱;腋下体温 36~37℃;平静呼吸 16~20 次 / 分;心率 60~100 次 / 分。

8. 接种疫苗是预防一些传染病最有效、最经济的措施,儿童出生后应当按照免疫程序接种疫苗。

9. 在流感流行季节前接种流感疫苗可减少患流感的机会或减轻患流感后的症状。

10. 艾滋病、乙肝和丙肝通过血液、性接触和母婴三种途径传播,日常生活和工作接触不会传播。

11. 肺结核主要通过患者咳嗽、打喷嚏、大声说话等产生的飞沫传播;出现咳嗽、咳痰 2 周以上,或痰中带血,应当及时检查是否得了肺结核。

12. 坚持规范治疗,大部分肺结核患者能够治愈,并能有效预防耐药结核的产生。

13. 在血吸虫病流行区,应当尽量避免接触疫水;接触疫水后,应当及时进行检查或接受预防性治疗。

14. 家养犬、猫应当接种兽用狂犬病疫苗;人被犬、猫抓伤、咬伤后,应当立即冲洗伤口,并尽快注射抗狂犬病免疫球蛋白(或血清)和人用狂犬病疫苗。

15. 蚊子、苍蝇、老鼠、蟑螂等会传播疾病。

16. 发现病死禽畜要报告,不加工、不食用病死禽畜,不食用野生动物。

17. 关注血压变化,控制高血压危险因素,高血压患者要学会自我健康管理。

18. 关注血糖变化,控制糖尿病危险因素,糖尿病患者应当加强自我健康管理。

19. 积极参加癌症筛查,及早发现癌症和癌前病变。

20. 每个人都可能出现抑郁和焦虑情绪,正确认识抑郁症和焦虑症。

21. 关爱老年人,预防老年人跌倒,识别老年期痴呆。

22. 选择安全、高效的避孕措施,减少人工流产,关爱妇女生殖健康。

23. 保健食品不是药品,正确选用保健食品。

24. 劳动者要了解工作岗位和工作环境中存在的危害因素,遵守操作规程,注意个人防护,避免职业伤害。

25. 从事有毒有害工种的劳动者享有职业保护的权利。

(二)健康生活方式与行为

26. 健康生活方式主要包括合理膳食、适量运动、戒烟限酒、心理平衡四个方面。

27. 保持正常体重,避免超重与肥胖。

28. 膳食应当以谷类为主,多吃蔬菜、水果和薯类,注意荤素、粗细搭配。

29. 提倡每天食用奶类、豆类及其制品。

30. 膳食要清淡,要少油、少盐、少糖,食用合格碘盐。

31. 讲究饮水卫生,每天适量饮水。

32. 生、熟食品要分开存放和加工,生吃蔬菜水果要洗净,不吃变质、超过保质期的食品。

33. 成年人每日应当进行 6000~10 000 步当量的身体活动,动则有益,贵在坚持。

34. 吸烟和二手烟暴露会导致癌症、心血管疾病、呼吸系统疾病等多种疾病。

35. "低焦油卷烟"、"中草药卷烟"不能降低吸烟带来的危害。

36. 任何年龄戒烟均可获益,戒烟越早越好,戒烟门诊可提供专业戒烟服务。

37. 少饮酒,不酗酒。

38. 遵医嘱使用镇静催眠药和镇痛药等成瘾性药物,预防药物依赖。

39. 拒绝毒品。

40. 劳逸结合,每天保证 7~8 小时睡眠。

41. 重视和维护心理健康,遇到心理问题时应当主动寻求帮助。

42. 勤洗手、常洗澡、早晚刷牙、饭后漱口,不共用毛巾和洗漱用品。

43. 根据天气变化和空气质量,适时开窗通风,保持室内空气流通。

44. 不在公共场所吸烟、吐痰,咳嗽、打喷嚏时遮掩口鼻。

45. 农村使用卫生厕所,管理好人畜粪便。

46. 科学就医,及时就诊,遵医嘱治疗,理性对待诊疗结果。

47. 合理用药,能口服不肌注,能肌注不输液,在医生指导下使用抗生素。

48. 戴头盔、系安全带,不超速、不酒驾、不疲劳驾驶,减少道路交通伤害。

49. 加强看护和教育,避免儿童接近危险水域,预防溺水。

50. 冬季取暖注意通风,谨防煤气中毒。

51. 主动接受婚前和孕前保健,孕期应当至少接受 5 次产前检查并住院分娩。

52. 孩子出生后应当尽早开始母乳喂养,满 6 个月时合理添加辅食。

53. 通过亲子交流、玩耍促进儿童早期发展,发现心理行为发育问题要尽早干预。

54. 青少年处于身心发展的关键时期,要培养健康的行为生活方式,预防近视、超重与肥胖,避免网络成瘾和过早性行为。

（三）基本技能

55. 关注健康信息,能够获取、理解、甄别、应用健康信息。

56. 能看懂食品、药品、保健品的标签和说明书。

57. 会识别常见的危险标识,如高压、易燃、易爆、剧毒、放射性、生物安全等,远离危险物。

58. 会测量脉搏和腋下体温。

59. 会正确使用安全套,减少感染艾滋病、性病的危险,防止意外怀孕。

60. 妥善存放和正确使用农药等有毒物品,谨防儿童接触。

61. 寻求紧急医疗救助时拨打 120,寻求健康咨询服务时拨打 12320。

62. 发生创伤出血量较多时,应当立即止血、包扎;对怀疑骨折的伤员不要轻易搬动。

63. 遇到呼吸、心跳骤停的伤病员,会进行心肺复苏。

64. 抢救触电者时,要首先切断电源,不要直接接触触电者。

65. 发生火灾时,用湿毛巾捂住口鼻、低姿逃生;拨打火警电话 119。

66. 发生地震时,选择正确避震方式,震后立即开展自救互救。

二、母婴健康素养——基本知识与技能

为提高母婴健康素养水平,普及母婴保健基本知识与技能,国家卫生计生委办公厅印发了《母婴健康素养——基本知识与技能(试行)》。

(一)基本知识和理念

1. 促进母亲和婴儿健康,提高出生人口素质,是每一位公民的社会责任。

2. 准备结婚的男女双方应当到医疗保健机构接受婚前保健服务。

3. 怀孕和分娩是人类繁衍的生理过程,应当做到有计划、有准备。准备生育的夫妇,应当到医疗保健机构接受孕前保健服务。

4. 吸烟与被动吸烟会导致流产、死胎、早产、低出生体重。

5. 准备怀孕的妇女和孕妇,应当避免接触生活及职业环境中的有毒有害物质,避免密切接触宠物。

6. 孕前 3 个月至孕早期 3 个月补服叶酸可预防胎儿神经管缺陷。

7. 产前检查内容主要包括测量血压、体重、宫高、胎位、胎心率,血、尿化验和 B 超检查等。

8. 首次产前检查应当做乙肝、梅毒和艾滋病检查。

9. 产前诊断可发现胎儿某些先天性缺陷和遗传性疾病。35 岁以上的孕妇属于高龄孕妇,应当进行产前诊断。

10. 孕妇正常血压为收缩压低于 140 毫米汞柱,舒张压低于 90 毫米汞柱。

11. 孕妇血红蛋白应当不低于 110 克/升。

12. 怀孕期间,如果出现高热、头晕、头痛、呕吐、视物不清、阴道出血、腹痛、胎膜破裂(破水)、胎动异常等情况,应当立即去医疗保健机构就诊。

13. 怀孕 24~28 周,建议做妊娠期糖尿病筛查。

14. 足月产是指怀孕 37~42 周之间分娩。

15. 自然分娩是对母婴损伤最小、最理想的分娩方式。

16. 临产的征兆为:出现规律、伴有疼痛且逐渐增强的子宫收缩,每次持续 30 秒或以上,间隔 5~6 分钟。

17. 在孕产期各阶段,孕产妇都可能出现不同程度的心理变化,放松心情有助于预防孕期和产后抑郁。

18. 母乳是婴儿最理想的天然食物,提倡纯母乳喂养 6 个月。1 岁以下婴儿不宜食用鲜奶。

19. 正常足月新生儿的出生体重在 2500~4000 克之间,超过 4000 克为巨大儿,不足 2500 克为低出生体重儿。

20. 新生儿出生后应当进行新生儿疾病筛查。

21. 新生儿可出现生理性体重下降,一般不超过出生体重的 10%,出生后 7~10 天恢复至出生体重。

22. 新生儿生理性黄疸一般在出生后 2~3 天出现,第 7~10 天开始逐渐消退。

23. 新生儿脐带脱落的时间一般在出生后 1~2 周。

24. 新生儿满月时,体重至少应当比出生时增加 600 克。

25. 应当保证新生儿睡眠充足,一天睡眠时间一般为 16~20 小时。

26. 婴儿从出生开始,应当在医生指导下每天补充维生素 D 400~800 国际单位。正常足月新生儿出生后 6 个月内一般不用补充钙剂。

27. 父母或看护人应当经常与婴儿交流,及时满足婴儿的各种需要。

28. 婴儿乳牙一般在出生后 4~10 个月之间萌出。

29. 婴儿出生后要按照免疫规划程序进行预防接种。

30. 婴幼儿的前囟一般在出生后 12~18 个月闭合。

（二）健康生活方式和行为

31. 孕妇应当坚持早晚刷牙、餐后漱口。

32. 孕妇应当禁烟禁酒,最好不穿高跟鞋、不染发、少化妆,服装以舒适为宜。

33. 孕妇每天应当进行 30 分钟以上的适宜运动。

34. 孕妇应当至少接受 5 次产前检查并住院分娩。首次产前检查应当在怀孕 12 周以前。

35. 孕妇应当保证合理膳食,均衡营养,在医生指导下适量补充铁、钙等营养素。

36. 孕中期钙的适宜摄入量为每天 1000 毫克,孕晚期及哺乳期均为每天 1200 毫克。

37. 孕妇应当维持体重的适宜增长。孕前体重正常的孕妇,孕期增重值为 12 千克左右。

38. 产妇在哺乳期应当适量增加鱼、禽、蛋、肉及新鲜蔬菜和水果的摄入。

39. 产妇应当养成良好的个人卫生习惯,提倡开窗通风、刷牙、洗澡等。

40. 应当在新生儿出生后 1 小时内开始喂奶,早接触、早吸吮、早开奶,按需哺乳。

41. 从出生后 6 个月开始,需要逐渐给婴儿补充富含铁的泥糊状食物。

42. 婴儿添加辅食后可继续母乳喂养至 2 岁或 2 岁以上。

43. 产后 42 天左右,母亲和婴儿均应当接受一次健康检查。

44. 婴儿在 3、6、8、12 月龄时,应当接受健康检查。

45. 有不满 1 周岁婴儿的女职工,在每班劳动时间内可以享受两次哺乳(含人工喂养)时间,每次 30 分钟。

(三) 基本技能

46. 记住末次月经,学会计算预产期。

47. 孕妇一般在怀孕 18~20 周开始自觉胎动,在孕晚期应当学会胎动计数的方法。

48. 孕产妇患病应当及时就诊,在医生指导下服用药物。需要紧急医疗救助时,拨打 120 急救电话。

49. 哺乳期妇女应当采取有效的避孕措施。

50. 给婴儿添加的非乳类食物应当多样化,注意少糖、无盐、不加调味品。

51. 婴儿的咀嚼能力应当从出生后 7~8 个月开始锻炼,10~12 个月可以培养婴儿自己用勺进食。

52. 婴儿体温超过 38.5℃,需要在医生指导下采取适当的降温措施。

53. 婴儿发生腹泻,不需要禁食,可以继续母乳喂养,及时补充液体,避免发生脱水。

54. 数呼吸次数可早期识别肺炎。在安静状态下,出生后 2 天到 2 个月的婴儿呼吸次数不超过 60 次 / 分,2~12 个月不超过 50 次 / 分。

55. 避免婴儿发生摔伤、烧烫伤、窒息、中毒、触电、溺水等意外伤害。

三、中国公民中医养生保健素养

为提高我国公民中医养生保健素养,普及中医养生保健基本理念、知识和技能,提升公民健康水平,国家中医药管理局与国家卫生计生委组织专家制定了《中国公民中医养生保健素养》。

(一) 基本理念和知识

1. 中医养生保健,是指在中医理论指导下,通过各种方法达到增强体质、预防疾病、延年益寿目的的保健活动。

2. 中医养生的理念是顺应自然、阴阳平衡、因人而异。

3. 情志、饮食、起居、运动是中医养生的四大基石。

4. 中医养生保健强调全面保养、调理,从青少年做起,持之以恒。

5. 中医"治未病"思想涵盖健康与疾病的全程,主要包括三个阶段:一是"未病先防",预防疾病的发生;二是"既病防变",防止疾病的发展;三是"瘥后防复",防止疾病的复发。

6. 中药保健是利用中药天然的偏性调理人体气血阴阳的盛衰。服用中药应注意年龄、体质、季节的差异。

7. 药食同源。常用药食两用的中药有:蜂蜜、山药、莲子、大枣、龙眼肉、枸杞子、核桃仁、茯苓、生姜、菊花、绿豆、芝麻、大蒜、花椒、山楂等。

8. 中医保健五大要穴是膻中、三阴交、足三里、涌泉、关元。

9. 自我穴位按压的基本方法有:点压、按揉、掐按、拿捏、搓擦、叩击、捶打。

10. 刮痧可以活血、舒筋、通络、解郁、散邪。

11. 拔罐可以散寒湿、除瘀滞、止肿痛、祛毒热。

12. 艾灸可以行气活血、温通经络。

13. 煎服中药避免使用铝、铁质煎煮容器。

(二)健康生活方式与行为

14. 保持心态平和,适应社会状态,积极乐观地生活与工作。

15. 起居有常,顺应自然界晨昏昼夜和春夏秋冬的变化规律,并持之以恒。

16. 四季起居要点:春季、夏季宜晚睡早起,秋季宜早睡早起,冬季宜早睡晚起。

17. 饮食要注意谷类、蔬菜、水果、禽肉等营养要素的均衡搭配,不要偏食偏嗜。

18. 饮食宜细嚼慢咽,勿暴饮暴食,用餐时应专心,并保持心情愉快。

19. 早餐要好,午餐要饱,晚餐要少。

20. 饭前洗手,饭后漱口。

21. 妇女有月经期、妊娠期、哺乳期和更年期等生理周期,养生保健各有特点。

22. 不抽烟,慎饮酒,可减少相关疾病的发生。

23. 人老脚先老,足浴有较好的养生保健功效。

24. 节制房事,欲不可禁,亦不可纵。

25. 体质虚弱者可在冬季适当进补。

26. 小儿喂养不要过饱。

（三）常用养生保健内容

27. 情志养生 通过控制和调节情绪以达到身心安宁、情绪愉快的养生方法。

28. 饮食养生 根据个人体质类型，通过改变饮食方式，选择合适的食物，从而获得健康的养生方法。

29. 运动养生 通过练习中医传统保健项目的方式来维护健康、增强体质、延长寿命、延缓衰老的养生方法，常见的养生保健项目有太极拳、八段锦、五禽戏、六字诀等。

30. 时令养生 按照春夏秋冬四时节令的变化，采用相应的养生方法。

31. 经穴养生 根据中医经络理论，按照中医经络和腧穴的功效主治，采取针、灸、推拿、按摩、运动等方式，达到疏通经络、调和阴阳的养生方法。

32. 体质养生 根据不同体质的特征制定适合自己的日常养生方法，常见的体质类型有平和质、阳虚质、阴虚质、气虚质、痰湿质、湿热质、血瘀质、气郁质、特禀质九种。

（四）常用养生保健简易方法

33. 叩齿法 每天清晨睡醒之时，把牙齿上下叩合，先叩白齿 30 次，再叩前齿 30 次。有助于牙齿坚固。

34. 闭口调息法 经常闭口调整呼吸，保持呼吸的均匀、和缓。

35. 咽津法 每日清晨，用舌头抵住上颚，或用舌尖舔动上颚，等唾液满口时，分数次咽下。有助于消化。

36. 搓面法 每天清晨，搓热双手，以中指沿鼻部两侧自下而上，到额部两手向两侧分开，经颊而下，可反复 10 余次，至面部轻轻发热为度。可以使面部红润光泽，消除疲劳。

37. 梳发 用双手十指插入发间，用手指梳头，从前到后按搓头部，每次梳头 50~100 次。有助于疏通气血，清醒头脑。

38. 运目法 将眼球自左至右转动 10 余次，再自右至左转动 10 余次，然后闭目休息片刻，每日可做 4~5 次。可以清肝明目。

39. 凝耳法 两手掩耳，低头、仰头 5~7 次。可使头脑清净，驱除杂念。

40. 提气法 在吸气时，稍用力提肛门连同会阴上升，稍后，在缓缓呼气放下，每日可做 5~7 次。有利于气的运行。

41. 摩腹法 每次饭后，用掌心在以肚脐为中心的腹部顺时针方向按摩 30 次左右。可帮助消化，消除腹胀。

42. 足心按摩法 每日临睡前，以拇指按摩足心，顺时针方向按摩 100 次。

有强腰固肾的作用。

四、控烟健康教育核心信息

为进一步传播吸烟危害健康的正确知识,提高居民健康素养水平,国家卫生计生委办公厅发布了控烟健康教育核心信息。

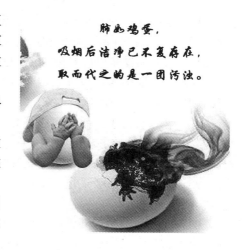

肺如鸡蛋,
吸烟后洁净已不复存在,
取而代之的是一团污浊。

1. 中国吸烟人数超过3亿,约有7.4亿不吸烟者遭受二手烟暴露的危害。

2. 中国每年因吸烟死亡的人数逾100万,超过结核病、艾滋病和疟疾导致的死亡人数之和。

3. 现在吸烟者中将来会有一半因吸烟而提早死亡,吸烟者的平均寿命比不吸烟者缩短至少10年。

4. 烟草烟雾至少含有69种致癌物。

5. 烟草制品中的尼古丁可导致烟草依赖,烟草依赖是一种慢性成瘾性疾病。

6. 吸烟及二手烟暴露均严重危害健康,即使吸入少量烟草烟雾也会对人体造成危害。

7. 二手烟暴露没有安全水平,室内完全禁止吸烟是避免危害的唯一有效方法。

8. 在室内设置吸烟区(室)、安装通风换气设施等均不能避免二手烟暴露的危害。

9. 不存在无害的烟草制品,只要吸烟即有害健康。

10. "低焦油卷烟"、"中草药卷烟"不能降低吸烟带来的危害,反而容易诱导吸烟,影响吸烟者戒烟。

11. 吸烟可以导致多种恶性肿瘤,包括肺癌、口腔癌、鼻咽部恶性肿瘤、喉癌、食管癌、胃癌、肝癌、胰腺癌、肾癌、膀胱癌、宫颈癌、结肠直肠癌、乳腺癌和急性白血病等。

12. 吸烟可以导致慢性阻塞性肺疾病(慢阻肺)、青少年哮喘,增加呼吸道感染的发病风险。

13. 吸烟可以增加肺结核患病和死亡的风险。

14. 吸烟可以导致冠心病、脑卒中和外周动脉疾病。

15. 男性吸烟可以导致勃起功能障碍。

16. 女性吸烟可以导致受孕几率降低、流产、死胎、早产、婴儿低出生体重，增加婴儿猝死综合征的发生风险。

17. 吸烟可以导致 2 型糖尿病，增加其并发症的发生风险。

18. 吸烟可以导致牙周炎、白内障、手术后伤口愈合不良、皮肤老化、老年痴呆、绝经后女性骨密度降低和消化道溃疡。

19. 二手烟暴露可以导致肺癌、冠心病、脑卒中、乳腺癌、鼻窦癌。

20. 二手烟暴露可以导致成年人急慢性呼吸道症状、肺功能下降、支气管哮喘和慢性阻塞性肺疾病。

21. 孕妇暴露于二手烟可以导致婴儿出生体重降低、婴儿猝死综合征、早产、新生儿神经管畸形和唇腭裂。

22. 二手烟暴露可导致儿童支气管哮喘、肺功能下降和中耳炎。

23. 戒烟是降低吸烟危害的唯一方法，戒烟越早越好，任何年龄戒烟均可获益。

24. 戒烟可以显著降低吸烟者肺癌、冠心病、慢阻肺等多种疾病的发病和死亡风险，延缓上述疾病的进展，并改善预后。

25. 吸烟的女性在妊娠前或妊娠早期戒烟，可以降低早产、胎儿生长受限、新生儿低出生体重等多种问题的发生风险。

26. 吸烟者在戒烟过程中可能出现不适症状，必要时可依靠专业化的戒烟治疗。

27. 吸烟者应当尊重他人的健康权益，不在室内工作场所、室内公共场所、公共交通工具内和其他禁止吸烟的场所吸烟。

28. 吸烟者应当积极戒烟，吸烟者本人的戒烟意愿是成功戒烟的基础。

29. 戒烟门诊可向吸烟者提供专业戒烟治疗。

30. 全国戒烟热线电话为 400-888-5531，公共卫生服务热线电话为 12320。

五、合理用药健康教育核心信息

为进一步传播合理用药的正确知识，提高居民健康素养水平，国家卫生计生委于 2013 年发布了合理用药健康教育核心信息，可以作为用药指引。

1. 合理用药是指安全、有效、经济地使用药物。优先使用基本药物是合理用药的重要措施。不合理用药会影响健康，甚至危及生命。

2. 用药要遵循能不用就不用，能少用就不多用；能口服不肌注，能肌注不输液的原则。

3. 购买药品要到合法的医疗机构和药店，注意区分处方药和非处方药，处方药必须凭执业医师处方购买。

4. 阅读药品说明书是正确用药的前提,特别要注意药物的禁忌、慎用、注意事项、不良反应和药物间的相互作用等事项。如有疑问要及时咨询药师或医生。

5. 处方药要严格遵医嘱,切勿擅自使用。特别是抗菌药物和激素类药物,不能自行调整用量或停用。

6. 任何药物都有不良反应,非处方药长期、大量使用也会导致不良后果。用药过程中如有不适要及时咨询医生或药师。

7. 孕期及哺乳期妇女用药要注意禁忌;儿童、老人和有肝脏、肾脏等方面疾病的患者,用药应当谨慎,用药后要注意观察;从事驾驶、高空作业等特殊职业者要注意药物对工作的影响。

8. 药品存放要科学、妥善,防止因存放不当导致药物变质或失效;谨防儿童及精神异常者接触,一旦误服、误用,及时携带药品及包装就医。

9. 接种疫苗是预防一些传染病最有效、最经济的措施,国家免费提供一类疫苗。

10. 保健食品不能替代药品。

六、老年健康核心信息

为增强老年人健康意识,进一步开展老年健康教育,营造全社会关心支持老年健康的社会氛围,提高老年人健康素养水平,国家卫生计生委家庭司发布了老年健康核心信息。

1. 积极认识老龄化和衰老。老年人要不断强化自我保健意识,学习自我监护知识,掌握自我管理技能,早期发现和规范治疗疾病,对于中晚期疾病以维持功能为主。

2. 合理膳食,均衡营养。老年人饮食要定时、定量,每日食物品种应包含粮谷类、杂豆类及薯类(粗细搭配),动物性食物,蔬菜、水果,奶类及奶制品,以及坚果类等,控制烹调油和食盐摄入量。建议老年人三餐两点,一日三餐能量分配为早餐约30%,午餐约40%,晚餐约30%,上下午各加一次零食或水果。

3. 适度运动,循序渐进。老年人最好根据自身情况和爱好选择轻中度运动项目,如快走、慢跑、游泳、舞蹈、太极拳等。上午10~11点和下午3~5点为最佳运动时间,每次运动时间30~60分钟为宜。

4. 及早戒烟,限量饮酒。戒烟越早越好。如饮酒,应当限量,避免饮用45度以上烈性酒,切忌酗酒。

5. 保持良好睡眠。每天最好午休1小时左右。如果长期入睡困难或有严重的打鼾并呼吸暂停者,应当及时就医。如使用安眠药,请遵医嘱。

6. 定期自我监测血压。测前应当休息 5 分钟,避免情绪激动、劳累、吸烟、憋尿。每次测量两遍,间隔 1 分钟,取两次的平均值。高血压患者每天至少自测血压 3 次(早、中、晚各 1 次)。警惕血压晨峰现象,防止心肌梗死和脑卒中;同时应当避免血压过低,特别是由于用药不当所致的低血压。

7. 定期监测血糖。老年人应该每 1~2 个月监测血糖一次,不仅要监测空腹血糖,还要监测餐后 2 小时血糖。糖尿病患者血糖稳定时,每周至少监测 1~2 次血糖。老年糖尿病患者血糖控制目标应当适当放宽,空腹血糖 <7.8 毫摩尔 / 升,餐后 2 小时血糖 <11.1 毫摩尔 / 升,或糖化血红蛋白水平控制在 7.0%~7.5% 即可。

8. 预防心脑血管疾病。老年人应当保持健康生活方式,控制心脑血管疾病危险因素。如控制油脂、盐分的过量摄入,适度运动,保持良好睡眠,定期体检,及早发现冠心病和脑卒中的早期症状,及时治疗。

9. 关注脑卒中早期症状,及早送医。一旦发觉老年人突然出现一侧面部或肢体无力或麻木,偏盲,语言不利,眩晕伴恶心、呕吐,复视等症状,必须拨打"120",紧急送到有条件的医院救治。

10. 重视视听功能下降。避免随便挖耳;少喝浓茶、咖啡;严格掌握应用耳毒性药物(如庆大霉素、链霉素等)的适应证;力求相对安静的生活环境。听力下降严重时,老年人要及时到医疗机构检查,必要时佩戴助听器。定期检查视力,发现视力下降及时就诊。

11. 重视口腔保健。坚持饭后漱口、早晚刷牙,合理使用牙线或牙签;每隔半年进行 1 次口腔检查,及时修补龋齿孔洞;及时镶补缺失牙齿,尽早恢复咀嚼功能。

12. 预防跌倒。老年人 90% 以上的骨折由跌倒引起。平时应当保持适度运动,佩戴适当的眼镜以改善视力,避免单独外出和拥挤环境,室内规则摆放物品,增加照明,保持地面干燥及平整。

13. 预防骨关节疾病和预防骨质疏松症。注意膝关节保暖,避免过量体育锻炼,尽量少下楼梯,控制体重以减轻下肢关节压力。增加日晒时间。提倡富含钙、低盐和适量蛋白质的均衡饮食,通过步行或跑步等适度运动提高骨强度。

14. 预防压力性尿失禁。注意改变使腹压增高的行为方式和生活习惯,如长期站立、蹲位、负重、长期慢性咳嗽、便秘等。

15. 保持良好心态,学会自我疏导。一旦发觉老年人出现失眠、头痛、眼花、耳鸣等症状,并且心情压抑、郁闷、坐卧不安,提不起精神,为一点儿小事提心吊胆、紧张恐惧,对日常活动缺乏兴趣,常常自卑、自责、内疚,处处表现被动和过分依赖,感到生活没有意义等或心情烦躁、疲乏无力、胸闷、睡眠障碍、体重下降、头晕头痛等抑郁症早期症状,要及时就诊,请专科医生进行必要的心理辅导和药物治疗。

16. 预防阿尔茨海默病的发生发展。阿尔茨海默病多数起病于 65 岁以后,主要表现为持续进行性的记忆、语言、视空间障碍及人格改变等。老年人一旦出现记忆力明显下降、近事遗忘突出等早期症状,要及早就诊,预防或延缓阿尔茨海默病的发生发展。

17. 合理用药。用药需严格遵守医嘱,掌握适应证、禁忌证,避免重复用药、多重用药。不滥用抗生素、镇静睡眠药、麻醉药、消炎止痛药、抗心律失常药、强心药等。不轻易采用"秘方""偏方""验方""新药""洋药"等。用药期间出现不良反应可暂时停药,及时就诊。

18. 定期体检。老年人每年至少做 1 次体检,积极参与由政府和大型医院等组织的普查,高度重视异常肿块、肠腔出血、体重减轻等癌症早期危险信号,一旦发现异常应当去肿瘤专科医院就诊,发现癌症要去正规医院接受规范化治疗。早发现、早干预慢性疾病,采取有效干预措施,降低疾病风险。保存完整病历资料。

19. 外出随身携带健康应急卡。卡上注明姓名、家庭住址、工作单位、家属联系方式等基本信息,患有哪些疾病,可能会发生何种情况及就地进行简单急救要点,必要时注明请求联系车辆、护送医院等事项。

20. 促进老年人积极进行社会参与,结合自身情况参加有益身心健康的体育健身、文化娱乐等活动,提倡科学文明健康的生活方式。注重生殖健康,避免不安全性行为。倡导全社会关爱老年人,实现老有所养、老有所医、老有所为、老有所学、老有所乐。

七、全国健康教育专业机构工作规范

为进一步规范全国健康促进与健康教育工作,建立健全由各级政府领导、多部门合作、全社会参与的健康促进与健康教育工作体系和网络,提供优质健康教育服务,国家制定了《全国健康教育专业机构工作规范》。

(一)职责

1. 技术咨询与政策建议　开展健康促进与健康教育理论、方法与策略研究,为卫生行政部门制定相关的法律、法规、规划、部门规章和技术规范等提供技术咨询与政策建议。

2. 业务指导与人员培训　负责辖区内医疗卫生机构、机关、学校、社区、企业、媒体及下级健康教育机构的业务指导;组织开展健康促进与健康教育有关人员的培训。

3. 总结与推广适宜技术 开展健康促进与健康教育研究,总结成功经验,向全社会推广健康促进与健康教育适宜技术。开展健康传播活动,向公众传播预防疾病、促进健康的相关理念、知识和技能,提高公众健康素养。

4. 信息管理与发布 收集、加工、整理和发布健康促进与健康教育的核心信息;拟定健康促进与健康教育信息规范和标准,对社会上健康相关信息进行监测、评估和引导。

5. 监测与评估 开展健康危险因素和健康素养监测,开展健康促进与健康教育需求与效果评估,及时发布监测与评估结果。

(二)工作内容

1. 技术咨询与政策建议

(1)收集和总结国内外健康促进与健康教育领域的政策法规、理论策略和研究成果,为卫生行政部门制定相关的法律、法规、规划、部门规章、技术规范等提供技术咨询及政策建议。

(2)收集、研究辖区内健康相关信息,为卫生行政部门制订健康促进与健康教育工作规划、计划、方案和考核评估标准提供科学依据和技术支持。

2. 业务指导与人员培训

(1)负责辖区内医疗卫生机构、机关、学校、社区、企业和媒体等的业务指导,提供健康促进与健康教育适宜技术和方法。

(2)根据辖区内下级健康教育机构需求,提供日常业务指导、专题指导和科研指导。指导内容包括调查研究、计划制订、组织实施、效果评估、督导检查、总结报告、论文撰写等。

(3)组织开展辖区内有关人员的培训,培训内容包括健康促进与健康教育领域的政策、法规、理论、策略、技术与方法等。

3. 总结与推广适宜技术

(1)开展健康促进与健康教育领域的理论、方法与策略研究,总结科学、有效的健康促进与健康教育适宜技术,并进行推广、交流。

(2)与辖区内医疗卫生机构、机关、学校、社区、企业和媒体等合作,开展不同场所健康促进与健康教育研究,提出适宜不同场所的健康促进与健康教育策略、措施和技术方法。

(3)研究国内外健康促进与健康教育的成功案例,总结辖区内健康促进与健康教育的成功经验,进行交流与推广。

(4)开展辖区内健康教育需求调查,有计划有组织地开展辖区内健康促进与健康教育活动。

（5）利用电视、广播、报刊、网络等大众媒体、健康教育宣传栏和组织现场活动等，开展多种形式的健康传播。

（6）做好传播材料的设计、制作和使用工作。要求传播材料内容科学准确、重点突出、通俗易懂。少数民族地区可使用民族文字设计传播材料。

4. 信息管理与发布

（1）各级健康教育专业机构对健康相关信息进行收集、整理、分析、加工，形成健康教育的核心信息，为媒体和相关机构提供信息源。

（2）围绕辖区内主要健康问题，制作健康教育的核心信息，利用多种渠道，有针对性地向辖区公众发布。

（3）拟定健康教育信息管理规范和标准，对健康教育信息发布机构进行监督、管理和指导。

（4）监测社会上对公众有误导作用的健康相关信息，评估其社会危害，及时对公众舆论进行正确引导。

5. 监测与评估

（1）评估辖区内健康促进与健康教育机构、人员及其开展健康促进与健康教育的能力和可利用资源。

（2）开展社区卫生诊断，查找辖区内主要的健康问题及影响因素。

（3）针对健康危险因素，进行健康教育需求评估，为制定健康教育干预策略和措施提供基础数据。

（4）开展健康素养监测，提出健康教育干预策略。

（5）对辖区内健康促进与健康教育工作进行效果评估，总结经验，提出改进意见和建议。

（6）及时发布监测与评估结果。

（三）保障措施

1. 机构　国家、省、地市、县级均设健康教育机构，建立健全工作网络。国家、省、地市、县级健康教育机构属于专业公共卫生机构，接受同级卫生行政部门领导，同时接受上级健康教育机构业务指导。

2. 人员　各级健康教育专业机构应保证专业技术岗位占主体，原则不低于单位岗位总量的 70%。少数民族地区应配备一定比例的通晓当地少数民族语言的专业人员。健康教育机构本科学历人员，国家级占 75% 以上，省级占 65% 以上，市级占 50% 以上，县级占 35% 以上。

3. 基本工作条件　各级健康教育机构应配备与其工作职能相适应的办公设备和培训场所、开展健康教育活动所需的设备和交通工具、材料开发所需要的平面制作设备、影像制作设备以及宣传材料展示平台等。

4. 经费保障 健康教育机构所需基本建设、设备购置等发展建设支出由政府根据健康教育工作发展需要足额安排,所需人员经费、公用经费和业务经费根据人员编制、经费标准、服务任务完成及考核情况由政府预算全额安排。

(四) 卫生行政部门和其他医疗卫生机构支持

1. 卫生行政部门 各级卫生行政部门是辖区内健康促进与健康教育工作的主管部门,主要有以下职责。

(1) 负责制定辖区内健康促进与健康教育的有关法规和政策,并组织实施。

(2) 负责制定辖区内健康促进与健康教育改革与发展的规划与目标,并组织实施。

(3) 制定健康教育机构建设、人员岗位、技术服务和信息系统规范并组织实施。

(4) 动员医疗卫生机构、机关、学校、社区、企业等社会力量,充分利用各种媒体,开展健康促进与健康教育工作。

(5) 建立完善考核与评估制度,对辖区内健康促进与健康教育工作进行监督管理。

2. 其他医疗卫生机构

(1) 科室与人员:各级各类医疗机构、公共卫生机构和基层医疗卫生机构应设立健康教育科(室);暂不具备条件的确定相关科(室)负责健康促进与健康教育工作,接受当地健康教育机构的业务指导和考核评估。每个机构从事健康教育的专(兼)职人员配备不少于2人。

(2) 职责与工作内容:各级各类医疗机构、公共卫生机构和基层医疗卫生机构与健康教育专业机构紧密配合,结合本单位实际,在健康促进与健康教育工作计划制订、活动开展和效果评估等方面发挥所长,共同探索适宜不同人群的健康促进与健康教育策略和措施,提高健康促进与健康教育工作质量,促进公民健康素养的提高。

医疗机构根据客观条件和自身工作特点,制订健康促进与健康教育年度计划。在医院内设置健康知识宣传栏或电子视频,摆放医学科普资料,开展患者健康教育,强化医患间的健康信息交流,与媒体合作宣传健康知识。

公共卫生机构根据客观条件和自身工作特点,制订健康促进与健康教育计划,在疾病预防和保健过程中,普及卫生防病知识,对公众进行健康指导,协同媒体广泛传播疾病预防控制和保健知识,积极主动地开展有针对性的健康促进与健康教育活动。

　　基层医疗卫生机构根据客观条件和自身工作特点,制订辖区内健康促进与健康教育计划,针对辖区内重点人群、重点疾病、主要健康问题和健康危险因素等,通过设置健康教育宣传栏、发放健康教育宣传材料、播放医学科普宣传片、开展公众健康咨询和举办健康知识讲座等形式,在辖区内广泛开展健康促进与健康教育活动,提高辖区内居民健康知识水平和健康行为生活方式的普及率。

　　(3)经费保障:医疗卫生机构承担的健康促进与健康教育项目服务经费,由政府给予专项补助。

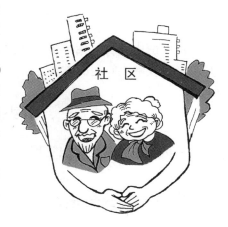

　　政府举办的社区卫生服务中心(站)和乡镇卫生院等基层医疗卫生机构承担的健康促进与健康教育工作,通过政府建立的城乡基本公共卫生服务经费保障机制给予补偿。

　　社会力量举办的各级各类医疗卫生机构承担的政府健康促进与健康教育工作,由政府按规定给予补偿。

(余　琪　吴传安)

第三篇 健康教育常用工作方法

社区健康教育工作千头万绪,会面临很多问题。有了问题不可怕,可怕的是不会寻找解决问题的方法。

一、组织管理工作方法

社区健康教育的组织管理工作包括争取政策支持、开展社区行动和资料收集整理。

(一)争取政策支持

争取社区政策支持,既要利用现有政策,同时要注意开发相关政策,使干预具有更强的参与性、针对性和可操作性。

1. 政策分析　政策分析是对政策的调研、制订、分析、筛选、实施和评价的全过程。政策分析的核心问题是对备选政策的效果、本质及其产生原因进行分析。

政策分析的基本步骤是:①收集信息,确定应考虑的因素及其中无法控制、纯由环境决定的因素。②用经济学和社会学的理论和数据来分析要素间的关系。③建立目标体系和评价指标体系。④建立模型,常用的政策模型有理性模型、经济合理模型、启发式模型、程序决策模型、超理性模型、突变模型等。⑤对不同的政策方案进行评价。

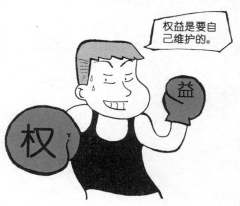

权益是要自己维护的。

例如,我们要推动社区居民运动锻炼、增强体质,在争取政策支持的时候,首先要对现有政策进行政策分析,收集运动与健康的相关信息、党和政府的相关政策,研究目前政策对社区居民运动锻炼带来的影响,建立目标体系和评价方案,进行评价。

2. 政策开发 任何工作都要在一定的社会环境条件下开展,因而必然受到当时当地政策法规的约束。换言之,要保证某项工作能顺利开展,必须有相应的政策法规支持。因此,政策开发是开展各项工作的先决条件,是取得工作成效的前提。

健康要成为制定政策开发的基本价值取向。社会经济发展的目的就是要提高人民生活质量,但没有健康也就没有了生活质量。在现代社会,健康是人权的重要内容,健康要成为制定法律法规的基本价值取向,要把健康意识融入到社会发展的各个方面,通过健康教育,向社区居民传播健康理念、倡导健康生活方式。在制定和完善各项法律法规的过程中,要凸显健康思维。对于以往的各种政策,要抓住修订的机会,把健康价值取向融入到政策修订内容。对于将要制定的各项政策,应当把健康作为主要内容来考量。

社区健康教育政策开发有以下 5 个基本步骤:①明确政策问题。要通过健康诊断明确哪些健康问题可以通过政策干预解决,已有的政策怎样利用,需要开发怎样的政策。确定解决问题的关键组织和人员。②确定政策目标。包括总体目标和具体目标。通过政策开发,达到什么目的,预计可能取得的成效。③形成政策并颁发。这是政策开发的关键,不仅要设计出政策方案,而且要对方案进行评估,了解政策颁发后可能带来的正面效应和负面效应,具体的实施细则和对方案的解释。只有成熟的政策才可颁布实施。④政策实施。要进行综合性的政策干预,这是政府或部门为解决相关健康问题,采取科学的方法,广泛收集各种信息,设定一套未来行动选择方案的动态过程。政策干预包括政策问题的提出、分析、议程和政策制定的过程。要针对社区居民主要健康问题和危险因素,制定出切实可行的干预政策或项目方案,开展多部门合作。包括建立社区健康教育领导小组、工作小组、技术小组,明确政府的领导责任,要建立和完善健康促进联合行动机制,而不能单纯地依靠卫生部门或健康教育专业机构来开展社区居民的健康干预。同时要加大政策干预的投入,政府应该加大社区健康教育的投入,要适当配置经费、设备、设施,以提高公共卫生的服务水平和公共卫生资源效益。⑤政策评估。要对所开发的政策进行正确性、有效性、负面效应及成本效益评估。通过政策评估来反馈政策问题是否得到有效解决。

(二)开展社区行动

1. 开展社区诊断 首先要通过社区诊断确定社区内主要健康问题及其影响因素,尤其要重视社区内弱势群体的主要健康问题和所关注的社区矛盾冲突,关注他们的合理需求以便采取针对性的社区行动。

社区诊断主要包括三方面的工作：①确立收集社区健康问题的主要渠道。通过社区调查、家访、体检等收集资料，进行分析；访问社区负责人、医务工作者，了解社区的健康问题；查阅社区相关文献记录及卫生统计资料、人口普查资料、医院病案资料等；寻找社区疾病普查和居民周期性体检，获得该区的营养状况、基础保健等资料。②确定社区诊断的主要目标。辨明社区需要与需求；分析造成社区健康问题的原因，同时了解社区解决健康问题的能力；提供符合社区所必需的卫生计划资料。③确定社区诊断内容。目标确定后，需要开展社区诊断，根据不同的目标选择不同的内容。可供选择的内容包括社区健康状况，如人口数量、年龄、性别分布、人口消长趋势、平均年龄、发病情况、疾病谱、死因谱、健康行为、主要危险因子以及社区居民对健康的认识、信念和求医行为等；社区自然环境状况，如自来水普及率、环境污染情况、家庭和工作地点的卫生状况等；人文社会环境状况，如社区人群教育水平、社区经济结构、家庭结构分布及休闲环境、民俗习惯、社区医疗保健条件、社区文体活动及其设备等；其他社区资料。

通过全面的社区诊断，让社区居民充分反映问题和矛盾，查找出影响居民健康的主要因素，发现社区资源及决策分配的不公平现象等，确定好优先处理问题和矛盾的顺序，制定社区行动方案，这样，社区行动才更符合社区实际，正确反映社区居民的合理诉求，最大限度地唤起社区居民的参与意识，社区的健康问题以及相关矛盾和冲突也容易获得解决，从而使社区行动更有成效。

2. 引导社会舆论　社会舆论是社会意识形态的特殊表现形式，是开展社区行动的基础。社会舆论是指在一定社会环境中，有相当数量的民众对社会发展或社会现象，通过一定的传播途径，公开表达共同倾向性的态度、要求、情绪、看法或意见，是群体意识在社会系统中的强烈反映。

社区行动如果是针对社区居民的某种合理需求未能充分反映或满足而开展的集体行动，就十分需要通过社会舆论来公开、合理地表达居民的健康权益和诉求。社会舆论的形成可来自群众的自发行为，也可来自通过国家、政党、社会团体以及大众传播工具（报刊、广播、电视等）的有目的的引导，或两者的相互转化，即或先从群众中来，然后经有关权威方面加以传播；或先由有关权威方面提出，然后在群众中传播。

社会舆论往往借助于大众传播工具而广泛传播，把舆论凝聚起来，唤起人们对某一议题的注意。随着传播工具现代化，社会舆论的影响和作用越来越大，往往会对公众个体形成强大压力，导致公众心理趋同倾向，塑造公众的价值规范和行为规范，并进而影响部分或整体社会价值观念的变更，甚至形成新的社会价值观念，进而对社会的经济、政治、文化发展和社会生活带来深刻影响。

对于开展社区行动来说,除了大众传播工具外,社区领袖的作用不可忽视。在社区行动理论中,社区领袖是社区行动的关键人物。社区领袖常常是一个社区内的优异者和主心骨,是道德或经济精英,是社区的活跃分子或精神"教父",有着较强的公信力和影响力,可以说是民间权威。在小政府、大社会的环境中,社区领袖的地位和作用都十分重要,在教育、慈善、医疗、治安等许多方面发挥着政府及其他社会角色所不可替代的作用,是沟通政府与居民的桥梁。如上海的一些社区就设立了"人民调解工作室",由政府向民间组织和社区能人即人民调解员购买服务,来解决各类社区纠纷。

开展社区健康教育需要通过开展社区行动来推动社区参与。要充分运用社会舆论,在社会上营造有利于社区健康教育工作的舆论氛围,让政府、各种利益群体、广大市民都非常重视社区健康教育。社区行动要根据社区健康教育目标和本社区的具体问题和实际状况,因时因事制宜积极引导社会舆论的走向和状态,强化正向舆论,抑制负向舆论。要通过社区领袖来具体地营造良好的舆论环境,进而把握社区其他居民的舆论取向。

3. 建立健康联盟　健康联盟是参与促进社区健康发展和其他相关活动的官方、非政府组织和有关的部门间的、多机构的、多学科的联合计划制定实施团队。社区如能把各方力量组织起来形成健康联盟,必将显示出社区在健康教育方面的巨大能力、活力和潜力。

社区健康联盟不是一个社区实体,而是一种共同行动的合作群体。成功的健康联盟要有共同的任务或目的;要有能够协调和负责的领导;选取有一定专长的成员;成员要了解自身及他人的角色,并在工作中和技术上相互支持和关怀,顺利完成工作任务;工作组要有工作基地。

在社区健康联盟的形成阶段,要成立有相互联系并具有实力的社区领导部门或召集部门,能将那些可以征募的社区合伙人作为初始群体的核心成员团结到一起以发起一项社区行动来关注与健康或发展相关的问题。社区健康联盟要确定关键的领导和成员,确保领导机构完善,成员到位,并能有效实施计划过程,以提高社区健康联盟的效力。社区健康联盟的结构性因素要能确保充分地评估社区潜能、发展行动计划、选择并贯彻基于实践的策略。

在维持阶段,社区联盟需要不断地有成员参与并采取有力的步骤来实现社区健康联盟的目标。在公共卫生方面,这些步骤一般是评估、计划、选择及贯彻相关的策略。这一阶段的成功也有赖于对成员的动员及外部资源的共享,这是成功转变到制度化阶段的先决条件。

在制度化阶段,成功的策略才能产生效应。如果资源已被充分的动员起来,策略也有效地运用于需求中去,社区健康联盟的策略就可能被当作长期社区健康联盟的一部分而在社区中被制度化,或被社区内部的组织采纳。维持阶段和制度化阶段都能提高社区解决问题的能力,如提高政策制定、组织协调、平衡利益,解决冲突、健康服务等方面的能力,带来良好的卫生及社会效应。

4. 加强社区开发　社区开发就在于调动现有的人力、物力资源,以增进自我帮助和社区支持并形成灵活的体制,促进公众参与卫生工作和指导卫生工作的开展,这就要求充分、连续地获得卫生信息和学习机会以及资金的支持。

社区开发可以在以下4个方面发挥良好的作用:①建立领导机构。社区健康教育是一项跨部门、跨行业的社会系统工程,所面对的问题和需求不仅是医学问题,更是社会问题,仅靠卫生部门是无力承担和解决的。因此社区开发首先要开发领导,要争取领导参与和支持社区健康教育项目的规划、实施和评价活动,动员到最重要的资源。②积极动员社区参与。社区参与是社区领导和社区居民代表共同参与社区健康教育的计划设计、实施和评价以及社区行动决策的全过程。这种参与越早越好,早期社区参与可培养社区居民的主人翁精神并有利于社区行动的长期效果。参与包括确定社区的主要健康问题和危险因素、对不同群体推荐适合的干预措施和解决办法、评价当前的差距和资源能力、参与实施社区行动项目的具体工作、对项目效果进行评价等。③加强社会网络建设和协调。通过社区开发,在社区共同目标下,协调好社区内各部门、团体、人群和个人的合作关系,充分发挥各自的主人公参与意识,促进社区利益与个体利益的统一。④开发支持项目的政策。社区行动项目的成功与否,政策支持是重要条件,因此在社区行动期间要重点进行政策开发,促进有关政策的制定和完善,如开展控烟社区行动项目,就要开发有关公共场所禁烟的政策,社区戒烟奖励办法,甚至促进政府立法等。并且要对这些政策进行充分的宣传,使社区居民都能知晓有关政策。此外,还包括通过政策制定确保资金的到位。

(三) 资料收集整理

资料是确保社区健康教育工作顺利进行的基础,但只有经过收集和整理,挖掘出有用的信息,才能发挥其应有的作用。收集具有"学"的成分,整理包含"思"的因素。学而不思则罔,思而不学则殆。只有"学"和"思"互相结合,收集与整理互相为用,才能推进工作又好又快地发展,取得预期的效果。

1. 资料收集整理的原则

(1) 真实性:资料真实与否直接关系着是否能从中提取真实的信息,为制定有效策略和措施服务;关系着是否能通过工作考评验收。

(2) 准确性:资料的生命力在于客观、准确。

（3）典型性:资料具有充分的代表性,能够反映社区健康教育工作的实际情况。材料不在于多,而在于是否具有无可辩驳的说服力。资料要产生具有说服力的效果,一个重要原因,就是要求材料选得十分精悍典型。

（4）新颖性:所谓新颖,不仅是对资料产生时间的要求,而且要注意收集那些具有创新价值的资料或者能从普遍常见的资料中发掘别人尚未利用的东西。新颖性会突出地体现自己的特色:一方面指前所未有的、别人没有做过的、具有开创性的新理念、新事物、新做法等;另一方面是指某种事物虽早已存在,但人们尚未发现其价值,或从另外不同的角度发掘出来的,同样是新颖的资料。

（5）全面性:能全面反映所做的工作和所取得的成绩,不会出现偏颇、漏洞,或由于证据不足难以自圆其说。

（6）比较性:选择材料要善于比较分辨,选取的材料要有利于对照分析,注意时间前后、质量优劣、数量多少等多方面的可比性。

（7）及时性:对于所做的工作要及时总结,及时将收集到的资料进行整理和保存。

2. 收集哪些资料　社区健康教育资料是由个人或组织在社区健康教育工作中形成的,分为文字、图片、音像等具不同载体的材料(见第五篇"档案资料的收集整理")。

二、社区教育工作方法

社区健康教育是以健康为主题的社会教育活动,运用教育学原理和方法,通过系统的教学过程,可引导教育对象学习健康知识,掌握必要技能,改变健康相关态度,从而促进教育对象的身心发展。个人或社区人群从接受健康信息到行为改变的过程本质上就是学习和教育的过程。

（一）专题小组讨论

专题小组讨论是把人们组织起来,就某一研究问题开展讨论。在讨论中不仅是研究者对访谈对象的提问,它更鼓励人们相互交流,相互提问。从一场组织成功的专题小组讨论会中得到的信息,应不仅有每个人对某一问题的观点,还有人们在讨论中,从别人的观点、体会、经历中得到的启发和感悟。

1. 专题小组讨论的要素

（1）主持人:主持人直接影响着采集信息的过程和所采集到信息的质量。在讨论的每一个过程中,不仅要求主持人向被访者提问有一定的技巧,而且要求主持人能够自然、恰当地应对被访者在讨论中的各种语言、肢体或情绪上的反应。

在讨论中,主持人应介绍讨论的话题,把握讨论的进程,尽量使用开放型、具体型和清晰型的问题,避免提出封闭式和带倾向性或诱导性的问题。主持人提问还应有意识地遵循的一个重要原则是"追问",即使用被访者自己的语言和概念来询问被访者自己曾经谈到的看法和行为,以便深入了解人们对研究问题的看法、人们是怎样形成这种看法的、以及为什么会形成这种看法的原因。

主持人在讨论过程中应始终保持中立的态度,仔细倾听被访者的谈话内容,留心观察他们非语言交流,并恰当地使用表情、动作等肢体语言,鼓励被访者踊跃发言,控制讨论的主题和节奏也是主持人应该注意的,需避免前松后紧,造成对某些重要问题讨论得不够深入。讨论即将结束时,主持人需把握结束谈话的时机,对讨论内容做简短但不含判断性的归纳总结,并真诚地向被访者致谢。

(2)记录员:记录员应熟悉讨论使用的地方方言或俗语,其职责是:负责记录讨论会的时间、地点及人员组成;尽量忠实记录访谈原话,并注意区分讲话人身份;留意讨论者谈话的神态、语气,尤其是有助于展示讲话者真实意思的神态、语气需要一并记录下来;提醒主持人遗忘、缺漏的讨论内容。

专题小组讨论会还可以有1名研究人员作为观察员,其职责主要是观察讨论者的非语言表达,并辅助主持人、记录员等进行现场录音。记录员、观察员最好坐在主持人的对面,便于与主持人目光交流,配合开展讨论。

(3)小组成员和小组数目:根据专题小组讨论所确定的目标,通常选择同一性(如年龄、性别、文化程度等相同变量)8~12人,为了避免个人观点偏差和地区性差异等因素的影响,应组织2~4个专题小组进行讨论。

(4)专题小组指导:这是一系列讨论问题的一览表,是对专题小组将涉及的问题和将达到目标的综合性阐述,是主持人的讨论指南和备忘录。其内容应包括:开场白、目的、一般性问题、重点问题、总结、结束语等。

(5)经费预算:在实施项目的整个过程中,经费将用于设计、差旅、劳务、材料整理分析、仪器使用、场租、交通和办公费等各项支出。

2. 专题小组讨论的实施计划　实施计划中除了应准备必备的会场用品(如录音机、电池、笔记本等)外,还应包括以下几方面:①制订讨论提纲。注意提出的问题最好由简入繁、由浅入深,有一定的逻辑性和层次性。②确定经费和时间。专题小组讨论时间不宜过长,以每次1~2小时为宜。③确定专题小组讨论场次数。一般没有严格的限制,它取决于研究项目的需要、资源及遵循"信息饱和"原则,"信息饱和"也就是围绕研究目的再组织专题小组讨论很难得到新的信息。④确定专题小组讨论的人员和人数。选择专题小组讨论的人员时,首先应围绕研究目的考虑哪些人可以提供必要、有效的信息。其次应注意人员组成的均质性,即组织有相仿社会经济学特征的人在同一组展开讨论。最好结合研究内容,把年龄、性别、职业、行政级别、社会背景等有可能影响讨论效果的因素作为分组的依据。⑤选择讨论场所。讨论场所应安静、无干扰,不要太大,也不要太小,室内布置不应阻碍访谈对象正常思维或使他们"触景生情",如组织流动人口产妇在挂满计划生育宣传图片的屋子里讨论生育问题,容易影响所收集资料的可靠性。另外被访者最好能围坐成圈,这样有利于主持人方便注意到每个人对讨论内容的反应。⑥了解被访者的社区特征。在准备过程中应对被访者所在社区的自然环境、人文环境和社会文化传统有所了解,这样有助于避免不必要的误会,推动访谈的开展。

(二)同伴教育

同伴教育是指具有相同年龄、性别、生活环境和经历、文化和社会地位或由于某些原因使其具有共同语言的人在一起分享信息、观念或行为技能的教育形式,是同伴之间有意识的互相学习。同伴教育作为一种群体教育形式,已广泛地运用于包括劝阻吸烟、戒毒、计划生育、预防艾滋病和性病、安全性行为教育等社区健康教育领域。

实施同伴教育前首先要对社区目标人群中一些可以承担同伴教育工作的健康教育骨干或积极分子进行培训,然后由经过培训的同伴教育者与同伴们在一起分享信息、观念和行为技能,从而实现社区健康教育与健康促进的目标。

1. 同伴教育的类型

(1)同伴教育:在目标人群中选择一定数量的人,经培训成为同伴教育者,然后再由他们对目标人群进行有组织、有计划的教育活动。如在社区高血压病综合防治工作中培训高血压患者中的积极分子,作为同伴教育者。

(2)同伴传播:由同伴教育者组织目标人群进行自由讨论和信息资料的交流。前者由健康教育人员指定讨论过程中的组织者,也可由目标人群自发组织,推选出带头人,召开小组讨论会、座谈会等;后者通常是针对较大群体的一次性的传播活动,如发放宣传小册子、组织表演节目等。

(3)同伴咨询:两人或更多人之间自由地进行信息、观念和技能的交流。如在某社区的健康俱乐部,高血压病患者之间以聊天的方式现身说法,交流保健信息。

2. 同伴教育的特点

(1)同伴教育可适用于各年龄段的人群,但对青少年作用更加明显。

(2)同伴教育的内容往往是针对一些敏感问题。因此,组织者和同伴教育者都应对问题持正确态度。如在预防艾滋病感染问题上,同伴教育者应能正确看待同性恋问题、安全性行为问题,不歧视艾滋病感染者和病人,以坦诚和理解的态度面对教育对象。

（3）同伴教育成功与否的关键取决于同伴教育者的素质。因此,要选择适宜的同伴教育者入选。

（4）同伴教育者应具备五方面特征:①与目标人群具有某些共性,并熟悉该群体的文化和思想,这将有利用他们更好地鼓励同伴接受健康的生活方式。②自愿接受培训,且有高度的责任心。③具有一定的影响力,被认为是有主见、有信心的人,得到大家认可和信任。④具备良好的表达能力以及人际交流技巧,是个很好的听众,能够保守秘密。⑤能以倡导者和联络员的身份在社区卫生机构和干预对象之间架起桥梁。

（5）同伴教育的目的是在社区人群中树立正确的行为规范,倡导健康的生活方式。因此,应不断扩大同伴教育者队伍,连续不断地培训同伴教育者,使他们能够接触更多的人群,使健康教育干预长期持续下去,取得更大的效果。

3. 同伴教育的适用范围　在实际工作中,可通过对以下问题的分析,来决定是否使用同伴教育方法开展社区健康教育活动。

（1）是否有可能吸引并保持社区领导的兴趣和支持。

（2）在目标人群中,能否找到有时间、有兴趣、有能力的人去担任同伴教育者,且同伴教育者数量满足需要。

（3）能否为同伴教育的开展提供培训和其他技术支持,如教材、设备、场所等。

（4）同伴教育者能否得到持续的支持、资助、指导和再培训。

（5）如果同时运用其他干预策略,能否将同伴教育法结合进去。

如果上述问题的答案是肯定的,即可采用同伴教育法,否则尚需创造条件或寻找其他可行的教育策略和方法。

4. 同伴教育的组织实施　同伴教育可以是"正规的同伴教育"和"非正规的同伴教育"。"正规的同伴教育"是每期同伴教育培训围绕具体的问题按计划举办,一般以分组的方式,有固定的活动和目标。在一个小组内,同伴教育者以教育者的身份出现。"非正规的同伴教育"是指同伴教育在朋友、社会群体和网络中进行。同伴教育者以同伴的身份告诉朋友自己在培训中学到的某些内容或问题,这些话题没有事前的组织或计划,可以从一个特定的问题开始,讨论可以在午餐时间、朋友聚会时,或在宿舍、家里等任何合适的时间和地点进行。

（1）选择同伴教育者:征募同伴教育者,是开展同伴教育的关键之一。选择同伴教育者的方法有：在社团网络和小群体中发放推荐表，从推荐表中选择出现次数最多的人员；召集会议或其他方法，号召自我推荐；张贴广告，公开招募。

（2）培训同伴教育者：通过对健康教育与健康促进项目目的、教育内容、方法和人际交流技巧的培训，使同伴教育者做到：①了解项目目标，干预策略与活动，了解同伴教育在其中的作用，以及如何与其他干预活动进行配合。②掌握与干预内容有关的卫生保健知识和技能。③掌握人际交流基本技巧和同伴教育中常用的其他方法，如组织游戏、辩论、小组讨论、幻灯放映等。④意识到自己作为同伴教育者的重要性。一个同伴教育者不仅能协助社区健康教育工作者开展工作，帮助别人，而且具备了同伴教育者素质，会帮助自己拥有更美好的生活和未来。

（3）实施同伴教育：同伴教育通常是以一定的组织方式在社区、学校、工作场所等地进行。在活动开始前，应注意场地、桌椅、使用仪器与设备等的准备和调试，以保证同伴教育活动的开展，同伴教育可利用的方法多种多样，包括咨询、展览、发放教育手册、社区动员、聚会、角色扮演、演讲、录像、专题研讨、游戏、知识竞赛、讲故事和小品等多种形式。

（4）同伴教育评价：主要评价同伴教育的实施过程和同伴教育者的工作能力，可以采用研究者评价、同伴教育对象评价、同伴教育者自我评价等形式进行。

（三）参与式教育

参与式教育是指教育者与受教育者共同建立民主、和谐、热烈的教育氛围，让不同层次的受教育者都拥有参与和发展机会的一种有效的教育方式，是一种合作式或协作式的教育方法。

1. 参与式教育的基本特征　参与式教育强调教育者和受教育者都是教育的主体，也是教育的主导，教育者与受教育者出于平等的地位。其基本特征表现在以下几个方面：①受教育者参与对社区健康教育目标的提出，参与制定社区健康教育规划或方案。②受教育者积极发展各种思考策略，通过自主参与社区健康教育解决问题。③受教育者在社区健康教育过程中有情感的投入，有内在动力的参与，能从社区健康教育过程中获得积极的情感体验。④受教育者在社区健康教育过程中对健康教育活动能进行自我监控，并作出相应调适。

2. 参与式教育的内涵　在社区健康教育实施过程中，健康教育工作者既是决策、规划等相关政策的制定者，又是具体执行者和教育者。社区居民是受教育者，为实现社区健康教育目标，决策咨询、规划确立、全面实施和阶段评价的过程,实际上也是一个社区居民参与式教育的过程,在这个过程中,社区居民在不同的阶段参与的内涵也就不一样。

(1)决策咨询——信息提供。社区健康教育是一个不断决策和选择的过程,因此健康教育工作者有必要向社区居民进行决策咨询,这是一个自下而上的过程。健康是每个社区居民都关注和追求的目标。社区居民以提供相关信息的方式介入社区健康教育的决策、选择及全过程,包括社区健康教育的项目确立、可行性研究、项目规划、实施及监督评估等,才能使社区健康教育充分体现社区居民的健康需求,能够不断发现影响健康的危险因素和通过参与而消除了的危险因素。

因此,社区居民参与的内容主要是对社区健康教育的规划、行动方案提出修改建议,接受相关部门开展的问卷调查,通过各种渠道,真实反映健康需求和影响健康的危险因素。当然,社区居民参与提供的信息毕竟是一种个人判断,这就需要健康教育工作者与政府的相关执行者进行交流沟通并积极协商,以使信息的可靠和有效,从而确保决策更科学。

(2)规划确立——承诺责任。社区居民应在自己的能力范围内对社区健康教育及各子项目作出自己的贡献。他们应当有足够的动机和动力来参与并实施,而不是依赖外来机构或"外来者"提供的某种支持和服务,使那些被动的、在物质条件驱使下的应付式的参加转变为积极主动的参与。如在社区开展健康促进学校创建,学校领导、教职员工、学生和学生家庭成员、学校所在社区及居民等都要积极支持。他们要达成共识,以适当的方式公开承诺,共同履行责任。

参与式教育还体现在社区居民对社区健康教育的责任感和所作出的贡献,是赋予社区居民一种全新的责任、权利以及治理的观念,他们作为社区健康教育的主体,不仅要"被管理"和服从管理,履行对其他公民和管理者的健康教育义务;而且能够对自己和社区健康教育进行管理,发现和解决问题。

(3)全面实施——能力建设。能力建设是社区居民对社区健康教育最核心的参与。参与式教育有一个重要目标就是要促进社区居民自我组织、自我教育、自我培训,这样他们才能更好地衡量和评价自己,积极参与各项健康教育活动,主动参加健康管理,加强健康投资,不断提高健康素养知识与技能水平,选择健康行为和生活方式,消除影响健康的危险因素,不断提高自身能力,从而更好地生活和工作。

(4)阶段评价——利益分享。社区健康教育每进行到一个阶段都要进行阶段评价。社区居民参与就是要做好判断,实际上就是判断社区健康教育的利益分享问题,其目的就是要让社区居民能通过参与而获得健康利益。这里的健康利益不是指直接获得多少利润,而是指包括社区环境改善、生活质量提高、社会保障良好、健康素质提升等间接或长远的利益。如果健康利益分享没有在项目规划中充分得到体现，那么社区居民参与只能是停留在形式上，也就不能期望社区居民积极热心地参与。

3. 参与式教育的方法　参与式教育就是根据受教育者的实际需要和愿望，以主体性为内核，以自觉性选择性为特征的教育和学习。在实际运用中，关键是在社区健康教育组织实施之前的角色定位与行为定位，健康教育工作者与受教育者在目标设定和行为方向确认上要相互一致。

（1）头脑风暴法：头脑风暴法是指教育者提出某些社会现象或问题，要求受教育者尽量提出不同的想法，通过随心所欲的联想，受教育者可以在轻松而有目的的气氛中理解和吸收相关知识，也是一种拓展思维的好方法。

比如，针对"社区存在的流浪猫现象，流浪猫可能传染疾病和伤人"，提出这样一个问题："看见流浪猫，你想到了什么？"让社区居民展开想象，自由发挥，最终引出建立一个宠物养老院的想法，因为如果存在这样的养老院，宠物的主人可能花一点钱把他们送到宠物养老院，而不是遗弃他们。从而使受教育者能够充分发挥想象，激发他们参与社区健康教育的热情和积极性。

采用头脑风暴的方法时，不要批评他人的想法，而是鼓励随心所欲地想象，欢迎看似疯狂的构想。一般说来，适合头脑风暴法的问题往往是有多种答案或多个解决办法，把产生的所有想法都记录下来，然后进行归纳和剔除。当出现停顿或大家想不出什么时，教育者应该提供线索、材料或者建议，鼓励和帮助他们思考。

头脑风暴法一般在短时间内，给出一个话题或者关键词，让所有参加者快速联想，将即兴所想到的事物或观点，不加批判和分析地快速、自由地罗列出来。在结束时，可以将大家所罗列出来的内容进行排列、综合，找出主要的和有用的，还可以进行分类归纳。

（2）案例分析法：案例分析是通过对一个具体情景的描述，引导受教育者就其中存在的问题进行讨论，从而培养他们的创造能力和解决问题的能力。可根据相关的知识点设计案例或从现实中寻找案例，要求受教育者对案例做出分析和判断。

例如，在开展"社区居民要改变使用天然井水的习惯，转变为使用自来水"时，可以利用该社区居民氟斑牙发病率较高，其中某住户一直使用含氟高的井水、一家四口均为氟斑牙的案例进行分析。通过拍摄井水照片，提供井水检测结果，组织居民根据该氟斑牙案例进行讨论，归纳总结出氟斑牙与社区环境的关系，这样可以加深居民对知识的理解与记忆，有利于引导居民解决饮用井水问题，做出使用自来水的正确决策。

（3）协作式教学培训：这种方法以受教育者为中心，充分应用灵活多样、直观形象的教育手段,鼓励受教育者积极参与教育过程,加强教育者与受教育者之间的信息交流和反馈,使教育者与受教育者形成一种协作关系。协作式教学培训要求让受教育培训的学习者有自由思考、运用自己智慧的时间和机会,让他们有选择上课方式、安排学习进度的权利,除了正规的教学培训外,可以采用游戏教学、情景教学、小组教学、课堂讨论、个别化教学、网络教学等多种教学手段。

1)游戏教学法:用游戏形式使社区居民寓学于乐,在活泼、轻松、愉快的气氛中自然而然地获得健康知识与技能。游戏要求简短易行有趣味,且与本次讲座、培训的主题内容紧密相关。

2)情景教学法:情景是教育者创设或模拟的生活、工作场景等,应具有真实、生动、实用的特点,便于受教育者将所学语言材料进行综合、创造性地表达交流,能将单调、机械的健康知识和技能转化为活泼、生动的情景。

(四) 角色扮演

在角色扮演活动中,参与者在故事世界中通过扮演角色进行互动。参与者通过对角色的扮演,可以获得快乐、体验及宝贵的经历。角色扮演可以是游戏娱乐、表演、实景练习、心理引导、自我思考等。

1. 角色扮演的含义　角色扮演是将现实生活中可能出现的情况写成剧本,要求受教育者在剧中扮演特定角色,目的是让他们演练如何处理实际问题,表演结束后,进行讨论,评价表演结果,分析怎样用不同的方式处理问题。

在社区健康教育工作中采用这种方法,既能改变因"满堂灌"而产生的疲劳感,又能让参与健康教育的居民在不同的角色扮演中充分发挥想象力,在游戏中学习健康知识,掌握健康技能。如在讲到"合理膳食"时,可以选择爸爸、妈妈、小孩三个角色,让他们根据各自的身份特点,充分展示、表演如何合理饮食。表演结束后,让参加本次健康教育活动的居民一起讨论、总结他们是否充分运用了"合理膳食"的相关知识点,并纠正错误的知识,指导居民真正能够做到合理膳食。

2. 角色扮演的运用　角色扮演要根据活动主题,自己设计情境和角色,并进行表演。让参加者通过在其他参加者面前的表演或者观察其他参加者表演的方法,来亲身体验某一种情况、概念或观点。这有助于提升参加者交流、决策方面的技巧,也有助于转变态度的活动。角色扮演可以是事先安排好的内容,也可以是临场发挥,时间不宜长也不宜短,一般当角色扮演达到预期的活动目的时就可以停止。

(1)设计好主题及场景:角色扮演活动要选择适合角色扮演的主题,才有可能达到理想的效果。所选主题要尽量让参与表演的人有话可说,有事可做。在设计场景时,要合理,设计的场景与测评的内容相符,否则就会使受参与者摸不着头脑。

(2)选定扮演者:参与角色扮演的居民性格、人数、是否具有表演才能等对活动的效果有较大的影响。有时由于居民自身的特点不乐意接受扮演的角色,而又没有明确的拒绝,其结果是在扮演中不能够充分的表演。而另一种情况是扮演者参与意识不强,角色表现漫不经心,这些都会影响知识传授的效果。因此,选什么类型的主题,选多少扮演者,安排他们扮演哪些角色,都需要健康教育工作者认真加以考虑,可提前计划和安排,让扮演者事先做好充分的准备,便于提高活动的质量。

(3)准备道具:角色扮演法是在一种模拟场景中进行的,模拟场景尽可能要逼真。场景中的设备必须应与现实的情景相似,使演示过程中具有真实性,从而提高居民对演示的兴趣,激发他们的表演欲望。所以,健康教育工作者应该主动根据情景所需的设备设施在事前做好充分的准备,尽量让演示的现场具有真实性、可靠性。另外,还要准备评价表,评价表是根据扮演者演示的内容所制订出来的,能够让未演示的居民专注于情景模拟角色,使之有任务在身,做到仔细观察,用心思考、评价。

(4)有限卷入:成功的角色扮演需要精心策划与组织,健康教育工作者的重要作用就在于促使居民把健康知识融入到具体的生活和实践之中。角色扮演有一个主要目的就是让居民充分发挥其主体积极性,通过扮演角色来学习和传播健康知识。有限卷入意味着扮演者有时可能超出预先设计制定的脚本范畴,然而,这些超出预定计划范畴的角色扮演活动却是十分有趣的和有价值的。

(5)做好评价:健康教育工作者在居民角色扮演健康教育活动中要根据扮演者的表现,及时调整健康教育策略,恰当地对他们的活动给出反馈和评价。有效的反馈和评价可以促进居民提高健康教育兴趣,更好地掌握健康教育知识与技能,有利于居民积极参与健康教育。

三、健康传播工作方法

健康传播是指通过各种传播媒介和传播方法,为维护和促进人类健康而收集、制作、传递、分享健康信息的过程。

(一)健康传播的 12 个步骤

健康传播要体现传播与教育并重,传播更注重解决目标人群的健康行为问题的理念。

1. 明确所要推广的健康行为。如每位孕妇至少要接受三次产前检查;应该给患腹泻的病儿继续喂母乳或继续喂食物。

2. 明确目标人群。例如,妇幼卫生健康传播的主要对象是妇女,因此,就应针对妇女来进行健康教育。但是,不能忽视可能会对妇女们的知识、态度、观念和行为产生影响的其他人群,如丈夫、父母、公婆、医务人员、居委会有威望的人或村干部等,他们也是健康传播的间接目标人群。

3. 了解在传播信息的同时是否需要传播某些技能。例如,要教会哺乳母亲正确的喂奶姿势,还要教会母亲如何配制糖盐水并喂给患腹泻的患儿喝。

4. 掌握传播对象现有的健康知识、观念和行为。这有助于在现有的基础上开展健康传播活动,避免重复,而且可以做为今后评价健康传播效果的基础资料。

5. 了解所要传播的健康信息是否在当地已经宣传过。如果已经宣传过了,就应了解是谁介绍的? 当时是如何宣传的? 人们的反应如何? 群众对此信息的态度是什么? 不被接受和采纳的原因是什么? 所有这些信息对下一步要开展的健康传播活动都是非常重要的。

6. 调查目标人群现有的健康信息的来源。其意义有三层,一是了解他们能够接触到的传播媒介(如广播、电视、报纸或其他媒介)和人际交流的渠道(如居委会有威望的人);二是发现他们比较相信的信息的来源或渠道,这些渠道可能是今后开展健康传播可以利用的;三是提醒注意这些来源的信息可能会与要开展的传播发生冲突,例如电视中婴儿食品的广告会对将要宣传母乳喂养的信息产生影响,有些老年人的旧观念会对宣传新法接生和住院分娩产生影响。了解这些有助于在进行传播活动时加以注意。

7. 选择最容易使目标人群接受的传播方式或渠道。人际传播、大众传播、小媒介传播各具特色。每种传播方式的效果是不同的,因此将多种方式结合使用,才能保证传播的效果,并且要不断强化所传播的信息。

8. 设计健康传播的信息。好的健康传播的信息应该是通俗易懂,符合当地文化、风俗和习惯,实用性强,简明扼要,信息内容紧扣传播目标,没有技术方面的错误,以正面教育为主,使用当地语言表达。

9. 制作健康传播材料并作预试验。在正式制作传播材料和发行之前要对材料进行预试验,也就是要到部分目标人群中去征求意见,了解他们是否理解传播材料中的信息、是否喜欢这种材料或形式、能不能接受所提供的信息、有哪些修改的建议或意见,然后按照预试验的结果对材料进行必要的修改。这样可以在较短时间和有限经费的条件下,大大地提高传播的效果。

10. 健康传播工作应与其他卫生服务措施相配套。如推广使用碘盐的宣传要与本地有了碘盐的销售相结合;宣传住院分娩的好处应该在医院有了接生条件后才比较现实。

11. 评价所推广的新行为在人群中的采纳情况。了解所推广的新的卫生行为在多大程度上和多大范围内正在被接受或采纳。可以与第 4 项的内容进行比较,了解并分析为什么有些人不接受新的行为,这有助于确定下一步的传播计划。

12. 分阶段重复和调整传播内容。要使大多数的人接受一项新的健康行为需要经历较长的时间(几年甚至几十年)。在这一过程中,需要不断重复地进行宣传,而且要根据目标人群知识水平和行为的变化来调整信息的内容和传播的方式,以保证人们能够采纳并巩固新的健康行为。

(二)医患沟通的技巧

医患沟通也是社区健康教育的重要手段。有效地加强医者与患者之间的沟通,促进社区居民、患者和家属对医者的信任、理解、配合,既有利于顺利完成诊疗计划,保证医疗质量,避免某些医疗纠纷的发生,也能提高社区健康教育的效果。医患的情感交流与沟通,主要是通过语言和非语言两种方式。

语言是人与人之间进行情感和信息交流的重要工具。语言是一门心灵的艺术,具有无穷的魅力。对医者的每一句话,患者都是高度关注的。因此,语言可以给患者带来信任和希望,也可以给患者带来痛苦和绝望,语言既可以治病,也可以致病。

非语言交流即身体语言,也称"行为语言",由于非语言沟通具有较强的表现力和吸引力,又可跨越语言不通的障碍,因此往往比语言性信息更富有感染力。

医患沟通有哪些技巧?

1. 建立良好的第一印象,融洽医患关系。良好的第一印象,能使医者在短短几分钟内赢得患者的好感甚至信任,对日后医患关系的建立可起到事半功倍的作用。医者的言行对患者就是一种心理治疗和安慰。

2. 提高医者自身整体素质,增加沟通的科普性和通俗性。医者精湛的技术和全面的知识是维持沟通效果的纽带,娴熟的技能是取得患者信任、建立和维持良好医患关系的重要环节。由于患者对疾病知识的缺乏以及对病情的焦虑,迫切希望了解与疾病有关的情况,如果医者在与患者的沟通过程中耐心、温和地讲解,并根据患者目前的情况给予开导,鼓励患者稳定情绪,树立信心,积极配合治疗,将会产生良好的心理治疗效果。

3. 因人而异、增加沟通的灵活性和亲切感。针对文化层次高、容易接受的患者,医者应当积极向患者介绍医院的工作时间、生活环境、各种管理制度,以及患者的诊断、治疗和护理安排,介绍病情及治疗效果,使患者对自己的病情、诊断治疗及护理心中有数,积极配合。

根据患者年龄、性格、病情上的差异,采取的沟通方式也应该不同。与年轻人沟通时应注意避免沉默,避免教训性的语言,注意使用解释性和保护性语言,可以缩短与患者的距离,使医患之间的交流和沟通更加自然、容易。

4. 认真聆听病情。患者在诉说病情时,医者要认真聆听,不可表现出不耐烦,要运用好自己的肢体语言,通过看、听、触摸及必要的科学检查等环节获得全面、可靠的信息,并在此基础上依据医疗科学理论和自身从医经验做出正确的判断和治疗预案。

5. 仔细询问病情。询问是在听的过程中对谈话内容深入探究的反映。在医患沟通中,如果患者因缺乏医学知识而说不清、道不明自己的症状时,医者应以温和的态度和委婉的语气鼓励患者,并据此设问。

6. 避免自身不良情绪的影响。医者也有自己的喜、怒、哀、乐,但无论如何不应向患者发泄,即使因误解而受到嘲讽甚至谩骂时,也要设法控制自己的情绪,做到遇事不慌、纠缠不怒、悲哀有节、激情不露,以唤起患者的治疗信心,增加安全感。尽量使自己从不良心境中解脱出来,切忌把不良情绪带给患者,增加患者的心理负担,激化医患矛盾,这是医者良好的素质和美好心灵的体现。

(三)健康咨询的技巧

1. 交谈技巧 "交谈"是通过语言和非语言交流来影响或改变教育对象的态度和行为的过程。交谈是个双向交流的过程,咨询者要使用对方能够理解的语言和能够接受的方式,向教育对象提供适合个人需要的信息。

(1)提供的信息应尽量做到清楚、具体而又谨慎,不至于使对方感到恐惧或威胁。

(2)把握谈话分寸,避免把话说得绝对。通常,先从肯定好的方面开始,最后指出弱点或问题症结;如果反过来做,来访者可能会变得充满戒心,情绪低落,以致听不进对问题讨论的重要部分。

(3)对来访者反馈信息时,咨询者应使用建议性语言,不是命令或者劝告的语言。

(4)交谈过程中,来访者常常不自觉地以表情、动作等非语言形式表达他的感受,要注意观察其情感变化及其内在含义,这将有助于与其谈话的深入。

(5)交谈过程中作适当停顿,给对方以提问和思考的机会。

2. 倾听技巧 倾诉与倾听,构成了交流的基础。倾听是通过有意识地听清每一个字句,观察和了解每一个字句的表达方式,借以洞察来询人的真正含义和情感。

在倾听的过程中,采取稳重的姿势,力求与说话者保持同一高度,双目注视对方,不断用点头、发出"嗯、嗯"等鼻音或重复关键词语的方法,表明对对方的理解和关注。

很多原因会打断倾听的过程,如环境中有噪声、谈话中有人来访等,除了这些客观原因,还有分心、产生联想、急于表态等主观上的心理因素。对外界的干扰,要听而不闻,即使是偶尔被打断,也要尽快把注意力集中回来;对于主观因素,要有意识地加以克服和排除。

在听的过程中,要不断进行分析,抓住要点。不轻易打断对方的讲话,但对讲话离题过远或不善言表者,可给予适当的引导。

3. 提问技巧 提问是交流中获取信息、加深了解的重要手段。问题如何问,常常比问什么更重要。有技巧的发问,可以鼓励对方畅谈,从而获得所期望的信息。提问的方式可分为五种类型,每种提问都会产生不同的谈话效果。

(1)封闭式提问:这种提问方式比较具体,要求对方简短而确切的回答"是"或"不是"、"好"或"不好"、"有"或"没有"以及名称、地点、数量等一类问题,往往是为了证实一种情况。如"您有多大岁数了?"封闭式提问适用于收集简明的事实性资料。

(2)开放式提问:这类问题比较笼统,能诱发交谈对方说出自己的感觉、认识、态度和想法,有助于谈话者真实地反映情况,并有助于患者的心理宣泄、表达被抵制的情感。其常用"怎么""什么""哪些"等句式。

(3)探索式提问:为了解教育对象存在问题或某种认识、行为产生的原因,常常需要进行更深层次的提问,也就是再问一个"为什么",适用于深入了解某一问题。

(4)偏向式提问:又称诱导式提问,提问者把自己的观点加在问话中,有暗示对方作出自己想要得到的答案的倾向。如"你今天感觉好多了吧?"更容易使人回答:"嗯,好多了。"在了解病情、健康咨询等以收集信息为主要目的活动中,应避免使用此类提问方法。

(5)复合式提问:指在一句问话中包括了两个和两个以上的问题。如"你父母都健康吗?"都健康或不健康好回答,一个健康一个不健康则使回答者感到困惑,容易顾此失彼。因此,应避免使用。

4. 强化技巧 在咨询对象认识到问题所在、选择行为决策、实现咨询目标后,给以积极性强化是巩固咨询成果的一种重要手段。积极性强化是通过语言和非语言反应来表扬、激励他人的过程。在结束交谈前,除再次强调本次交谈的要点,征求教育对象对本次交谈的看法外,还应用积极的语言对教育对象的表现加以鼓励和肯定,为下一次交流打下良好的基础。

(1)语言性强化:语言性强化是用语言激励咨询对象保持某一行为。语言性强化大致可分为四种类型。①自然性强化。指用词汇或短句来表示同意对方的言论或行为。如"好""对""是的"。②评价性强化。对当事人做出的努力给以正面评价,这是一种强有力的强化手段。例如:"你已经尽了力""说得好""这是个成功的尝试"。评价性强化通常由咨询人员用来激励当事人继续努力。③支持性强化。用于表达对对方的理解和鼓励,表明咨询者是在公正客观地考察和感受当事人的处境。例如:"我十分理解你的感受""对你来说,这确实是太难了"。支持性强化适用于咨询对象需要同情和理解的情境,在咨询过程中,广泛应用。④个人性强化。与评价性强化不同,个人性强化着眼于对人身体的某些方面进行评价,而不是针对他的行为表现,例如:"你今天看来气色很好"或"你的模样一点也没变","你的新发型很适合你"。面对情绪正在好转的当事人,康复期病人,下定决心的戒烟者,适时的几句"奉承"无疑是对他最好的行为强化剂。

(2)非语言性强化:用微笑、点头、目光注视对方是常用的非语言强化手段。某些身体接触,如用手拍拍对方肩膀;某些手势,如竖起拇指,都是用来表示支持、鼓励、赞赏的非语言强化技巧。值得强调的是,语音、语调、语速类语言对语言作用的强化、消减乃至抵消作用在强化技巧中显得更为突出。例如:用平淡冷漠的声调说:"这很有趣",这只能说明说话人对这件事不感兴趣。因此,使用语言性强化技巧必须伴随以相应的非语言强化,以增强感染力。

四、行为干预工作方法

健康教育的核心就是行为转变。为此,必须对人类的健康相关行为进行诊断、分析和干预,促使人们改变不健康的行为和生活方式,树立健康意识,自觉采取健康行为和健康生活方式。

在社区健康教育中,行为干预的主要内容包括:①矫正个人的不良心理反应引发的行为。如对冠心病患者进行解除压力的放松训练,以控制A型行为。②矫正个人或群体的不良行为习惯和生活方式,以降低疾病或意外伤害的危险因素。如针对糖尿病患者的膳食指导,戒烟及减肥训练。③指导教育对象学习和掌握新的行为技能,如教新生儿母亲学会正确的母乳喂养方法。④实施从医行为指导,增强患者对医嘱的依从性。如与高血压病防治相关的从医行为包括定期测量血压、发现病情变化及时就医、遵医嘱坚持药物和非药物治疗。

（一）个体行为干预

人的行为改变必须经过几个阶段,处于不同的行为改变阶段,有着不同的心理需要。健康教育应针对其需要提供不同的干预,促使教育对象向成功采纳健康行为的下一阶段转变。

行为改变的心理发展过程可分解为 5 个阶段:①无准备阶段,对问题尚无了解,没有心理准备。此阶段要给教育对象提供信息,提高认识。②犹豫不决阶段,已意识到问题,引起关注但犹豫未决。此阶段要给教育对象提供知识,激发动机。③准备阶段,态度发生转变,做出承诺。此阶段要给教育对象提供方法,鼓励尝试,营造环境支持。④行动阶段,已经尝试新的行为。此阶段要给教育对象支持鼓励,加以强化,保障环境支持。⑤维持阶段,已经采纳新的行为。此阶段要给教育对象继续支持,不断强化,预防复发。

1. 行为指导　行为指导指通过语言、文字、声像等材料和具体示范指导,帮助教育对象学习和掌握新的行为方式,采纳有益健康的行为,提高自我保健与自我护理能力。如对孕妇的母乳喂养指导,对糖尿病患者的饮食指导,指导术后患者进行康复训练。

行为指导中重要的技术是技能训练与示范技巧。如血压计的使用,注射胰岛素等都需要掌握相应的操作技能。通过示范、练习或操作,使学习者掌握操作方法和技术的过程是技能训练。进行示范和技能训练的要点如下:

（1）准备工作:选择宽敞明亮的场所,便于学习者观看和练习;示范时用的材料和器材应是可以就地取材的用具,如量取食盐的用具可用酒瓶盖、盐勺,而不用天平之类。技能训练可以是对个人单独进行,也可以小组集体学习,但小组人数不宜过多,以保证人人都有参与的机会。

（2）现场示范:首先向学习者简要说明所要示范的内容,并强调技能训练的作用、目的和意义。接下来要完整准确地向学习者演示一遍操作过程。示范时应注意:要面对学员,让每一个人都能看到示范动作;操作动作要清楚,速度不要过快;边做边讲解,每一步骤都应讲明要领;注意观察学习者的反应,鼓励提问。如有不懂的地方,及时重复。

（3）学员练习:示范后,给每一个学员一次实际练习的机会,同时请其他人观察和评论。观察其操作是否正确,及时给予指导和帮助,直到掌握为止。

（4）总结评估:示范和训练结束后要及时对学习者的技能掌握情况作出评估和总结。

（5）随访:利用复诊或家庭随访的机会,了解受训者在实际运用中的情况,及时提供现场指导。

【示例】指导育龄妇女进行乳腺自检

坚持乳房自我检查能及早发现乳腺疾病,成年妇女应在每次月经后检查一次,下面介绍"一看二摸"乳房自检法:

1. 一看 在明亮的光线下,面对镜子以两臂下垂位、两臂叉腰位、两臂上举位、两臂上举同时躯干左右侧弯拉,这四种不同的姿势查看两侧乳房:①是否对称;②是否在同一高度;③乳头和乳晕有无脱皮或糜烂、流血水,乳头是否提高或回缩;④乳房皮肤有无酒窝状内陷。

2. 二摸 先将右臂高举在头顶后方,用左手摸右侧乳房;然后,将左臂高举在头顶后方,用右手摸左侧乳房,进行下面检查:①按外上、外下、内下、内上、乳头、腋下顺序,检查有无肿块、乳头有无血水流出、腋下有无淋巴结肿大;②将手指平放在乳房上轻摸,切勿抓捏,如摸到肿块或发现异常要及早到医院诊治。

2. 行为矫正 应用行为矫正技术是快速取得健康教育干预效果的一种有效手段,特别适用于戒烟、减肥等行为以及儿童的不良行为矫正。常用的行为矫正方法有脱敏法、强化法、消除法、厌恶法等。

实施行为矫正步骤如下:①限定一个可控制的行为,如酗酒。②建立准确的本底资料,即测量在干预实施前该行为的发生频度,如酗酒者每天喝多少酒。③确定干预目标和方法,实施行为矫正,如用厌恶法矫正酗酒行为。④一旦达到预期要求,逐步减少各类刺激,直至目标行为已经成为被矫正者自觉的生活行为。

【示例】指导吸烟的慢性病患者戒烟

运用行为改变阶段策略,对吸烟者进行具体分析,根据吸烟者的戒烟意愿,采取不同的干预方法,可以提高戒烟干预的效果。经验证明,社区医生是协助人们戒烟的最佳人选。其作用是:①通过自身不吸烟的示范作用;②通过交代病情和预后,提高人们对吸烟危害的认识,激发戒烟的动机;③为有戒烟愿望的人提供戒烟知识和方法指导。

吸烟者的戒烟意愿分为以下几个阶段:从没有戒烟打算——有戒烟愿望——准备戒烟——采取戒烟行动——维持戒烟和防止复发。根据处于不同阶段的吸烟者的需要,提供相应干预和帮助。

1. 对没有戒烟打算的人提供信息,引起关注。告诫他:你应考虑戒烟问题了,或今后想戒烟,医生会随时给予帮助。

2. 对有戒烟愿望但又犹豫不决的人通过咨询和交谈,引发动机,帮助其做出决策。

3. 对准备戒烟的人提供方法,鼓励尝试。常用的行为技巧包括:①推迟:如果想吸烟,将吸烟的时间尽量推迟;②回避:见别人吸烟时躲避开;③分心:烟瘾通常只持续几分钟,通过做别的事分散注意力,如倒数数、打电话、锻炼、刷牙、淋浴等;④避免:避免接触刺激物或特定环境,如会见烟友、参加宴会、生气或发怒等;⑤改变生活方式:早睡早起,戒烟期间吃素食,多吃水果,多饮水,加强锻炼。

4. 对实施戒烟的人给予强化,通过环境支持,防止复发。常用干预方法:①继续改变不良生活方式;②避免挫折、无聊、人际关系紧张、饮酒、赴宴等危险因素的影响;③通过家庭、朋友、单位的社会支持,不断给予鼓励、表扬和必要的奖励。

（二）群体行为干预

群体可以是社会生活中自然存在的如家庭、居民小组、班集体等,也可以是为了某一特定目标把人们组织起来成为小的活动群体,如糖尿病门诊患者学习小组、新婚夫妇学习班。实践证明,对依靠个人努力难以实现的行为和态度改变,如改变个人饮食习惯、戒烟、锻炼等,在有组织的集体中,在家人、同伴和朋友的帮助、督促和支持下,就较容易实现。在小组活动中,语言鼓励,行为示范,群体规范和压力,以及群体的凝聚力,都能促进个人改变不良卫生行为,采纳和保持新行为提供良好的社会、心理环境。群体行为干预的基本策略是:

1. 树立群体榜样　以小群体中态度明确坚定、技能掌握较快的人作为典型示范,带动大家。

2. 制定群体规范　在大家同意的基础上规定必须遵守的一些规则,用以规范人们的行为。对违犯规则或危害他人健康的行为,及时运用群体压力加以纠正或给予惩罚。

3. 加强群体凝聚力　一方面加强集体决策,通过大家一起讨论,确立共同目标,提高参与意识;另一方面,加强成员间的信息交流,加深彼此了解,增强群体内部的团结,进而促进群体健康行为的形成和巩固。

4. 提倡互帮互学　通过互相交流经验体会,指出不足,共同进步。

5. 有效评价和激励　适时进行总结评价,以口头表扬、物质奖励等激励手段对已改变的态度和行为给予支持和强化。

五、调查研究工作方法

（一）定量调查法

定量调查（quantitative research）就是对一定数量的有代表性的样本，进行封闭式（结构性的）问卷访问，然后对调查的数据进行计算机的录入、整理和分析，并撰写报告的方法。它受抽样的精度、预算的可能性、向被访者提供的各种刺激、数据的质量要求、问卷的长度、需要被访者执行特定的任务、抽样难度、调查完成的时间要求等因素的影响。

1. 电话调查　主要是利用电话作为媒介，与被访者进行信息交流，从而达到资料收集的目的。调查员被集中在某个场所或专门的电话访问间，在固定的时间内进行工作，督导现场管理。电话调查适用于一些简单的访问，一般不超过 10 分钟。它的优点是整个项目的访问费用较低，可以解除对陌生人的心理压力。电话调查包括传统的电话调查、计算机辅助电话调查。

2. 面访调查　这是调查员与被访者面对面进行直接交流的调查方法，主要有入户访问、拦截式访问和神秘顾客法。

3. 邮寄调查　将调查的问卷及相关资料寄给被访者，由被访者根据要求填写问卷并寄回的方法。主要应用于对时效性要求不高、样本量较齐全、调查内容较多、调查问题较敏感的项目，包括留置问卷调查和固定样本邮寄调查。

4. 文献调查　通过对文献资料、档案资料的查阅获得相关信息，只要有文字或图片、照片档案记录的就可以使用这种评估方法。如查阅政府年鉴数据、人口统计数据、统计局数据、单位统计数据、死因和病因统计数据、病例管理数据、疾病监测数据、体检资料等，以获得健康状况方面的信息。

对定量调查得来的数据，要进行定量分析。

（二）定性调查法

定性调查（qualitative research）通常是围绕一个特定的主题取得有关定性资料的一种调查方法，比如用来考察消费者的态度、感觉、动机、反应，或者用来了解问题的性质以及发展的方向。在健康诊断的教育和组织诊断阶段，需要对涉及的行为和环境危险因素进行深入分析，以确定倾向因素、强化因素和促成因素，进而制定有针对性的干预策略。

1. 小组座谈会　小组座谈会是近年来新发展的用来进行定性研究的重要手段。通常可随机抽取有代表性的一定数量（以 6~10 人为宜）的对象，由调查者拟定访谈的提纲，在轻松的气氛中让被访谈的对象畅所欲言，并做好记录和整理,以了解真实的情况。如邀请公务员代表、工会代表、机关决策层和管理层代表以及有关专业人士等共同提供有关健康需求的信息,并进行收集整理,可用于了解机关管理层、公务员对健康理念的认识,也可由此获得其他信息。

2. 深度访谈法　深度访谈是一种无结构的、直接的、一对一的访问形式。访问过程中,由掌握高级访谈技巧的调查员对调查对象进行深入的访问,用以揭示对某一问题的潜在动机、态度和情感等。应用范围包括:详细了解复杂行为、敏感话题,或对企业高层、专家、政府官员进行访问。

3. 专家意见法　也称德尔菲法,是采用函询或现场深度访问的方式,反复征求专家意见,经过客观分析和多次征询,逐步使各种不同意见趋于一致。一般要通过几轮征询,才能达到目的。

4. 投影技法　旨在通过一种无结构、非直接的询问方式,激励被访者将他们所关心的潜在动机、态度和情感反映给研究员。

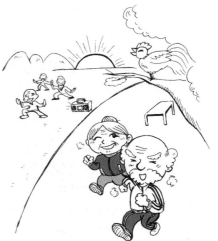

5. 观察法　观察在常规状态下某种行为或现象发生的情况。可用于对健康行为、安全行为、物质环境、社会环境的评估。

6. 记录法　如对公务员健康行为、健康状况、体检结果、环境质量监测结果、公务员因病因伤缺勤情况、机关卫生服务、食堂管理等情况进行记录,从而了解其变化,获得公务员健康状况和需求方面的信息。

（朱敏贞　杨国安）

第四篇　传播材料的制备与利用

健康教育工作中使用的传播材料泛指承载着信息的辅助材料,一般分为印刷材料(报刊、传单、小册、宣传画、标语等)、音像材料(歌曲、视频录像等)和其他材料。根据材料的编辑属性,还可以分为:文稿材料(如科普文章、新闻稿、剧本)、平面材料(如小册、宣传画)、电子演示材料(如视频录像、PPT)、实用型宣传品(如印有口号的杯子、折扇)等。这些材料都是看得到摸得着的,而且是可以批量复制的。因此,他们在覆盖面广的大众传播中扮演着重要的角色。由于具备可重复性强、规范性高、口径一致的特点,通过传播材料传递信息的方式在覆盖面相对较窄的人际传播和组织传播中也发挥着难以替代的辅助作用。

在制作传播材料之前应该给自己提几个问题:

1. 传播材料所辅助的健康教育活动的目标是什么?
2. 传播材料在该项健康教育活动中的作用是什么?
3. 材料是给谁使用的?
4. 他们需要这些材料吗,他们会喜欢这些材料吗?
5. 用什么样的形式提供这些材料最合适?
6. 受众接受信息的能力怎样?
7. 什么样的材料适合受众?
8. 怎样才能让受众更好地使用材料?
9. 怎样才能知道材料的效果?

回答以上这几个问题有助于明确传播材料的制作思路。制备传播材料的一般过程包括:①分析受众需求(受众的背景、需要哪些信息、材料的可及性等);②制订预算和实施计划;③收集和筛选所要传播的信息;④设计初稿;⑤预试验(初步了解效果并反馈修改意见);⑥修改与定稿。

制作和使用传播材料的目的是为了通过使用材料获取好的信息传播效果。因此,在制作思路上应该是一切围绕信息的有效传达来考虑。

一、编写科普文稿

传播材料传递的是那些影响"知识""信念""行为"的信息。承载信息的文稿是传播材料的原始状态。把信息进行加工,可以形成文字读物和新闻消息,写成图形说明可以用来绘制宣传画和展览,编成剧本可以做成音像视频,提炼成纲要可以用来制作PPT。

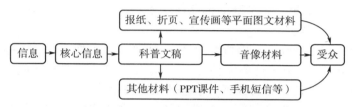

图 4-1　科普文稿传递信息示意图

好的传播材料可以称得上是一种艺术品,而写好科普文稿是创造出一系列艺术品的开端。

文稿编写与创作一般采用改编、文献解读或经历纪实的方法完成。选择、确定的核心信息与科普文稿的写作是息息相关的。首先要根据健康教育项目的目标来确定信息范围,然后根据受众需求来确定传播的具体内容。一般情况下,可把散在的信息进行梳理形成"基本信息",在基本信息中提炼出"核心信息"。经过讨论和修订之后,这些信息便可以根据不同的材料和媒介进行多个层面的开发和创作了。基本信息、核心信息和创作文稿可以用列表的形式加以整理,形成类似于突发公共卫生事件风险沟通使用的"信息图谱",以便于讨论、修改和定稿。核心信息可以成为科普文稿的纲要,也可以是科普文稿内容的组成部分。因此在写作时要把核心信息体现出来,诠释清楚,这样才能把我们想要说的,受众想知道的信息传播开来。

(一)创作科普短文

科普短文是以说明为主要表达方式的一种文体,通常是一种经验纪实或改编的文章。科普短文属于一般的说明文,特点是客观、科学、实用,目的明确,中心突出,朴素通俗。篇幅一般在几百字至几千字。科普短文多在报刊或网络上发表,也可印成小册在组织传播活动中使用,影响面大。写好医学科普短文应该注意以下几个方面:

1. 深入挖掘题材　面对漫漫医海,在题材方面,一要新颖,二要别致。对"老生常谈"的题材也要写,因为它们往往还是读者所需的,但要深入挖掘,另辟新角度,比如:当别人写《预防噪音》时,你可写《人耳对噪音的对抗》;别人写《贫血、血友病》等血液系统疾病防治时,不妨写一个《血》,把血的知识加以综合介绍。采用大题小做,或小题大做,使人感到不是老生常谈而带有新意。

2. 精心制作标题 科普短文的标题,虽然不要求像科学文艺作品那样具有文学艺术色彩,但标题总是文章的门面,巧妙的标题往往可以启发创作思维,一挥而就,而且给读者以吸引力。科普短文的标题要贴切、生动、有趣、好记忆。《酸甜苦辣话舌头》,就比《舌头的功能》为好;《人体的城墙》又比《皮肤防卫功能》新颖形象。一个好的标题往往来之不易,是作者知识的积累,也是创造性思维的体现。

3. 论述完整准确 一篇科普短文,一般来说是由前言、主体、结论三部分组成,文章虽然短,但论述要完整有力,不拖泥带水。科普短文应力争做到内容科学准确,叙述路线符合读者对事物的认识规律。

4. 善于突出事物的特征 要说明某一事物的性质、功能,就必须把握它的特征。对于某一事物的特点,要表述清晰明了;对事物存在的疑问,也要设法揭示出来,给予读者清晰的指引,从而使事物的特点更为突出和明显。

5. 要为读者着想 撰写科普短文,其目的是想让更多的读者从中受益。因此需要考虑文章为谁写、给谁看,时刻要为读者着想。要针对不同对象,有的放矢。如果使用千篇一律的套路,文章就欠缺针对性和独特性,当然也难得到群众的认可。

写好一篇科普短文并不是一件容易的事,作者必须精通本专业的知识,同时具备良好扎实的文学基础,才能把主旨准确无误地表达出来。在写作中,措辞技巧的灵活运用,典型事例的生动表述都是一篇科普文章所必需的要素。要成为一名优秀的科普作者,离不开长时间的写作积累和不断探索的求知精神。

(二)草拟宣传文案

宣传画、宣传栏、展板、折页、传单、PPT 等材料的文案通常来自材料改编或文献解读,常用于组织性传播工作,在基层工作中使用率很高。其特点是常根据信息的要点分成很多小节,每小节的信息简明扼要。小节的内容可以相对独立,但均服务于一个主题。例如,一个艾滋病题材的展览由 50 张展板组成,每张展板有一个标题和大约 250 字的图解。

这种文案的写作要求语言通俗、简洁,文体不限,可以是说明文体,也可以用诗歌、顺口溜、对话、故事、问答等形式来表述。和科普短文一样,标题是文案编写的重点。这一类材料的标题一般分为两级,一级标题要围绕整个内容的主题来设定,二级标题则是正文内容的概括。编写人员要着重处理这两级标题和正文的关系，才能形成好的文案。

下面是供幼儿园小朋友学习的预防猩红热宣传折页文稿样例。

页面	基本信息，作为背景知识供健康教育人员参考，不在折页中出现	核心信息，作为解说词在折页中用小字在次要位置出现，供老师和家长使用。**粗体为图形表现重点**	科普文稿（儿歌），供小朋友学习，在折页中作为主体出现
折页第二页	三、通风和消毒：患儿居室要经常开窗通风换气，每天不少于 3 次，每次 15 分钟。患儿使用的食具应煮沸消毒；用过的手绢等要用开水煮烫。患儿痊愈后，要进行一次彻底消毒，玩具、家具要用肥皂水或来苏水擦洗一遍，不能擦洗的，可在户外暴晒 1~2 小时	常通风：经常**开窗通风**换气，每天不少于 3 次，每次 15 分钟。 勤消毒：小朋友使用的**食具应煮沸消毒**；用过的手绢要用开水煮烫。发现小朋友得病后，要进行一次彻底消毒，文具、玩具、家具要用**肥皂水或消毒液擦洗**一遍，不能擦洗的，可在户外**暴晒** 1~2 小时。	一、远离猩红热，我们每天要注意什么？——通风消毒 咳嗽打喷嚏，容易传疾病 多开窗，透透气 气走小细菌 碗筷和手帕，开水消消毒 小玩具，床桌椅 暴晒洗干净

从列表中可以看到，不同的人使用不同的信息。从专业人员到受众，文案逐渐通俗化，简明化。

音像广告、标语、手机短信的文稿需要简短精炼，有时就是一句话或一组短语，大多用于表达核心信息。标语和手机短信一般都由健康教育人员编写。音像广告的制作单位大多会有专门的文案策划人员，健康教育人员可以将基本信息和核心信息提供给他们用于创作广告语。编写这类文稿时需要逐一斟酌每个字及每个标点符号。例如标语：勤洗手、常通风、少扎堆，预防甲型流感。

每个字都说到点子上。又如手机短信："预防流感过五关"游戏活动邀请您参与：登录广州健康教育网 www.gzhe.net 相应栏目，玩游戏学习流感知识，有机会获取一年的《南方都市报》。（60 个字符）

由于短信一般限制 60 个字符，如超出则需要分开两条短信发送了。

二、协调宣传栏、传单等平面材料的制作

平面图文材料是承载科普文稿或宣传信息的一种实物化的形式。这是制作成本相对较低，健康教育人员主动开展工作时比较容易实现的形式。在实践中，通常由平面设计人员协助健康教育人员完成制备过程。

（一）把握喜闻乐见的形式

健康教育人员涉足"美"的问题不如文艺工作者多,自然会觉得自己对艺术比较陌生。但是当面对普罗大众开展传播工作时,除了分析核心信息的客观需求之外,却不得不在主观上考虑如何让传播材料成为喜闻乐见之物。

美是能够使人们感到愉悦的事物。对事物的美丑作出评判便是审美。人总会向往美好,这是一种精神上永恒的追求。如果看到的东西符合观赏者对美的需求,那么画面中的信息就容易被接受。否则,视而不见,甚至略过不看,便是可想而知的结果。例如,在幼儿园张贴正确刷牙方法的宣传画,使用小朋友喜欢的卡通人物作为插图,老师讲解起来会轻松很多,孩子也容易理解。又如在社区宣传栏上张贴流感宣传画,由于面向的是普遍健康的人群,他们对流感信息的关注度远不如候诊患者及其家属,如果宣传画给人的第一印象(设计上的美感)不佳,那么也就难以起到好的信息传播效果。因此,对于直接进入读者视野的平面材料来说,审美显得十分重要。

美可以简单地分为内容美和形式美,设计师用视觉传达艺术的语言协助我们制备平面材料时,主要考虑的是形式美。

形式美的元素包括形状(点、线、面)和色彩以及它们所构成的明暗、虚实、冷暖对比的状态。形式美的法则是对美的形式的概括,包括对比与统一、对称与均衡、节奏与韵律等等。

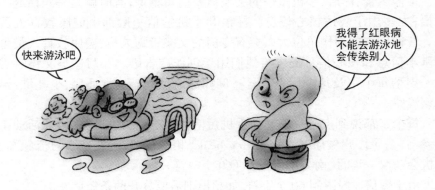

以上图为例,构成插画的元素大部分是黑色的线条(实),小部分是以点的形式,如头发、远处的水纹(虚)。点、线结合所形成的面构成人物体态和动作、游泳池和地面水迹的环境。淡淡的纸纹和柔和的渐变色表明插画师以水彩为基调来用"统一"画风。大面积的绿色底(冷、明)与红色的眼睛(暖、暗)形成"对比"交代红眼病的宣传主题。整个版面以图为主字为辅,使用对话圈的形式来表达防病信息,所以文字用的是灰色而不是纯黑。泳池、小女孩与小对话圈成一小组图形,小男孩与大对话圈成一小组图形,两者对望是有一定"对称"性的、"均衡"的。

设计师用形式美的法则在画面上安排形状和色彩等元素,形成平面材料的设计稿。健康教育人员经常是成稿后的第一个审美者,他的感受和判断对于材料的预试验、修改起着关键作用。因此,平时多看多想,多参与审美体验是健康教育者做好传播材料的必经之路。

(二)理解电子图形的构造

为使读者容易理解,这里以拍摄相片为例进行说明。假设一位医生为了宣传正确刷牙的方法,用数码相机拍了一组相片作为演示素材,并配上文稿,准备请设计师做成宣传画给辖区内的幼儿园使用,他很可能会碰到不少陌生的概念。

一般,数码相机上有明显的标识,标明该相机的感光单元数量,这个数量就是像素(pixel)数量。如标识为 10.0 Mega Pixel,Mega 是百万,说明是 1 千万像素。可以大概这么理解,1 千万像素的数码相机拍出来的相片是由 1 千万个方形的点组成的,这像是马赛克拼贴起来的图案。设计师称这样的图为"位图"(bitmap),或点阵图,其格式一般是 jpg 或 tif。

如果把相片打印出来,就要考虑图像的分辨率了。分辨率最常用的单位是 dpi(dot per inch),也就是每英寸的长度上容纳的点的个数。假如将医生提供的照片和文字进行处理和排版,设计师会考虑这些照片调整到即将印刷出来的大小时,分辨率是否足够。一般情况下,面积相同的图片在电脑屏幕上清晰显示所需要的分辨率比印刷品低很多。所以,在网页上看起来清晰的 72dpi 图片用同一尺寸印刷出来是不够清晰的。这也是健康教育人员需要设计师协助的原因之一。下列是不同媒介中的常用的几种分辨率。

用途	印刷		普通喷绘	屏幕显示
	报纸	折页、海报、手册		
分辨率选择(dpi)	150~300	300	72 或 96	

如果要保证在大面积上呈现清晰的图像,则要求用高像素数量的相机,位图的容量也就很大。如果想用较少的数据就能记录图形,而且放大了之后不失真,则要选择另一种人工定义的图了。

矢量图(vector)不以像素为基础,而是用几何图形来记录,常见的格式有ai、eps、cdr、wmf 等。矢量图的放大,只是参数的改变,电脑就会重新计算出新的图像。因此可以说,矢量图与分辨率无关。由于矢量图是由几何图形组成的,因此从外观上看相对比较"卡通"。

以宣传正确刷牙为例子,考虑到卡通形象的演示有利于儿童教育,医生请插画设计师根据要求画出卡通牙刷和牙齿等形象作为宣传画的内容。这种情况下,插画设计师就可能用矢量图来编辑了。因为矢量图具备特有的优势,不管用在折页上,宣传画上,还是在户外大幅的广告墙上,都可以轻松地保持清晰的轮廓。

事实上,在平面材料的电子文件编辑过程中,用到的图像可能是位图,也可能是矢量图,而软件上编排的文字则始终是矢量的。当电子文件按照一定的分辨率印刷出来后,不管是文字还是图像,都成为由像素构成的位图平面了。

(三)协调设计与印刷

上面提到的拍照和画卡通是值得提倡的原创方法。如果摄影的效果不理想,又没有精力和经费去画出想要的形象,那么可以向"图库"求助。健康教育人员可以通过网络搜索找出与自己想要的效果相似的图像,并提供给设计师参考。常用的网站有:综合的搜索引擎——百度或谷歌、素材共享和交易平台——昵图网、版权图片商务平台——全景。这些网站所显示的免费预览图像用于印刷可能会遇到分辨率不足的情况,所以大尺寸的图片一般是通过设计师确认之后购买使用的。

设计师根据要求进行创意、处理、排版之后会通过软件导出一些图片文件给健康教育人员审阅,这些文件就是"输出文件"。如果健康教育人员通过预试验、呈批之后定稿了,设计师便根据印刷、喷绘等工艺的要求提供特定格式的输出文件给生产环节的工作人员。

由于输出的目的不一样,输出的文件会有差别。电脑显示器是一种发光体,发出来的光可以分为红、绿、蓝三个颜色,液晶显示器的显像分辨率不需要很高。印刷品本身不发光,是青、洋红、黄、黑四个颜色用比较高的分辨率印刷到物品上形成图文的,采用的是"CMYK"四色。所以设计师给健康教育人员预览的和给印刷厂生产的输出文件是不一样的。RGB 和 CMYK 是两种常用"颜色模式"。如果设计稿直接用于在屏幕展示,比如网页、手机彩信、PowerPoint 投影等,采用的 RGB 模式下较低分辨率的输出文件即可。

在实践中,健康教育人员开展传播工作之后通常要把源文件和输出文件作为资料归档。输出文件可用于再次印刷。源文件可以归类形成健康教育传播素材库,成为卫生应急宣传的储备资源。

（四）选择实物化的过程

根据复制的数量和实物的大小,一般有两个选择。数量比较大(如 1000 份以上),尺寸比较小(如 1 平方米以内)建议由印刷厂来承担。加工过程是印刷。数量比较少,或面积比较大,则建议选择"喷绘"。喷绘的原理与喷墨打印机工作原理一致,只不过喷绘公司是大幅、批量地打印、加工而已。

最常见的物料是纸张。普通报纸使用的是灰白色的,质地松轻的"新闻纸"。"铜版纸"是一个俗称,指原纸上涂了白色涂料制成的印刷纸。铜版纸表面光滑亮泽,用于印刷精美清晰的图案和文字,价格较高。"双胶纸"也叫胶版纸,是指在纸的两面涂上改善纸质的胶料制成的纸。日常用的复印纸就属于双胶纸,它表面比较柔和,不"反光",也比较便宜。"背胶纸"是喷绘用纸,是背面有一层粘性不干胶的纸。纸的厚度一般用纸张每平方米的重量来表示,如157g、128g、200g 等。背胶纸是薄软的,为了使背胶纸在较大面积上保持硬朗的姿态,喷绘公司会建议把背胶纸贴在一张泡沫板上。这种泡沫板叫 KT 板。下面是常见物料的规格和参考单价。

表 4-1　常见宣传物料的规格和参考单价

类型	质地	尺寸(厘米)	数量	参考单价(元)
宣传画、海报	157 克单面铜版纸	57×84(大度对开)	1000 张	1.5 元 / 张
普通三折页	128 克双面铜版纸	28.5×21(大度 16 开)	5000 张	0.45 元 / 张
			10 000 张	0.25 元 / 张
宣传栏	背胶纸	300×100	3 平方米	25 元 / 平方米
	背胶纸 +KT 板	300×100	3 平方米	45 元 / 平方米
展板	背胶纸 +KT 板	90×120	20 张共 20 平方米	45 元 / 平方米

从物料的角度考虑,假如向十几家幼儿园提供正确刷牙的宣传画开展传播活动,选择喷绘加工即可。可以提供背胶纸给幼儿园张贴,也可以加 KT 板显得更好看。如果在全区或全市的幼儿园开展传播活动,那么就考虑铜版纸印刷了。

从以上四组概念的实际应用可以看出,制备用于屏幕展示的电子图文比制备印刷品需要较小的分辨率和较少的工序,电子图文的优势比较明显。随着电脑、手机、LED 屏幕等电子设备的普及,电子格式的平面图文材料将得到更广的应用。

三、利用音像材料

音像材料可以分为音频材料和视频材料。音频可以是视频材料的组成部分,因为视频材料常常配有音频信息而被称为视听材料。基层健康教育工作中常用的音像材料以视频为主,音频为辅,有时候也称影音材料。音像材料是信息化教育的核心材料,其编辑制作过程一般是由专业机构完成的。健康教育者掌握相关的概念和简易的利用技术,工作起来会更主动,使传播工作增色不少。

(一)获取现成视频,转换格式利用

现成的资源很多,从获取的途径看,普通电脑可以编辑利用的视频资源主要有四种:①直接取得的视频光盘或视频文件;②网站提供下载的视频;③不提供下载但可找到文件的视频;④未找到文件但可以正常播放的视频。

对于直接能取得的 VCD、音像 DVD 或现成的视频文件,可以用视频截取软件获取全部或所需的段落。这种软件有比较简单的,如"格式工厂",也有功能比较多的,如"会声会影"、Premiere Pro。以"格式工厂"2.6 版本截取音像 DVD 为例,在主界面选择"光驱设备"中的按钮,在弹出的窗口中点击"截取片段"按钮,根据需要点击设置开始时间和结束时间,确定后点击"转换",回到主界面点击"输出文件夹"设置新文件的存放位置,按"开始"即可截取视频。另外,部分加密的 DVD 可以用软件"vStrip"转出视频。

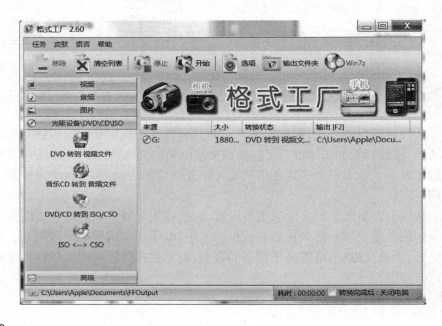

从网络搜索到很多视频,有一部分网站是提供视频文件下载的。使用普通的下载软件或视频网站提供的专用软件(如优酷网的"爱酷",土豆网的"iTudou")可以获得视频文件。

有些网站不提供下载链接,但我们可以通过以下几种途径找到视频文件。①找到播放器的临时文件夹取得视频文件。这种方法需要把在线的视频完整地播放一遍才行。如在 IE 浏览器的默认临时文件夹 C:\Documents and Settings\ 用户名 \Local Settings\Temporary Internet Files 中找到 FLV 文件,或从播放软件的默认缓存文件夹中找到文件。②利用视频地址解析软件获得下载地址。如安装了 RealPlayer 11,在"工具"菜单"首选项"的"下载和录制"中启用"Web 下载和录制",然后打开网页在线播放一段视频后用鼠标指向视频画面,出现下载按钮即可下载。③利用网络嗅探软件获取文件。如在线播放视频的同时打开"网络传送带"软件,在 URL 选项中勾取需要的流媒体类型,捕获到视频地址时下载即可。

还有一种视频,使用了特殊网络的播放器播放,或这种视频是直播的,可以正常观看但找不到文件。这时需要用收录或实录软件来录制,如收录软件 UUsee5.9、实录软件"屏幕录像专家"7.5。

视频录制是一门十分成熟的技术,无论是普通的视频资源或是流式视频资源都可以采用录制技术来实现节目的获取。从信号效果看,下载文件的效果最好,收录的效果次之,实录的效果稍差一些。

通过这些途径取得视频后,如果想用来播放,或嵌入演示软件,则需要截取一定的段落转成特定的文件格式了。上面提到的"格式工厂"是简单易行的软件,注意选择需要的格式便可。在健康教育讲座或汇报中,如果希望在 PPT 演示材料中嵌入视频,建议将视频转为 WMV 格式,这种格式的视频文件较小,与 PowerPoint 的兼容性较高。如果需要对视频进行初步剪接,自助加入字幕或简单的效果,则推荐用容易上手的软件"会声会影"。另外,使用这种软件将视频剪接刻录,可以作为备案材料储存起来。

(二)按需定制与采编协作

现成的音像材料不一定能够满足实际工作的需求。有时候,高质量的音像材料需要委托专业机构来制备,有时候,自助拍摄的材料也成为传播工作的印记。

音像制作的一般流程是首先对内容和形式进行策划,然后带着想法使用摄像机拍摄,或创作动画,把拍摄的材料、动画拿到线性或非线性编辑系统编辑剪接,然后进行深度加工(如加入配音、字幕及其他包装),最后导出成品。

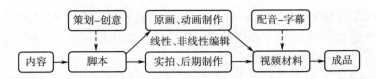

对需求内容的整理、定位直接影响成品的质量。自助拍摄工作资料与委托专业机构进行精良制作的投入显然不同。自助拍摄需要掌握设备的操作方法和相关参数才能排出比较理想的效果。如果委托专业机构，需要沟通策划和创意事项，协调编定脚本，在双方达成共识的基础上开始动工。

摄像实拍制作质量按设备的配置可以初步分类。摄像机主要分广播级（如索尼 PDW-F335L）、业务级或专业级（如松下 DV200）、家用级（如松下 DVC15），主要区别在于成像器及其配置、有效像素数、灵敏度、信噪比等参数不同，体积外观明显不同，对应的编辑设备也不同。实拍视频的剪接主要在编辑系统上进行，一般使用非线性编辑机（如大洋 D^3-Edit）。非线性编辑机与普通电脑的原理一致，都是编辑数字化材料的设备，但是非线性编辑机的配置高，接口多，便于读取编辑记录在各种磁带、大容量储存介质的视频，而普通电脑仅用于简易编辑。

动画制作的类型可以分为二维动画、三维动画、定格动画等，采用的技术有明显的区别。目前来说，动画编辑一般是数字化的，可以在较高配置的电脑、非线性编辑机、工作站上制作。

一般情况下，成品输出为音像 DVD 格式的兼容性较好。在协作采编实践中，健康教育工作者要根据项目的目标和制备传播材料的一般要求及时与专业机构沟通，注意核心信息的表达，把控材料中科学性和艺术性的结合点，使音像材料更适合于传播和教育。

四、提升 PPT 的质量

如今，不管上一堂课，作一个汇报，还是讨论、修订一个草案，屏幕已经成为常用的演示工具。指挥屏幕的通常是 PowerPoint、Flash 或 Authorware 等软件。PowerPoint 是以上三个软件中应用最广的。PowerPoint 是全国专业技术人员计算机应用能力考试的科目之一，健康教育人员可以通过相关的教材掌握软件的基本操作。这一小节主要介绍实践中如何提高制作的效率和质量。

（一）把握总体风格，提示内容结构

根据演示的目的梳理展示的内容和结构，通盘考虑整个演示过程来把握总体风格是做好 PPT 的基础。

1. 摆正心态，找准风格。健康教育工作者通常须要面向健康、亚健康或患病人群开展讲座活动，面向同行或领导报告工作、交流经验。讲座和报告都是想达到一个目的，那就是让对方知道我们想传达的信息。为达到这个目的，善于演说而且乐意亮相的工作者在现场通常能够条理清晰地侃侃而谈，PPT便用于配合展示要点和证据。而对于性格稍微内敛的工作人员，或趋于低调者，则宁愿把 PPT 作为众人瞩目的焦点，自己成为旁边的解说人。不管是演说者还是解说者，甚至是工作的应对者，PPT 始终是在显眼的位置大面积地展示它所传递的内容。因此，为了取得更好的传播效果，做好 PPT 是毋庸置疑的途径。

讲座和报告的形式很相似，但是演说的对象和氛围有所不同。讲座使用的 PPT 常被称作课件。由于受众对于授课内容的知识水平远不及主讲人高，PPT 上展示的手法需要多用比喻和举例，使用的图形也以简单的实物为主，这样能让陌生的内容熟悉化，让晦涩的道理形象化。讲座课件还须要生动多变，情节起伏，在 PPT 上可以通过细分内容、增加插图、变化色彩、趣味构图、应用动画等方法来打动学员。报告的对象是同行或者是领导，他们掌握的知识水平不亚于汇报者，而报告的 PPT 通常是在比较正式的场合出现的。因此，用于报告的 PPT 倾向于用色传统、背景简洁、画面丰富，保留相对较多的文字。报告用的 PPT 可以适当使用动画提示内容的结构和逻辑，但建议不要用得太多。因为太多的"花样"容易落入"杂"的境地，中规中矩的 PPT 是不易引起非议的。

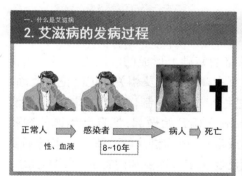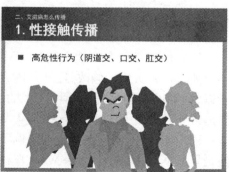

2. 梳理结构，清晰导航。PPT 的页面都是相对独立的平面，页与页之间的关系是抽象的。演示 PPT 是一页页翻动的，每一次只展示一个内容。因此，观众比较难把握整个 PPT 的总体结构和逻辑关系。好的 PPT 会使观众即使暂时离开之后回来观看，也不至于迷失思路而很难"入戏"，其窍门在于 PPT 制作者建立了清晰的导航框架。导航框架主要体现在两点，其一是 PPT 的首页、目录结构页或每部分内容的隔断页、结尾页等搭起互相联系的框架结构,其二是内容页标记了本页的标题、本节的标题,并与整个 PPT 的主题相呼应。其次,还可以在边角位加上一个当前页码和总页数的组合数字作为导航框架的一部分。优秀的导航架构相当于 PPT 的"视觉识别系统",观众可以从任何一段可以识别出这段 PPT 主要在讲什么,所讲的东西处于整个演示内容的什么位置。

最简单的导航架构只需由一张目录结构页和稍加修改的内容页组成。目录结构页可以在内容页中重复出现,把内容分成几个小节。每节的多个内容页除了本页的标题外,在次要的位置重复出现本节的名称。这样,PPT 的导航框架便基本可以看到了。这种导航架构最好不要超过三层,因为层级多了理解的难度也就提高了。高质量的导航框架的设计思路与上述的方法相似,可以用逻辑结构图与动画、链接互相结合制作,过程相对比较复杂,读者可以参阅相关教材学习。

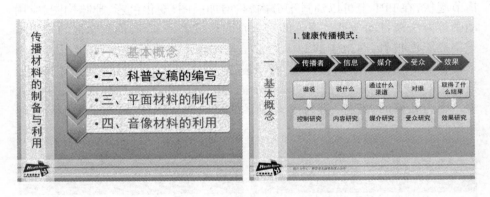

导航框架必须在整理文稿、梳理思路的基础上形成的。因为框架的调整不仅涉及目录页面的修改,还涉及内容页中章节名称及相关标记的批量改动。所以,前期的结构梳理是不可忽视的过程。事实上,制作 PPT 也是一个理清讲座或汇报思路的过程。有些人从 Word 文稿开始做起,把自己想说的纲要一一列出,并配上支持主要观点的例子或证据,成为讲演的草稿。这里的纲要便是导航框架的雏形。如果 Word 草稿已经设定好纲要和内容的"大纲等级",PowerPoint 有一个功能可以由 Word 文档自动生成带有标题的幻灯片。有些人没有经过草稿的整理阶段,直接就在 PowerPoint 上编辑文字。这时要注意把控全局,搭好框架,使自己和即将见面的观众都不在 PPT 中迷失。

3. 提炼内容,善用图表。除非为了完整地重现原始的事例或证据,PPT 上不适合大面积地铺满文字。做 PPT 的目的是为了观众容易理解演示的内容,为了减轻长篇阅读的负担,为了方便记忆。如果把整个讲稿或总结文字"复制、粘贴"，那么 PPT 便失去了真正的价值。

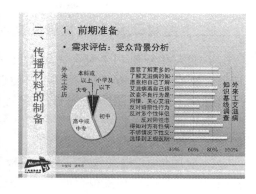

PPT 是用来"演示"或"展示"的，不是不是 Word 文档，更不是文学书籍。不能让观众觉得看 PPT 像是在参加阅读理解考试。要从长篇大论的文字中提炼出要点，大胆地删除那些无关紧要的内容。PPT 上的文字最好能让人一眼就能看清、能明白。所以，文字要尽可能精炼，能够用图表表示的文字要尽量转成图表。PowerPoint 中有形状工具、图表工具，2007 和 2010 版本还新增了 SmartArt 图形工具，提高这些工具的利用率，PPT 的质量将会大幅提升。

有些人会担心，PPT 上的文字太精炼，解说起来会很吃力。这个问题也有方法来辅助解决。如果在讲台上可以自己操控电脑，想让电脑屏幕同时显示自己的文字讲稿或提示语以及给观众看的幻灯片，则可以用 PowerPoint "设置放映方式"中的"显示演示者视图"（如下图）功能，把提示语写到"备注"里。这样，讲的人看到的比观众多，就不至于遗漏潜台词了。当然，这种做法的前提是事先调试好主讲人的电脑和面向观众的显示设备，因为未经调试时，主讲人和观众看到的 PPT 是一致的。当然，最好的办法还是主讲人不经提示便能流畅地讲解。演示的习惯的改变和演说能力的提高有赖于日积月累的实践，而内容的凝练和图表的制作则是这种实践的必经之路。

（二）控制母版样式，协调图文比例

不少人在制作 PPT 时会先填上文字，然后插入配图形成初稿。当预览初稿时发现字体太小了看不清，于是便在幻灯片上逐一修改字号。假如有人提出标题不够显眼，应该全部改个颜色并加粗字体，制作者又从头到尾再修改一遍。这种重复性的工作浪费了很多时间和精力。如何才能够提高效率呢？——控制母版。

1. 应用母版，提高效率。利用模板是制作 PPT 的捷径，所以一般人对模板很熟悉。"母版"与模板有所不同，是控制 PPT 的外观和版式的工具。新建一个空白的 PPT，没有使用任何模板时，一个默认的母版仍然在起作用。母版能控制和修改新建幻灯片时"单击此处添加标题、单击此处添加文本"等默认文本框中占位的大小和格式，是控制文字比例的初始方法。

普通人概念中的模板，在 2003 版的 PowerPoint 叫"设计模板"，2007 版中叫"主题"。制作 PPT 一般都是从选择具有形象外观的模板开始的。选定了模板，母版里面的各个元素便有了初始的设置。母版的按钮在"视图"菜单里可以找到。

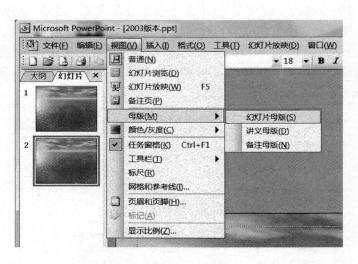

母版视图中可以修改标题和文本的"样式"（样式、大纲等概念在"科普文稿的编辑与创作"中已述），这些样式控制的是新建幻灯片时默认生成"单击此处添加标题、单击此处添加文本"的格式。在母版视图修改了样式，PPT 上所有默认文本框的格式就全部自动更新了。需要指出的是，默认的，标注有"单击此处添加标题、单击此处添加文本"等字样的文本框才受到母版控制，且这些文本框的内容能够自动成为"大纲"中的文字。而从"插入"菜单的"文本框"按钮自定义画出的文本框不受母版控制。所以,标题、正文等几乎每张幻灯片都出现的,或很可能需要批量修改的文字建议直接写在默认文本框内。如果已经写了一些文字上去分不清是不是默认的,可以把文字剪切出来,点击画面的其他元素,看到原来的文本框自动显示"单击此处添加……"字样则是默认文本框了。如果想批量修改默认文本框上的文字样式,回到母版修改即可。母版除了可以控制默认的文字样式,还可以控制文本框的面积,日期、页码、logo等标注的位置,甚至模版上的背景元素等等。事实上,更改模板也可以在母版视图中完成,不少优秀的PPT就是从母版开始做起的。

2. 调整字体,便于识别。好看的PPT至少要能看得清楚。所以,设置适当的字体和字号是基本的要求。

新建一个空白的PPT,我们可以看到宋体是标题和正文的默认的字体。由于宋体横细竖粗,有较多的棱角细节,如果字号不够大,从远处识别会比较吃力。类似的字体有楷体、隶书、姚体等。另外一类字体,具有笔画粗细均匀,很少额外装饰,从远处容易辨识的特点。这类字体常见的有黑体、中圆体等。对于PPT而言,观众一般举例文字比较远,适合使用分量较重,细节不多的字体。另外,由于提倡精炼文字,多用图表,很多时候PPT上的文字只是起到提示、注释,甚至是装饰的作用。所以,多用黑体,少用宋体是不少人采纳的做法。当然,字体的选用要结合PPT的内容、风格等实际情况来确定,只要看起来清晰,便于演示,这种字体就成为佳选。如果想批量替换已设置好的字体,除了在母版上修改之外,还可以通过"格式"菜单的"替换字体"按钮(2003版),或"开始"菜单的"替换"按钮(2007版)实现。这是调整字体的捷径。

选用字体的同时还要考虑字号大小。从新建的空白PPT可以看到,默认的母版已经在"单击此处添加……"文本框中自动安排好字号大小了。空白PPT默认的标题是44号字,正文文本是32号字。这便是常用的字号和比例。也就是说,使用默认的字号一般情况下可以满足演示的需要,不至于太小而难以识别。所以,在没有把握时可以使用默认的字号。在实践中,最小的字号应该是演示现场距离屏幕最远的观众可以识别出来的。这与实际的距离、光线、屏幕的大小、PPT的配色都有关系。有些人常用36号的标题,28号的正文,而不是默认的字号,只要能因地制宜,也未尝不可。

3. 用好插画,形象又美观。插画更容易让人理解,同时也让听众印象深刻。如果未安排动画或视频,那么每一张幻灯片便成为相对独立的"平面图文材料"。因而,健康教育人员在做PPT时可能会找到当平面设计师的感觉。

由于显示PPT的设备主要是电子屏幕或投影,而不是纸张。插画的分辨率达到72dpi或96dpi,颜色用网页显示的RGB模式即可,比起制备印刷材料的要求低很多。健康教育人员除了利用自己拍摄的照片和 PowerPoint 自带的剪贴图作为插画素材之外,丰富的网络资源也是不错的选择。而制备平面图文材料时用到的素材搜索方法同样适用于制备 PPT。只要缩放后能否在电脑屏幕上清晰显示,这样的图片都是可以利用的。

常用的图片素材格式有 jpg 位图、png 透明图、ai 矢量图、gif 动画等。把这些图片处理成为与文字、背景相配的插画时,最常用的方法就是纯色部位的透明化和边缘部位的柔化。透明和柔化是位图处理软件(Photoshop)的强项,有一定的操作基础的人可以用专门的软件实现这种效果。而 PowerPoint 也具备这方面的简单功能。2003 及 2007 版本中都可以通过图片工具栏的"设置透明色"按钮点击选择图片的纯色部分来实现。如果发现设置后有明显的"毛边",或想把更多的背景设置为透明,可以右键单击图片,把修改后的图片另存为 png 透明图,然后重新插入,点击"毛边"或另一个色块。2007 版在图片格式"图片效果"菜单中还有一个"柔化边缘"按钮。如果设置透明色之后再柔化边缘,效果就比较理想了。

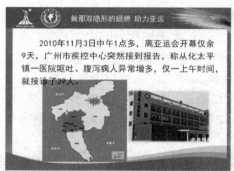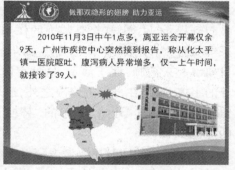

常用的图片的调整工具还有"亮度""对比度""剪切",2007 版的"图片形状""重新着色"等。这些工具都为视觉上的美感服务,使形象的插画更好为演示服务。

(三)压缩体积,锦上添花

大量添加插画之后,PPT 的体积会明显增大,有些 PPT 甚至达到上百兆。这可能会影响演示的流畅性,也给文件的传送带来麻烦。目前市面上大多数投影仪的显示尺寸(也称"显示分辨率")是宽 1024 像素,高 768 像素,总像素不足一百万。高分辨率的插画最终也只能通过这个尺寸来显示。所以,如果 PPT 太大,可以通过图片压缩来减少体积。把 PPT 另存为另外一个文件名,在"另存为"界面的"工具"菜单选中"压缩图片",在"选项"中勾取压缩选项,设置输出目标即可。未经"瘦身"的 PPT 属于制作人的"源文件",而经过压缩之后的 PPT 则是用来演示和传播的"输出文件"了。当然,如本来就"瘦",也就无须"减肥"了。

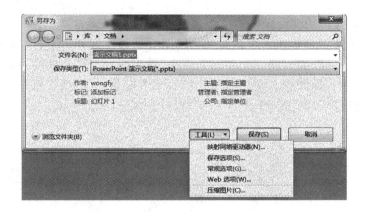

动画是 PowerPoint 的一大功能,也是有争议的功能。因为用不好这个功能效果会适得其反。PPT 动画有两种动画,页面切换动画和自定义动画。页面切换动画可以用于丰富页面之间切换的效果,比较适合于画面简洁的 PPT。自定义动画包括对象的进入、强调、退出以及按一定的轨迹运动,是动画功能的主体。如果能否控制好动画展示的合理性,掌握制作的技能,并且融入一定的创意,不至于让观众眼花缭乱而显得"杂",动画的应用是极具吸引力的。健康教育专业使用自定义动画的前提是要有足够多的时间和精力。如果条件允许,动画便可以成为锦上的鲜花。

PPT 上还可以添加视频或 Flash,起到辅助说明的作用。这个功能在讲座和汇报中经常会用到。PPT 支持的视频格式主要有 avi、wmv、mpeg,而 Real、Flv 等格式的视频需要通过格式转换软件处理才能被利用。在实际应用中出于兼容性的考虑,建议用 wmv 格式,或经过转换的 Flash 格式。对于普通的视频,除了使用"插入"菜单常规的方法嵌入之外,还可以通过插入"控件"来实现控制播放进度条,使播放过程更加人性化。2003 版可以在"视图"菜单"工具栏"子菜单中的"控件工具箱"中找到"其他控件"按钮;2007 版可以在左上角"Office"按钮"PowerPoint 选项""常用"栏目找到"开发工具"选项卡,点击确认显示后回到主界面的"开发工具"菜单找到"其他控件"按钮。找到"Windows Media Player"后画出视频的占位,选择占位并单击右键找到"属性",在"URL"中填上包括后缀的视频文件名称即可。需要注意的是,视频文件要用英文命名,并和 PPT 放在同一文件夹中。嵌入 Flash 的步骤与嵌入视频相同,不同的是"其他控件"中选择的是"Shockwave Flash Object",文件名填在

"Movie"中,"EmbedMovie"、"Playing"都选择"True"。

　　可以这么说,做 PPT 是传播材料制备能力的综合考验。做好一个 PPT,首先要考虑 PPT 是给谁看的,他们有什么特征,哪些内容是他们需要的或者喜欢的,这是受众需求分析。接下来把要讲的内容筛选、整理,梳理出内容要点,这时用到的是文稿的编写和创作技能。为了说明文字,通常把工作照片放上去,会用到摄影知识。紧接着要把文稿和插图放到每一张 PPT 上,设置布局和颜色,便成为平面图文材料。为了锦上添花,适当设置动画和切换效果,插入视频,需要用到音像知识。完成 PPT 初稿后请人提意见,类似于材料的预试验。最后,经过这种多媒体演绎,PPT 终于登场成为瞩目之物……

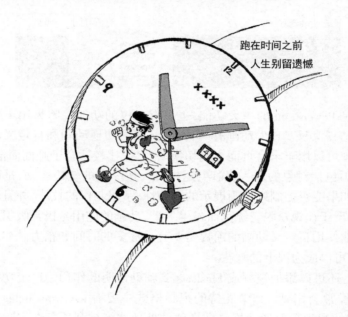

跑在时间之前
人生别留遗憾

（黄　辉）

第五篇　档案资料的收集整理

一、档案资料收集整理的相关内容

健康教育工作档案资料的收集整理是健康教育工作的重要组成部分。档案资料能体现工作的发展过程,具有可塑性;档案资料能够促进工作开展,具有可借鉴性;档案资料能够科学评价工作绩效,具有可评价性。

(一)健康教育档案资料包括的内容

1. 文字资料　主要是以文字形式记录的各种资料。包括上级下发的各种健康教育文件,如规划和年度计划等,各种工作总结、通知、会议记录,培训、课件、评价表格等。

2. 图片资料　包括各种会议、督导检查、各种健康教育活动等现场照片。

3. 音像资料　包括各种会议、健康教育活动、上级下发和自己制作的音像传播材料。

4. 光盘及磁盘资料　主要指在计算机保存的相关技术资料。如各种文件、规划、总结、调查研究设计、统计数据、传播材料的设计原稿等永久保管的资料。

5. 实物资料　指有形的各种实物。如上级下发和本单位制作的各种传播资料(宣传画、小册子、折页、传单等),调查问卷、论文、获奖证书等。

(二)健康教育档案资料收集标准

1. 广泛收集　收集各部门在健康教育工作过程中形成的各种形式的资料。在搜集材料时,不厌其多,竭泽而渔,才能为选择质量高的资料留档打下基础。

2. 严格审核　对文件的准确性、完整性、一致性、价值性和机密程度进行鉴定,一一进行审查、对比,从中选出质量更高,具有代表性,能如实反映健康教育工作的资料进行归档。照片资料要选择典型性强,成像效果好,能说明工作现场情况的进行冲印留档。

3. 规范整理 严格对比目录要求的内容整理相应资料,以规范的格式记录所开展的活动,要查漏补缺,对不完整的资料进行搜集补充,所有测评应给予总结评估。要求所有记录数据一致,内容真实完整,逻辑合理,条理清晰。

4. 科学归档 归档文件应以"件"为单位进行装订,分不同年度,在同一年度内,按事由、时间和重要程度进行排列,按照预归档条目将材料分门别类地入卷。

5. 系统编号 按文件排列顺序从"1"开始逐件编号,并在文件首页上端加盖归档印章和填写相关内容。对审定的材料进行分类、编排页数序码、登记卷内目录、写出案卷标题、装订。

二、健康教育档案收集整理示例

(一)总卷目

总卷目主要有八大类:组织管理卷;计划、安排卷;业务培训与指导卷;活动记录卷(讲座、公众咨询、宣传栏);传播材料卷(印刷资料、音像资料);控烟卷;经费卷;评估、总结卷。

(二)分卷目

1. 组织管理卷

(1)社区概况一览表。

(2)职责与制度:①健康教育工作领导小组职责;②健康教育专责人员岗位职责。

(3)人员与岗位:①中心(乡镇卫生院)健康教育领导小组名单;②社区卫生服务站(村卫生室)健康教育责任人员名单;③辖区单位健康教育联络员名单。

(4)设施与设备:①健康教育培训(活动)场所登记表;②健康教育宣传栏登记表;③健康教育资料架登记表。

2. 计划、安排卷

(1)健康教育年度工作计划。

(2)健康教育年度工作分解安排表。

3. 业务培训与指导卷

(1)专责人员参加业务培训情况登记表。

(2)机构开展健康教育业务培训记录表。

(3)机构接受上级单位业务指导情况。

(4)机构开展健康教育业务指导记录表。

4. 活动记录卷

（1）健康教育宣传栏出刊记录表。

（2）公众健康咨询活动记录表。

（3）社区健康教育讲座记录表。

5. 传播材料卷

（1）印刷资料：①印刷资料登记表；②印刷资料发放汇总表；③印刷资料发放登记册。

（2）音像资料：①上级下发音像资料接收登记表；②音像资料播放汇总表；③音像资料播放登记卡。

6. 控烟卷

（1）控烟工作年度计划。

（2）本年度控烟工作资料。

（3）控烟工作年度总结。

7. 经费卷

（1）健康教育年度经费拨入情况。

（2）健康教育年度经费开支情况。

8. 评估、总结卷

（1）健康教育调查评估：①辖区居民基本健康知识调查情况；②辖区居民基本健康行为调查情况；③公民健康素养调查情况；④其他。

（2）年度健康教育工作统计表

（3）年度工作总结：①中心（乡镇卫生院）年度健康教育工作总结；②健康教育活动专项工作总结；③其他。

（三）分卷目相关表格及其内容

1. 组织管理卷

（1）机构概况：包括地理位置、基本情况、辖区人口和单位构成等。

机构概况一览表

一、地理位置				
地理位置	_____区（县/市）_____街道（乡镇）		辖区面积	
二、辖区内人口构成情况				
总人口数		男性人口数	女性人口数	
户籍人口数		流动人口数	居民户数	
上年人口出生数		上年死亡数	60岁以上人口数	

续表

三、辖区内单位构成情况

居(村)委会数		机团单位数		厂矿企业数	
中小学校数		托幼机构数		公共场所数	

四、卫生服务需求情况

辖区疾病谱	1.	2.	3.	4.	5.
辖区死亡顺位	1.	2.	3.	4.	5.

五、机构基本情况

机构名称		负责人		联系电话	
详细地址				邮编	
科室设置					
工作人员数量	学历构成	研究生及以上： 本科： 大专： 中专及以下：	职称构成	高级： 中级： 初级： 辅助人员：	
健教专责人员	姓名：　性别：　年龄： 负责项目/工作：		专业：　学历： 电话：　手机：		

注：公共场所在此指客运站场、大中型室内商业经营场所、室内公共娱乐场所等。

　　（2）职责与制度：①健康教育工作领导小组职责；②健康教育专责人员岗位职责。

　　（3）人员与岗位

社区卫生服务中心（乡镇卫生院）健康教育领导小组名单

领导小组名称						
		姓名	所在部门	职务（职称）	分工	联系电话
领导小组成员	组长					
	副组长					
	成员					
存档材料附后	□成立文件　　□人员调整文件					

社区卫生服务站（村卫生室）健康教育责任人员名单

社区（村）	责任人	性别	年龄	职务 / 职称	联系电话

注：人员如有变动，应及时调整补充。

辖区单位健康教育联络员名单

单位	联络员	性别	职务 / 职称	联系电话	电子信箱或 QQ

注：社区经常联系单位，包括街道、居委、机团单位、学校、大中型厂矿企业、公共场所等。联络员如有变动，应及时调整补充。

（4）设施设备

健康教育培训（活动）场所登记表

场所名称	面积	容纳人数	用途	配备的设备

注：健康教育培训（活动）场所包括健康教育室、孕产妇培训室、心理咨询室等多种场所。

健康教育宣传栏登记表

序号	放置地点	规格	所属部门	管理联系人	备注（更换周期）

健康教育资料架登记表

序号	放置地点	管理联系人	备注

2. 计划、安排卷

（1）健康教育年度工作计划

范文：见第七篇"健康教育常用文书写作"。

（2）健康教育年度工作分解安排表

20 ___ 年度健康教育工作计划分解安排表

时间	工作内容	责任科室及责任人
1月份		
2月份		
3月份		
4月份		
5月份		
6月份		
7月份		

续表

时间	工作内容	责任科室及责任人
8月份		
9月份		
10月份		
11月份		
12月份		

注:根据需要,可按月份或按负责人员分解安排。

3. 业务培训与指导卷

健康教育专责人员参加业务培训情况登记表

姓名	培训时间	主办机构	培训内容	考核(学分)情况

注:附参加培训相关资料(通知及领导批复件、课程表、学分复印件等)。

社区卫生服务中心(乡镇卫生院)开展健康教育业务培训记录表

时间	年　月　日		主讲人	
培训主题				
培训对象			培训人数	
照片				
培训小结及评价	小结: 评价:			
存档材料附后	□书面材料　□图片材料　□印刷材料　□影音材料　□签到表 □其他材料			

负责人(签名):　　　　　　　　　　　　填表时间:　年　月　日

社区卫生服务中心（乡镇卫生院）接受上级单位业务指导情况

序号	时间	督导单位	指导主题	督导人/团队	整改情况

注：附上级单位督导记录资料（可用复印件）于后。

社区卫生服务中心（乡镇卫生院）开展健康教育业务指导记录表

时间	年　月　日	指导人	
单位			
指导内容			
照片			
存在问题			

4. 活动记录卷

健康教育宣传栏出版记录

出版日期	年　月　日	本年期次	
宣传栏位置		负责人/科室	
主题			
标题摘要			
照片			
存档材料附后	□底稿材料　　　□图片材料　　　□印刷材料		

负责人（签名）：　　　　　　　　　　　　　　填表时间：　年　月　日

公众健康咨询活动记录表

活动主题				
活动时间		活动地点		
主办单位		合作伙伴		
中心工作人员数		主要对象人群及人数		
活动形式	咨询： 人数：	义诊： 人数：		录像： 观看人数：
	展板：(　　) 观看人数：	互动游戏：(　　) 参与人数：		其他形式(　　) 参与人数：
发放资料情况	折页：	手册：	处方：	传单：	其他宣传品：
活动照片				
活动小结及活动评价	小结： 评价：			
存档材料附后	□书面材料　□图片材料　□印刷材料　□影音材料　□居民签到表 □其他材料			

负责人（签字）：　　　　　　　　　　　　　填表时间：　　年　　月　　日

社区健康教育讲座记录表

时间	年　　月　　日	地点	
培训主题		主讲人	
对象人群		参加人数	
发放资料情况	资料名称：　　　　　　　　　　　　发放数量：		
活动照片			
活动小结及活动评价	小结： 评价：		
存档材料附后	□书面材料　□图片材料　□印刷材料　□影音材料 □居民签到表　□其他材料		

负责人（签名）：　　　　　　　　　　　　　填表时间：　　年　　月　　日

5. 传播材料卷

印刷（音像）资料登记表

序号	类别	资料名称	数量	来源	收到时间	入库签收

注：附样本于后。

印刷（音像）资料发放汇总表

月份	资料名称	发放数量	发放去向	库存

健康教育印刷资料发放登记册

单位名称	种类				名称	数量	签名	日期
	宣传画	宣传册	折页、传单	宣传品				

健康教育音像资料播放情况汇总表

月份	音像资料	月累计播放时间

健康教育音像资料播放登记卡

星期	资料名称	周累计播放时间

6. 控烟卷

（1）控烟工作年度计划

（2）本年度控烟工作资料

（3）控烟工作年度总结

范文

2015年××社区卫生服务中心控烟工作总结

根据上级控烟工作的相关要求，我们制定了控烟工作计划。一年来，我们通过健康教育、社区宣传栏、橱窗等多种形式，向职工及社区居民宣传吸烟有害健康的科学知识，使广大职工及社区居民充分认识到吸烟的危害和控烟的意义。同时，在公共场所严格执行控烟规定，社区内公共场所基本无人吸烟，居民控烟意识普遍增强。我们主要做了以下几项工作。

一、领导重视、制度健全

在我区控烟领导小组的统一组织下，由中心主任、办公室主任亲自负责制订控烟计划，进一步完善控烟制度，并责成专人负责不定期的巡视、检查。

二、加大宣传，收效显著

我们充分利用健康教育、宣传栏、宣传橱窗、控烟海报等多种形式，对职工

81

及居民开展吸烟有害健康的宣传教育,特别是对社区内学校学生,通过定期开展健康知识讲座,倡导学生不吸烟行为,增强了学生自我保健意识和能力。同时,利用职工议事协商会议等活动,开展社区内共建单位的戒烟、控烟教育,进一步提高了单位职工的控烟能力。活动开展后,得到了职工及社区内广大居民的积极支持,控烟小组成员还通过找个别持反对意见的有着多年吸烟史的老烟民谈心,对他们进行健康教育和戒烟技能指导,并为其组织业余活动,丰富他们的业余生活,使多个老烟民在一个无烟的大环境下慢慢戒除了手中的香烟。

三、公共场所禁止吸烟

中心办公楼、活动室等公共场所,禁止吸烟,并设醒目标志,不设烟具。

四、主管部门带头,人人参与控烟活动

控烟小组带头控烟,其他委员及各小组长齐抓共管控烟工作。全体职工及居民共同参与控烟活动,人人争做控烟的主人,相互监督。有力地提高了职工及居民的控烟责任感,增强了控烟能力。

五、控烟活动深入社区

为了使控烟活动富有成效,我们主动和居民配合,利用居民相关会议,积极宣传吸烟有害健康的科学知识和国家对控烟工作的有关法规,倡导居民戒烟、控烟。在5月31日世界无烟日,我们在社区广场举行无烟宣传活动,现场悬挂了"吸烟有害健康"主题横幅,设置了宣传展板,免费为到场的居民测量血压和进行义诊,同时为过往的居民发放控烟和戒烟知识宣传折页,宣传控烟措施、吸烟危害等,建议家长控烟、戒烟,以身作则,为教育孩子养成不吸烟的习惯做表率。

经过努力,社区职工及居民进一步知晓了吸烟的危害,明确了控烟的意义。我们在创造良好的无烟环境,培养良好的卫生习惯,促进居民身心健康方面做出了一定的成绩。我们将继续做好控烟工作,为居民健康水平的进一步提升做出应有的贡献。

7. 经费卷

健康教育年度经费拨入情况

日期	项目	经费来源	金额	备注

健康教育年度经费支出情况

序号	支出日期	支出项目	数量	金额（元）	备注
		添置健康教育设备			
		制作、更换健教宣传栏版面			
		印刷（购买）印刷资料			
		制作（购买）音像资料			
		开展公众咨询活动			
		健康教育阵地建设			
		健康教育讲座			
		制作展板			
		……			

注：以上为举例。应根据本单位实际支出进行填写。附相关发票复印件或图片资料于后备查。

8. 评估、总结卷

（1）健康教育调查评估：可根据实际工作需要开展相关调查，如社区居民基本健康知识调查、基本健康行为调查、公民健康素养调查情况、专题专病防治知识和技能调查等。每次调查应有调查方案、调查问卷样本、调查结果分析、调查结论与建议等。

（2）年度健康教育工作统计表

健康教育年度工作统计情况一览表

单位名称：　　　　　　　　　　　　　　　　　　统计时间：

时间	发放印刷资料		播放音像资料			宣传栏		举办公众健康咨询活动		举办居民健康讲座		其他活动
	种数	数量	种数	次数	累计学时	期数	周期	次数	人数	次数	人数	
1月												
2月												
3月												
4月												
5月												
6月												
7月												

续表

时间	发放印刷资料		播放音像资料			宣传栏		举办公众健康咨询活动		举办居民健康讲座		其他活动
	种数	数量	种数	次数	累计学时	期数	周期	次数	人数	次数	人数	
8月												
9月												
10月												
11月												
12月												
合计												

（3）年度工作总结

范文：见第七篇"健康教育常用文书写作"。

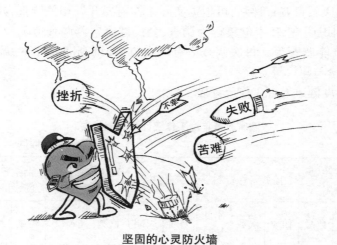

坚固的心灵防火墙

（汤　捷　秦祖国）

第六篇　社区健康教育计划评价

社区健康教育计划的设计、实施和评价就是解决老问题、发现新问题的过程。计划评价是全面检测、控制、保证计划方案设计先进、实施成功,并取得应有效果的关键性措施。

一、评价的目的和意义

通过计划评价确定健康教育活动是否适合社区目标人群,各项活动是否按计划进行,资源是否有效利用,达到预期目标的程度及其影响因素。

评价的意义体现在:①是健康教育计划取得成功的保障;②可以科学地阐述计划的价值;③可以使社区人群了解健康教育项目的效果,扩大项目对社区的影响;④可以总结经验,发现不足之处,完善现有的健康教育与健康促进活动,改进以后的工作,提高计划实施人员的理论与实践水平。

二、评价的指标

1. 生理健康　包括身高、体重、行为发展和营养摄入等。
2. 心理健康　包括人格、智力情绪和情感、总体心理健康评价。
3. 健康结果　包括发病率、患病率、死亡率、病死率、期望寿命、生存质量(ADL 等)、生命质量(DALY、QALY)等。
4. 健康行为　包括吸烟率、烟草消耗量、饮酒率、酒精消耗量、吸毒率、未婚少女怀孕率。
5. 社会健康　包括行为模式、生活态度、人际关系等。
6. 卫生政策　包括重视程度、资源分配、社区参与、管理体制等。
7. 社会经济　包括 GNP、人均收入、人均住房面积、就业率等。
8. 卫生服务　卫生服务需要量、需求量、利用率、卫生资源、卫生服务费用等。

三、评价的种类、内容和方法

（一）形成评价

形成评价是评估现行项目计划是否符合社区人群特点；目标是否明确合理、指标是否恰当；项目执行人员是否具有完成项目的能力；资料收集是否可行等，是对项目规划的目标及实施方式的适宜程度和可行性进行评价，使它更完善、合理，易为群众所接受。

形成评价的方法有查阅文献资料、专题小组讨论、专家论证、求教有经验的人士等。

（二）过程评价

过程评价主要是对计划实施过程中各项工作进行监测，了解计划是否按规定的程序进行，计划活动存在什么缺陷，以便及时地调整计划的不合理部分。

1. 内容　①评估社区健康教育计划实施情况；②评估教育工作者的工作情况。

2. 方法　①深入到现场直接观察各项干预活动；②召开专题讨论会；③从社区目标人群中抽查少量教育对象，了解其是否得到信息；④记录各项活动。

（三）效果评价

1. 近期效果评价　主要是评估健康教育计划导致的目标人群健康相关行为及其影响因素（倾向因素、促成因素、强化因素）的变化。①倾向因素：如目标人群的卫生保健知识，健康价值观，对某一健康相关行为或疾病的态度，对自身易感性、疾病潜在威胁的信念等；②促成因素：卫生服务或实行健康行为的资源的可及性；③强化因素：与目标人群关系密切的人对健康相关行为或疾病的看法，目标人群采纳某健康相关行为时获得的社会支持，及其采纳该行为后自身的感受；④健康相关行为：干预前后目标人群的健康相关行为是否发生改变，改变量是多少，各种变化在人群中的分布如何。

常用的近期效果评价指标有卫生知识均分、卫生知识合格率、卫生知识知晓率（正确率）、信念持有率、行为流行率、行为改变率。

2. 远期效果评价　着眼于评价健康教育项目导致的人群健康状况乃至生活质量的变化，是评价健康教育计划的最终目的是否实现。

（1）健康状况：①生理和心理健康指标：如身高、体重、体质指数、血压、血色素等生理指标在干预后的变化；心理健康指标如人格、抑郁等方面的变化；

②疾病与死亡指标：如疾病发病率、患病率、死亡率、婴儿死亡率、5岁以下儿童死亡率、孕产妇死亡率、平均期望寿命、减寿人年数等在实施健康教育与健康促进项目后的改变。

（2）生活质量：测量工具有生活质量指数、美国社会健康协会指数（ASHA指数）、日常活动（ADL）量表、生活满意度指数（LSI）量表。

（3）健康促进项目：①社区行动与影响：如社区参与程度、社区能力发展程度、社会规范和公众舆论；②健康政策：政策条文、法律法规等的出台，财政资源配置等；③环境条件：如卫生服务提供情况、卫生设施、自然环境条件等。

健康教育的最终目的是提高人们的生活质量，并给社会带来巨大的社会效益和经济效益。

（四）评价的方法

1. 观察法　直接观察各项健康教育的对象或活动情况，并进行评价。适用于那些其他方法难以获得真实信息的场合或情形。

2. 访谈法　分为小组访谈和个人访谈，在社区需求分析和过程评价中应用较多。通过访谈能够在较短时间内探索深层次的影响因素。个人访谈又称为非正式访谈，可以不带提纲，同时与多个社区成员进行自由交谈，适合于对某些问题的讨论与追问，评价人员尽可能多与一些社区成员交谈。

3. 调查法　根据开展社区健康教育所确定的目标，就某一健康和行为问题，事先设计好调查问卷，选取有关社区，在一定目标人群中进行问卷调查。此法可了解计划实施后，居民达到预期目标的程度及影响因素。

4. 会议交流法　评价人员事先设计好讨论提纲和主题，召集6~20名社区骨干人员和社区代表，就社区健康教育干预有关问题进行讨论，了解他们的看法，评价行为改变的具体原因、计划推进过程中的问题、不同看法的人群分布情况等。评价人员要尽可能使每位与会者都有相同的机会发表自己的观点。

5. 文献法　文献是指记录有知识的一切载体，包括用图形、符号、数字、文字、声频、视频等。评价人员可直接深入社区健康教育现场，查阅已有的资料，从中发现与健康、服务利用、计划实施等有关的信息。

四、部分指标的计算

1. 社区参与率 $= \dfrac{\text{实际参与人数}}{\text{社区总人数}} \times 100\%$

2. 项目活动执行率 $= \dfrac{\text{项目实际执行人数}}{\text{项目计划执行人数}} \times 100\%$

3. 干预活动暴露率 $= \dfrac{\text{实际参与干预活动的人数}}{\text{应该参与干预活动的人数}} \times 100\%$

4. 目标人群满意率 $= \dfrac{\text{参与项目人群满意数}}{\text{参与项目人群总人数}} \times 100\%$

5. 不良行为或习惯转变率 $= \dfrac{\text{某范围内已改变或纠正某种}\atop\text{不良行为或习惯人数}}{\text{该范围内原有某种不良行为}\atop\text{或习惯人数}} \times 100\%$

6. 健康教育覆盖率 $= \dfrac{\text{某范围内接受健康教育的人数}}{\text{该范围内总人数}} \times 100\%$

7. 卫生知识合格率 $= \dfrac{\text{卫生知识测试考试达到合格标准的人数}}{\text{被测试考试的总人数}} \times 100\%$

8. 健康信念形成率 $= \dfrac{\text{形成某信念的人数}}{\text{被调查者总人数}} \times 100\%$

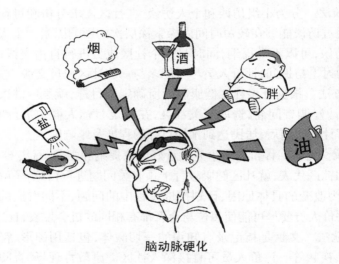

脑动脉硬化

（邹宇华）

88

第七篇　健康教育常用文书写作

在开展社区健康教育工作中,常常需要撰写一些文书,如计划、总结、通知、方案等,而文书写作水平的高低是从事健康教育工作者的基本素质和综合能力的体现。这种素质和能力的提高既需要积累,也需要借鉴。

一、计　　划

计划是对预计在一定时间内所要做的工作或所要完成的任务加以书面化、条理化和具体化的一种文书。撰写年度工作计划书通常分背景,目标,服务的内容、形式、次数、时间,经费预算四个部分。

范文

2015 年××街社区卫生服务中心健康教育工作计划

一、背景

××街社区东起江海街,西至解放路,北起新港路,南至胜利街,所辖区域面积 5.1 平方公里。辖区总户数 2283 户,总人口数 7290 人,其中男性 3850 人,女性 3440 人;育龄妇女 822 人;0~3 岁 136 人,35 岁以上 5565 人,60 岁以上 687 人。

本社区常见慢性病患病率(按顺位排)为高血压 7.84%、糖尿病 0.70%、冠心病 0.62%、脑卒中 0.32%、肿瘤 0.14%。从统计情况分析,影响社区居民健康的主要问题是高血压,居民死亡顺位第一位是脑血管病,其病因均可能与不良生活方式有关,因此对生活方式的干预应是重点。

专题调查结果显示,2014 年本辖区居民健康知识知晓率 75%,居民健康行为形成率 62%。

二、目标

工作目标:提供 12 种内容的印刷资料,播放 6 种音像资料,每 2 个月更换一次健康教育宣传栏,举办健康知识讲座 12 次,开展 9 次公众健康咨询活动,为就诊患者提供个性化健康教育 2000 余次。

效果目标:到 2015 年年底,居民健康知识知晓率达到 85% 以上,居民健康行为形成率达到 70% 以上。

三、健康教育服务的内容、形式、次数和时间

(一)提供健康教育资料

1. 提供折页 1 月初,根据省健康教育所提供的模板,共有 3 张折页,每张折页包括 4 种内容,共 12 种内容。对折页模板进行修改,增加"××街社区卫生服务中心"落款。按照社区每个家庭有一套折页,一次性印制 2000 套,共 6000 张。将折页放置在本中心候诊区的健康教育资料架上,每月底检查一次,及时补充。12 种内容分别是:高血压、糖尿病、脑卒中、冠心病、抑郁症、老年性痴呆、合理膳食、控制体重、适当运动、心理平衡、控烟、意外伤害。

2. 播放光盘 在每个工作日,利用候诊区的电视,播放不少于 6 种光盘一次。光盘的主题分别是健康素养 66 条、高血压防控、糖尿病自我管理、食品安全、控烟、健康生活方式、家庭急救等。

责任人:张 ××

(二)设置健康教育宣传栏

在户外和候诊室各设置一个健康教育宣传栏,更新的时间和内容如下:

第一次,1 月上旬。主题:针对全体人群的健康生活方式。

第二次,3 月上旬。主题:针对全体人群传染性疾病,包括结核病、肝炎、流感等。

第三次,5 月上旬。主题:针对全体人群的控烟、食品安全、有关法律法规和政策。

第四次,7 月上旬。主题:针对全体人群的手足口病、狂犬病等。

第五次,9 月上旬。主题:针对老年人的常见病,包括高血压、糖尿病、冠心病、老年痴呆等。

第六次,11 月上旬。主题:针对全体人群的预防接种、防灾减灾等。

责任人:张 ××

(三)开展公众健康咨询活动

全年利用 10 个健康主题日,在小区内开展现场咨询活动,并发放宣传折页。10 次活动的时间和主题分别如下:

1. 2 月 4 日——世界抗癌日

2. 3 月 24 日——世界防治结核病日

3. 4 月 7 日——世界卫生日

4. 4 月 25 日——全国儿童预防接种宣传日

5. 5 月 31 日——世界无烟日

6. 6 月 26 日——国际禁毒日

7. 9 月 1 日——全民健康生活方式日

8. 10 月 8 日——全国高血压日

9. 12 月 1 日——世界艾滋病日

10. 12 月 15 日——世界强化免疫日

责任人：王 ×

（四）举办健康知识讲座

每个月召集约 60 名的目标人群，有针对性地开展健康知识讲座。讲座的时间、目标人群和主题如下：

1. 时间：1 月中旬；目标人群：老年人；主题：高血压。

2. 时间：2 月中旬；目标人群：老年人；主题：癌症。

3. 时间：3 月中旬；目标人群：农民工；主题：结核病。

4. 时间：4 月中旬；目标人群：0~6 岁儿童家长；主题：预防接种。

5. 时间：5 月中旬；目标人群：30~50 岁人群；主题：合理膳食。

6. 时间：6 月中旬；目标人群：30~50 岁人群；主题：心理平衡。

7. 时间：7 月中旬；目标人群：老年人；主题：糖尿病。

8. 时间：8 月中旬；目标人群：老年人；主题：冠心病。

9. 时间：9 月中旬；目标人群：30~50 岁人群；主题：健康生活方式。

10. 时间：10 月中旬；目标人群：老年人；主题：高血压。

11. 时间：11 月下旬；目标人群：农民工；主题：艾滋病。

12. 时间：12 月中旬；目标人群：农民工；主题：职业卫生。

讲座主讲人以本中心医生为主，其中职业卫生、艾滋病请相关职防院和疾控中心的专家讲授。

责任人：张 ××

（五）开展个体化健康教育

召开全体医护人员会议，要求医务人员在提供门诊医疗、开展上门服务和预防接种等工作中，要开展有针对性的健康教育，并进行有关技能培训。每位医护人员要将开展个体化健康教育的情况详细纪录，每月考核检查 1 次。将开展个体化健康教育的情况列为绩效考核的重要内容。

责任人：王 ×

四、经费预算

1. 提供健康教育资料 折页：3 张 / 套 ×2000 套 ×0.3 元 / 张：1800 元；音像资料：10 张光盘 ×50 元 / 张 =500 元

2. 设置健康教育宣传栏 6 期 ×2 个 ×150 元 / 期 =1800 元

3. 开展公众健康咨询活动 10 次 ×500 元 / 次 =5000 元

4. 举办健康知识讲座 12 次 ×500 元 / 次 =6000 元

5. 制作展板 6 块 ×200 元 =1200 元

合计需要经费：16 300 元。

××街社区卫生服务中心

2015 年 1 月 2 日

二、总 结

总结是对一定时期的某项工作进行全面回顾、分析和研究，从中概括经验和教训，以明确努力方向，指导今后工作的文书。撰写年度工作总结，一般分为前言、工作完成情况、存在的主要问题、改进的措施等几个部分。

范文

2015 年 ××街社区卫生服务中心健康教育工作总结

2015 年，在区卫生局的正确领导和区疾控中心健康教育所的技术指导下，我中心的健康教育工作按照《国家基本公共卫生服务规范（2011 年版）》中健康教育服务规范的要求，制定了《2015 年 ××街社区卫生服务中心健康教育工作计划》，全年根据计划认真组织实施。截至目前，各项工作目标较好的完成，居民健康知识和保健意识得到了一定程度的提高。现将 2015 年基本公共卫生服务健康教育工作总结如下。

一、工作完成情况

（一）提供健康教育资料

1 月上旬，根据县健康教育所提供的模板，并进行适当的改编，印刷 12 种内容的折页共 6000 张。一是将折页放置在本中心候诊区的健康教育资料架上，每月底检查一次，及时补充，全年累计摆放折页 2100 张。二是利用公众健康咨询活动，在活动现场向居民散发，9 次活动累计发放约 2000 张。

接收区健康教育所下发的包含 6 种内容的光盘，在每个工作日，利用候诊区的电视进行播放，每次播放均有记录。全年累计观看约 2000 人次。

提供健康教育资料均有文字记录和实物存查。

（二）设置健康教育宣传栏

在户外和候诊室各设置一个健康教育宣传栏，在 1 月、3 月、5 月、7 月、9 月、11 月的上旬及时更换宣传栏的内容。每次更换均拍照片存查。

（三）开展公众健康咨询活动

全年利用世界抗癌日、世界防治结核病日、世界卫生日、世界无烟日、国际禁毒日、全民健康生活方式日、全国高血压日、世界艾滋病日、世界强化免疫日等 9 个健康主题日，在江海社区广场开展现场咨询活动，并发放宣传折页，摆放展板。全年共有 2000 余人次参与活动，发放折页约 2000 张，每次摆放展板 6 块。每次活动均拍照片存查。

（四）举办健康知识讲座

每个月中下旬,组织 50 名左右目标人群,开展健康知识讲座。在 1 月、2 月、7 月、8 月和 10 月中旬,开展了针对老年人的知识讲座,内容主要是高血压、癌症、糖尿病、冠心病等。在 3 月中旬、4 月中旬和 11 月底,开展了针对农民工的知识讲座,内容主要是结核病、职业卫生和艾滋病等。在 5 月、6 月和 9 月,开展了 30~50 岁人群的讲座,内容主要是合理膳食、心理平衡和健康生活方式等。在 12 月 14 日,开展了针对 0~6 岁儿童家长的预防接种知识讲座。全年共有 565 名社区居民参与。每次讲座均拍照片存查。

（五）开展个体化健康教育

1 月上旬,召开了全体医护人员会议,要求医护人员在提供门诊医疗时,公共卫生科人员在实施预防接种时,要开展有针对性的个体化健康知识的宣传,并请区人民医院和区疾控中心专家进行有关技能培训。每位医护人员将开展个体化健康教育的情况作了详细纪录,中心每月组织 1 次考核检查,并将开展个体化健康教育的情况列为绩效考核的重要内容。

据统计,全年共提供个体化健康教育 2120 人次。

二、主要问题

2015 年基本公共卫生服务健康教育工作虽然取得了一定的成效,但也存在如下问题。

1. 共印制折页 6000 张,计划摆放 4000 张,结果居民只取用了 2100 张。分析原因是居民来中心就诊人数达不到计划要求,且居民自我领取的意识也不强。

2. 举办的针对 30~50 岁人群的健康知识讲座和健康咨询活动,参加者不多,积极性不高。

三、改进措施

1. 明年提供折页,中心资料架只计划摆放 3000 张,另外 3000 张在咨询活动时或通过学校向居民发放。

2. 积极争取本社区居委会的支持和合作,将健康知识讲座与社区开展的有关活动结合起来,扩大健康知识讲座的目标人群。

3. 进一步加大对基本公共卫生服务有关政策的宣传,通过宣传、吸引、再宣传的方式,促使其自愿参与到各项活动中来。

××街社区卫生服务中心

2015 年 12 月 28 日

三、方　案

方案是指为开展某一项活动所制定的书面文稿。在开展活动之前都要制

定完善的方案,以保证活动能顺利进行。通常活动的方案包括:

1. 前言　简要的概述为什么要开展这次活动。

2. 活动主题　一般情况下,我们会结合有关的卫生日来开展公众健康咨询活动,而每个卫生日在每年都会确定特定的主题,这也是当年的宣传重点。

3. 活动的时间和地点　包括具体的时间段。

4. 活动内容　这是方案的主体,详细讲述该项活动的步骤及活动项目。

5. 组织形式与分工　明确各自职责。

6. 参加活动的人员。

7. 经费预算　根据年初的计划,做好每项活动的具体预算安排。

范文

2014年××街社区卫生服务中心开展全国高血压日活动方案

高血压是最常见的心血管病,也是脑卒中和冠心病发病的最重要危险因素,被称为影响人类健康的"无形杀手"。2014年10月8日是第十七个全国高血压日,为了做好这次宣传活动,提高社区居民对高血压危害和控制血压重要性的认识,提升居民的血压控制自觉性,特制定本方案。

一、活动主题

知晓你的血压。

二、活动时间和地点

时间:2014年10月8日9:00~11:30

地点:利民街社区广场。

三、活动内容

(一)悬挂横幅

内容为"2014年10月8日是第十七个全国高血压日,主题——知晓你的血压"。

(二)设置6块宣传展板

内容包括:什么是血压? 什么是高血压? 高血压有哪些危害? 如何预防高血压? 高血压患者如何自我管理?

(三)提供宣传资料

向居民发放印有预防高血压知识的折页。

(四)专家义诊

邀请江海医院两位专家现场开展义诊活动,解答居民相关的问题。

(五)免费测量血压

组织3名本中心医生,现场为居民测量血压,并记录和告知血压情况。

四、分工

1. 拟定通知,发放到居民小组,并张贴在社区宣传栏上。(张××负责)

2. 邀请江海医院专家,并组织本中心 3 名医师参与。(张 ×× 负责)

3. 制作横幅、展板、宣传栏。(李 ×× 负责)

4. 活动现场布置、安全、后勤保障、影像记录工作。(李 ×× 负责)

5. 活动的组织、协调、现场指挥。(本中心分管领导负责)

6. 本次活动的总结、宣传报道。(王 × 负责)

五、参加人员

本中心部分全科医生、公共卫生科全体人员及小区居民。

六、经费预算

横幅制作:100 元;展板制作:450 元;专家费:2000 元;后勤保障:500 元。
合计需要经费:3050 元。

×× 街社区卫生服务中心

2014 年 9 月 20 日

范文

2014 年 10 月 8 日第 17 个"全国高血压日"宣传主题及提纲

一、活动主题

知晓你的血压。

二、主题宣传提纲

(一)高血压定义和概念

非同日三次血压测量,血压≥140/90 毫米汞柱,诊断为高血压。高血压是最常见的慢性病之一,也是心脑肾疾病的主要危险因素。

(二)高血压的流行情况

中国高血压患者至少 2 亿,每年 200 万人死亡与高血压有关。高血压是心脏病、脑卒中、肾脏病和糖尿病发病和死亡的最重要的危险因素,因心脑血管病导致的死亡占国民总死亡的 41% 左右。

(三)健康血压的定义和概念

诊室血压读数 <120/80 毫米汞柱,被定义为健康血压。提倡使用上臂式自动血压计进行有规律且规范的家庭血压测量。家庭血压测量值判断标准不同于诊室血压,家庭血压读数≥135/85 毫米汞柱被认定为高血压,而健康血压的读数是 <115/75 毫米汞柱。

(四)定期测量血压

1. 正常成年人,建议至少每 2 年测量 1 次血压。

2. 35 岁以上的首诊患者应测量血压。

3. 高血压易患人群(如血压 130~139/85~89 毫米汞柱、肥胖等),建议每半年测量 1 次血压。

4. 提倡高血压患者在家庭自测血压,血压达标且稳定者,每周自测血压1次;血压未达标或不稳定者,则增加自测血压的次数。

(五) 高血压的预防

1. 坚持运动　维持适度的健身体力活动,可预防和控制高血压,如园艺劳动、走路、家务劳动、太极拳和游泳等。

2. 限制食盐摄入　高盐饮食显著增加高血压患病风险。成人每日食盐摄入量应≤6克。

3. 多吃蔬菜和水果。

4. 少吃快餐　尽量在家中就餐,可利于控制脂肪、盐和糖的摄入量。

5. 限制饮酒　不饮酒或少量饮酒。

6. 戒烟　吸烟有害健康,吸烟者应尽早戒烟。

(六) 高血压的治疗

1. 大多数患者需要服用降压药长期规范化治疗。

2. 降压治疗目标　普通高血压患者血压降至140/90毫米汞柱以下;老年(≥65岁)高血压患者血压降至150/90毫米汞柱以下;年轻人或糖尿病、脑血管病、冠心病稳定性心绞痛、慢性肾病患者如能耐受血压可进一步降至130/80毫米汞柱以下;部分老年人和冠心病患者的舒张压不宜降低至60毫米汞柱以下。

3. 不盲目相信小广告或伪科学宣传;不能用保健品、保健理疗或食疗替代降压药治疗。

4. 控制血压,降低心脑血管病发病和死亡风险。

四、通　知

通知就是把上级机关批示或公文、要做的事情用书面的形式告知公众。通知的类型有告知性通知、发布性通知、指示性通知、任免性通知、一般性通知等。健康教育讲座通知主要包括时间、地点、主题、内容、目标人群等。

范文

健康知识讲座

高血压是心脑血管病发病和死亡的最重要的危险因素。2014年10月8日是第17个全国高血压日,我中心将邀请专家为居民开展专题讲座。

一、**时间**　2014年10月8日下午2时。

二、**地点**　本社区卫生服务中心健康教育室。

三、**题目**　如何防控高血压。

四、**主讲人**　张海波主任医师。

五、**参加人员**　本社区 35 岁以上居民。

六、**主讲人简介**（略）

本次讲座将向参加者发放控盐勺和控油壶等纪念品,欢迎大家踊跃参加。

××街社区卫生服务中心

2014 年 9 月 25 日

五、简　　报

简报即情况简明扼要的书面报告。主要是用于汇报工作、反映问题、交流经验的一种简短的、摘要性的信息载体,有较强的针对性和指导性。常见的名称有:"简讯""快报""动态""信息""情况通报""情况反映""内部参考"等。一般包括以下内容。

1. **导语**　就是简报的第一段或第一句话。常采用叙述式写法,简明扼要地写出主要事实、经验,或对全篇事实材料进行综合概括,揭示主要内容。

2. **背景**　说明事件发生的具体条件、性质和意义,是为充实内容,烘托和突出主题服务的。

3. **主体**　重点阐述导语所揭示的主题,或回答导语中提出的问题,对简报事实作具体的叙述与展开。可以按事情的发生、发展、结束的先后顺序阐述;也可以根据事物的内在联系来阐述。

4. **结语**　阐明简报所述事实的意义,使读者对简报的理解、感受加深,从中得到更多的启示。简报的结尾方式有小结式、评论式、希望式等。

范文

××街社区卫生服务中心开展高血压日系列宣传活动

10 月 8 日 9~12 时,××街社区卫生服务中心在 ×× 社区广场举办了全国高血压日系列宣传活动。(导语)

高血压是最常见的心血管病,也是脑卒中和冠心病发病的最重要危险因素,被称为影响人类健康的"无形杀手"。2014 年 10 月 8 日是全国第十七个高血压日,今年的主题是"知晓你的血压",旨在提高血压控制率,并强调高血压患者需要个体化治疗。在我国高血压患者出现广泛化、低龄化的今天,高血压日的宣传活动的作用显得更加重要。(背景)

今天宣传活动的现场,悬挂了高血压日主题横幅,设置了宣传展板,免费为到场的居民测量血压和进行义诊,同时为过往的居民发放高血压防治知识宣传折页。活动现场有 4 位居民首次查出自己的血压高,需做进一步诊断,这也彰显了本次活动的意义。(主体)

现场共发放折页 150 余份,专家义诊 21 人,为群众测量血压超过 90 人次,

达到了预期的目标,受到了社区居民的欢迎和好评。(结语)

××街社区卫生服务中心王×供稿

2014年10月8日

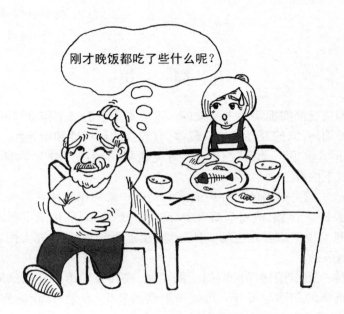

(邹宇华)

第八篇　健康教育培训

　　培训是社区开展健康教育的基本手段之一,是对目标人员进行专项内容教育和技能训练的过程,也是实施传播和干预的一种人际交流方式。社区健康教育培训一般分为对健康教育专业的培训和对目标人群传播健康知识和技能的培训。开展培训是各级卫生人员和健康教育专业人员的必备技能。

　　了解培训工作程序,即培训各个环节的内容和特点,对于提高培训质量,获取好的培训效果有着极为重要的作用。培训工作程序为:需求评估→确定培训对象→制订培训计划→选定或编写培训教材→选定培训教师→确定培训地点→确定培训时间→做好其他后勤保障工作→举办培训班→评价培训效果→做好总结和宣传报道。

　　本章以高血压为例,介绍培训的一些具体做法和要求,供大家参考和借鉴。

一、什么是高血压

目的:认识高血压及其主要危险因素。
方法:讲课、头脑风暴法。

(一) 什么是血压?

　　先提问学员"什么是血压?"然后再介绍:血压是心脏将血液泵入血管时血流对血管壁所产生的压力(可用自来水在水管中流动时,水流对水管的压力打比方)。血管壁所受的压力越高,血压就越高。心脏收缩时血压上升达到最高值称为收缩压。心脏舒张时血压降到最低值称为舒张压。血压数值以"收缩压 / 舒张压毫米汞柱"表示。当血压增高到一定水平时,即可认为是高血压。

(二) 血压多少可诊断为高血压?

　　先提问学员:"血压多少可诊断为高血压?"然后介绍血压水平分类和定义,见表 8-1。

表 8-1　血压水平分类和定义

分类	收缩压（毫米汞柱）		舒张压（毫米汞柱）
正常血压	<120	和	<80
正常高值血压	120~139	和（或）	80~89
高血压：	≥140	和（或）	≥90
1 级高血压（轻度）	140~159	和（或）	90~99
2 级高血压（中度）	160~179	和（或）	100~109
3 级高血压（重度）	≥180	和（或）	≥110
单纯收缩期高血压	≥140	和	<90

注：若患者的收缩压和舒张压分属于不同级别时，则以较高的分级为准；单纯的收缩期高血压也可按照收缩压水平分为 1、2、3 级。

（三）高血压的分类

高血压根据产生原因不同，可分为原发性高血压和继发性高血压两类。原发性高血压，是一种发病原因尚不完全清楚的血压升高，也叫高血压病。大约 95% 的高血压患者属于原发性高血压病。继发性高血压，往往是某些疾病在其发展过程中产生的，如肾脏疾病可引起血压升高。原发疾病治愈后，血压也随之下降。

（四）头脑风暴法

有哪些因素会增加原发性高血压的危险性？

对正确的答案给以肯定，对错误的答案进行纠正，并补充出学员未列出的答案，同时对每一种危险因素进行解释。

讨论结束后进行总结：有许多因素会增加人们患原发性高血压的危险性。提醒学员，这些危险因素中又以高血脂、高胆固醇，缺乏体育锻炼、高盐饮食最为重要。建议不知道自己血脂和血胆固醇值的学员去化验一次，将结果记录下来。

（五）高血压的并发症

告诉学员，我们之所以要积极学习各种知识、技能来控制高血压，是因为持续的高血压会引起许多并发症（图 8-1）。

并发症有哪些呢？中风（半身不遂）、痴呆、眼底视网膜病变（可能导致失明）、心绞痛、心肌梗死、心功能衰竭、肾衰竭（可能需要透析）……如果高血压不进行规范治疗，可使寿命缩短 20 年！

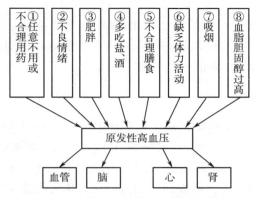

图 8-1　原发性高血压的危险因素及并发症

（六）怎么办?

向学员指出虽然高血压危险因素这么多,但也有许多办法来帮助他们消除这些行为危险因素,预防各种并发症。高血压有这么多的并发症,而且也给我们的生活带来了很多的问题,针对高血压的危险因素以及常见的问题,也会有应对和处理的方法和技能。

二、什么是自我管理

目的:向学员讲述什么是高血压自我管理。
方法:讲课、角色扮演。

（一）高血压自我管理的概念

在医务人员的支持下,个人承担一些血压控制所必需的预防性和治疗性活动。

（二）设置任务

日常生活中,每个高血压患者都需要进行自我管理。只不过管理的方式有两种:一种是自己什么都不做,听之任之,逐渐地丧失日常活动的能力;另一种做法是自己不断努力,提高和维持整个身体健康,并重新获得和保持过去拥有的快乐。不管是积极的还是被动的,我们都是在管理我们所患的疾病。建议大家成为一个积极的自我管理者。如果你选择积极地管理所患的高血压病,那一定要愿意做好以下三大自我管理任务。

1. 照顾好你所患的疾病(如按时服药、加强锻炼、就诊、改变饮食习惯)。

2. 完成你的日常活动（做家务、工作、社会交往等）。

3. 管理你因患病所致的情绪变化（要明白情绪波动是正常的，只是疾病有可能使你的情绪变化的更大一些，所以要学会管理疾病引起你情绪的变化，如愤怒、对未来的担心、害怕和偶尔的情绪低落）。

（三）目标设定

1. 所谓目标，是我们在未来 3~6 个月中想要完成的事情，如将血压控制在 140/90 毫米汞柱以下、学会打太极拳、养成每天喝 8 杯水的习惯等。人生的每一个阶段都有一定的目标指引，如小学生的目标是考入重点中学，中学生的目标是考入理想的大学。可以说，没有目标，人生便失去了方向。因此，对于慢性病患者来说，在管理所患疾病的过程中也应该用目标来指引自身的行动。现在，让我们花一分钟想一想我们最近 3~6 个月内要实现的 1~2 个目标。

2. 利用一个学员的目标（或自己准备的一个目标）作为实例，来讲解如何分成几个步骤来做。例如，某人的目标是减重 5 千克，可通过：每天散步 30 分钟，每周素食 3 天，或控制零食等步骤来进行。

3. 找到了实现目标的具体步骤之后，下一步就要马上行动！从中选定一个你本周要做的事情，制订一个周行动计划。行动计划的组成部分如下：

（1）这是你想要做的事情（不是别人认为你应该做的，或你认为你不得不做的）。

（2）合理（是本周你预计可以完成的事情）。

（3）改变特定行为（如降低体重不是一个行为，散步是一个行为）。

（4）需回答以下问题：①做什么？（如散步）②做多少？（散步 30 分钟）③什么时候做？（晚饭后）④一周做几次？（四次）

（5）自信心 7 分或 7 分以上（你将完成整个行动计划的信心有多高，0 表示"一点也不自信"10 表示"完全自信"）。

4. 角色扮演，老师"A"问老师"B"："你本周的行动计划是什么?"老师"B"说出他的行动计划，老师"A"接着询问老师"B"："你完成全部计划的自信心有多高?"然后，两个人交换角色，由老师"A"讲述他的行动计划。注意：你要改变的行为、做多少和什么时候开始，都必须非常具体。

（四）制订出每周自我管理行为改变的行动计划

1. 决定要完成的事情　问学员"本周你想做些什么?"很重要的一点，活动应是来自学员本人，而不是你的。这一活动不一定是课堂上所教的内容，而应该是学员自身为了改变某种行为而想要做的事情。不要让他们说："我将尽量……"每个人都应该这样说："我将做……"

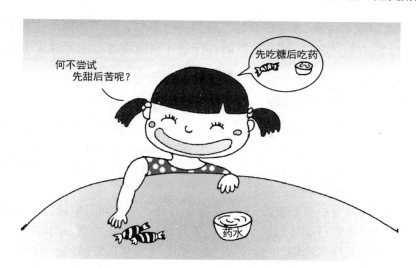

何不尝试先甜后苦呢？

先吃糖后吃药

药水

2. 制订计划 这是比较困难但又是最重要的一部分,包括的内容有:

(1) 学员具体要做的是什么(如将散步多远、少吃多少、练习哪种放松技巧)?

(2) 做多少? 如在小区散步 30 分钟。

(3) 何时做? 再次强调,时间必须具体(如午饭前,淋浴时,下班回家后)。

(4) 一周做几次? 这里有些复杂。大多数人会说每天都做,制订行动计划,最重要的是要保证成功。因此,最好承诺每周做 4 次,宁可超过你的承诺,如每周做到 5 次、6 次,也不要让计划失败一次。为了保证成功,我们通常鼓励学员在制订行动计划时承诺每周做 3~5 次,请记住! 计划执行的成功和因此产生的自信心的提高,甚至比实际做某一行为更为重要。

3. 检查计划执行情况 行动计划一旦制订好了,要问问学员“按从 0 到 10 分的评价表,0 分表示毫无信心,10 分表示非常自信,你对完成整个行动计划(一字不差地重复一遍学员所订的计划)的自信心有多高?” 如果回答在 7 分或以上,那么这份行动计划应该是合理、可行的。这时学员可把它填写到行动计划合约表上。如果回答低于 7 分,那么这份行动计划需要重新审订。可问学员:“为什么你不能肯定可以完成整个行动计划? 你现在能预料到影响你成功的一些问题吗?” 然后对这些问题进行讨论。要向其他学员询问是否有解决该问题的好办法。组长应该在没人提出好办法时,才最后提出自己的建议。

注意:制订行动计划的过程可能很麻烦并且非常费时,但它很有用,且值得去做。第一次你和全体学员一起制订行动计划,每人花 2~3 分钟,订计划是一项可学习并能掌握的技巧。你的学员很快就会说“我这周将要做

××××,一周做 4 次,在午饭前做。我的自信心有 8 分。"这样在完成了 2~3 个行动计划的制订之后,每个学员制订行动计划所需的时间可减少至不到 1 分钟。

(五) 反馈及解决问题

1. 反馈情况。①询问每个人(学员反馈自己在执行行动计划和执行情况,如果作为其他人的示范,应尽量简短,不愿说则不必勉强);②每个人向大家宣布自己上周的行动计划;③谈谈自己行动计划完成的情况;④描述一下在完成行动计划过程中遇到的问题。

鼓励组内所有成员积极参与,花在每个人身上的时间不应超过 3~5 分钟。较早开始讨论他们行动计划的学员可能要比其后的人花费更多的时间。如果有 2 个人遇到同样的问题,他们可以一起解决,也要掌握好时间。不要在认为自己有"真正"问题的人身上花费过多的时间。你可礼貌地对他说:时间有限,我们可以在休息时再讨论,并继续询问其他人的情况。

2. 如果遇到了问题,他们自己是否知道一些解决的办法,是否尝试过某种办法和措施?

3. 询问班内是否有人也曾遇到过同样的问题。有的请举手(这里不一定要与他们的行动计划有关)。

4. 写出问题,要求大家集体讨论有哪些解决办法。把这些办法写在黑板上或大白纸上,或让有问题的人将这些解决办法写在纸上。对这些学员的建议,老师不应有任何点评和讨论,老师可在其他学员充分参与讨论、提出建议后,给出自己的建议。

5. 询问最早提出问题者是否愿意采用上述的一些建议。如果愿意的话,愿意用哪一个? 并建议他将有帮助的建议记录在行动计划合同表上。如果没有找出可行的建议,你可以告诉他你会在休息时和他再讨论讨论,等等。记住,不要在任何一个人身上花费太多时间。他若说了 2~3 次"可以,但是……"你就应该转向下一个学员。

6. 在整个自我管理课程中,我们都将用刚才使用过的方法来解决学员遇到的各种问题。"解决问题"是自我管理和日常生活中的最重要的工具之一。可利用刚才学员遇到的问题和解决问题的过程,或自己的一个例子,来讨论解决问题的步骤。

(1) 发现问题(这是最重要的一步。例如,有人认为老张工作表现不良是他的问题,但实际上真正的问题是疲劳影响了他,使他不能将注意力集中到工作上)。

(2) 列出建议(用来解决问题。例如,可通过在午后散步来消除疲劳,增进他的健康状况;或在午休时间提供一个可供他小憩或休息的地方;或向医生了解一下他所用的药中是否有能引起疲劳的药物;或者查阅有关情绪低落的资料,看看疲劳是否由于情绪低落所致)。

（3）选择其中一种方法进行尝试(例如,在午后散步可能有助于他身体变得更适宜,疲劳感也会在散步后有所减轻)。

（4）评估试用的结果。

（5）换用另一个建议(如果第一个不起作用的话)。

（6）向别人寻求帮助(如果你自己的办法不能解决问题的话,请向你的朋友、家人和有关专家征求意见)。

（7）接受目前对这个问题还无法解决的事实。

7. 简要地回答学员上周遇到的一些问题。

（六）自我介绍

1. 当学员签到时,发给名字卡。让他们填写其愿被称呼的姓名(名字或绰号),名字必须大而清楚使房间内的每个人都能看清。

2. 对学员的到来表示欢迎,并组织学员进行自我介绍:首先说出自己的姓名,然后说出自己或者亲友所患的高血压并讲述自己或者亲友患高血压之后给日常生活带来了什么问题。

自我介绍:首先由老师示范自我介绍,说出患高血压病后带来的2~3个问题的例子。注意你的用词,你是在向学员示范他们应该怎样介绍他们自己(你所做的每一次示范都很重要。老师有必要在每一次内容开始前做示范)。不要详述你的特殊问题。

可以这样说:"我是×××,患轻度高血压。高血压给我带来的问题是:我平时不能太紧张或太疲劳,太紧张或太疲劳时就会感到头胀痛,血压就明显升高"。随后请各位学员逐一介绍自己的病情和因患高血压带来的1~2个问题。

3. 学员自我介绍。让每个人作自我介绍。注意不要让他们详述自己的患病经过。如果他们没有这样做,请提醒他们你只想让他们简单提及高血压给他们日常生活带来的影响,而不是他们是如何得病的。

没有高血压病的人可请他们谈谈所接触的高血压患者存在的问题。

教学中,可以请学员一起互动,老师和学员配合好,一个负责主持学员介绍活动,另一个负责如表8-2那样列出学员说出的各自因高血压带来的后果。所列问题被再次提及时,就在问题上打个勾。

4. 向全员指出虽然他们患高血压可能程度不一,但他们关注和担心的大部分问题是相同的。我们将在后面的课程中教会大家如何应对和处理这些问题。

表 8-2 高血压带来的后果

疲劳√√√	担忧将来√√√
不能和以前一样生活√√	不敢外出√
灰心沮丧√√√	不能继续工作
担心中风√√√√	家庭成员不理解√
医疗费用太沉重√√	心情紧张√√
头胀痛√√	药物副作用√

三、如何增强自信——自我交谈

目的:掌握自我交谈的方法。

方法:讲课、讨论、示范。

成为一名高血压自我管理者,除了掌握各种自我管理技能之外,还需要有自信心,即相信自己有能力管理所患的高血压。提高自信的一种最有效的办法是通过"自我交谈"来鼓励自己,保持乐观的情绪。

(一) 自我交谈也就是我们对自己说话

我们每个人都会进行自我交谈,这是我们如何看待自己的一种方式。例如,清晨醒来,我们告诉自己该起床了。只是每个人自我交谈的习惯各不相同。而积极的自我交谈和消极的自我交谈对言行的影响是决然不同的。积极的自我交谈使自己充满自信,勇于面对疾病和痛苦,而消极的自我交谈令我们情绪低落、抑郁,甚至会放弃自己,这一切都会导致我们的症状加重,健康状况恶化。消极的自我交谈使自身患高血压病之后的生活道路变得更加坎坷。学会将自我交谈从消极的变为积极的,是管理自己问题的一个重要的工具。关于积极的自我交谈,最有代表性的例子就是对自己说:"我认为自己能行,我认为自己一定能做好……"

老师同时给出把消极转化为积极自我交谈的例子,①消极的:"我得了病,我的家人一定不会喜欢我"。积极的:"尽管我有病,我的家人仍然会爱我"。②消极的:"一想到将来我就感到恐惧,我的生活将永远不会像过去一样。"积极的:"我依然是原来那个人,我一定能应付生活中的一切。"

自我交谈的内容可以是任何事情,它可以改变患者之后的生活经历。

请学员说出 2~3 个消极自我交谈的例子,可以是发生在他们自己身上的,也可以是从别人那里听来的。如有必要,老师要准备说说自己的例子,将这些例子列在黑板上或纸上。通过将上面的消极的自我谈话改为积极的自我谈话方式的例子,让学员知道什么样的自我谈话是积极的。然后请大家参与练习如何改变或用积极的自我谈话替换消极的自我谈话。

（二）自我交谈发挥积极作用的步骤

1. 写出自我泄气的想法（或不合理的信念）。
2. 将它们变为合理的,有益的自我交谈。
3. 在心中排练。
4. 实践（在真实的生活环境下）。
5. 要有耐心（要使新的思考方式变成惯性的积极的思维方式,得花一段时间）。

将特定的、消极的惯用言语改为积极的谈话并不容易。当这种情况发生时,事先准备一句积极的话很有帮助。例如,"我是一个有能力的人"或"每天我都感觉良好"。"人生就是多姿多彩的,有风雨也有彩虹!"

将自我交谈从消极变为积极,类似于平时其他不良习惯的改变。首先,我们必须有意识地进行,并在思想上重视。通过不断练习,积极的自我交谈会成为一个很自然的反应,就像跳舞、开车一样,但一定要有耐心。请学员在未来的一周内观察和避免一些消极的自我交谈,特别要想想这些消极的自我交谈怎样转变成积极的自我交谈。

四、处理紧张、生气、害怕等情绪的方法

目的:掌握控制紧张、生气、害怕等情绪的方法。
方法:讲课、讨论、示范。

（一）紧张、生气、害怕会发生吗?

紧张、生气、害怕是高血压病患者最常见的表现,这些不良情绪是其患病之后生活道路中的艰难处境之一。患了高血压后,患者会担心出现中风,因此常常格外紧张、害怕。这些症状不仅彼此相互影响,而且反过来会引起疲劳、情绪低落等新的症状,加重高血压的病情,形成一个症状的恶性循环(图 8-2)。本课程就是要教给大家如何在不同的环节打破这个恶

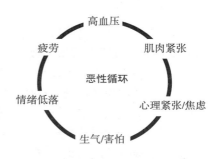

图 8-2　高血压症状的恶性循环

性循环。

其实，出现紧张、生气、害怕等情绪是很常见的，几乎每个人都会发生，只不过高血压患者会比正常人更容易出现情绪的波动和变化。问问组内有多少人曾对他们所患的疾病感到紧张、生气或对自己的未来感到害怕？请有这些情绪的人举一下手。

（二）让学员结对表达感受

让学员结成对子，每个人可以和自己的搭档谈谈高血压有没有和为什么使他们感到紧张、生气和害怕？两两交流的时间应注意不要超过 7~8 分钟，在超过 4 分钟时，要提醒各位还剩一半的时间。

（三）集合全员

让每个人简单地讲述一下他同伴的紧张、生气和害怕的情况，大家自愿发言。在每个人介绍完后，老师要问问他的同伴，报告是否属实，但不要让这人再重复讲述一遍。

每个人都要向全组报告他同伴紧张、生气和害怕的情况，如果有人不想和全员交流，可以不用向大家报告这些内容。在这一活动过程中，一个老师负责在黑板上列出大家紧张、生气和害怕的原因。如果某个原因被提到 1 次以上，则在该原因旁边打上一个勾。

朗读列出的原因并让全组成员讨论：哪些办法可应对紧张、生气和害怕？

（四）向学员建议

消除不良情绪的另一个好办法，就是写下他们对生活不同方面的想法和感受，尤其是那些没有和别人交流的想法和感受。心理学家发现，将自己的感想写出来的做法能帮助人们更好地感受和处理他们的问题。

（五）放松

对于紧张的最好处理办法就是放松。放松的技巧有很多，有深呼吸、引导性想象和渐进性肌肉放松等放松技巧。

1. 深呼吸　又叫完全顺乎自然呼吸法，具体步骤如下：①坐直或姿态良好地站直；②用鼻子呼吸；③把空气吸入至肺的下部：利用膈肌把肚子推出来一点，空气就进入了肺的下部，再将肋骨和胸腔稍微向前推，让空气进入肺的中间部分，然后，胸部鼓起，腹部略压下，让空气进入肺的上部。只要多加练习，这三个步骤可以连贯成和谐的连续动作。④吸气后屏气几秒钟；⑤当肺里的空气缓缓呼出时，把腹部慢慢缩回并提高，空气完全呼出后，则把胸、腹部都放松。⑥吸气动作完成后,偶尔可以提起肩膀和锁骨,这样肺的最上端也可以得到新鲜的空气。

2. 引导性想象 引导性想象就像引导自己做一场白日梦。将自己置身于另一时空中,通过想象身处一个平和、轻松的环境中,来使自己更深的放松。这种深层次的放松形式在消除紧张、解除疲劳、松弛肌肉等方面都很有帮助,它还能帮助我们温暖冰冷的手脚。

也许有人怀疑思想对身体的影响能力,那我们现在一起来做一个试验:请大家闭上眼睛……想象你正拿着一个刚从树上摘下来的还没完全成熟的青桔子,你把它慢慢地剥开,然后拿一片放进嘴里……由于它还没有成熟,所以它的味道以酸为主,略有一点甜味……

稍等片刻,然后问学员有什么样的感觉? 这个例子很好地说明了思想是可以影响自己的身体的,所以,可以利用这种效应帮助我们放松,改善我们的症状。

老师利用自己制作的录音或阅读稿子,带领全组做引导性想象的练习。

引导性想象——乡间漫步

尽可能让自身感到舒适,坐着或躺下。松开任何紧缩的衣服,伸直胳膊、腿及踝部,让你的身体有一种为你所坐或躺着的物体表面所支撑的感觉。闭上眼睛。

做一个深呼吸,先通过鼻子,让呼吸的气流通过所有的通道直达腹部。屏住呼吸,轻轻呼出气流,放松全身,释放所有的紧张。"很好!"

细查全身的肌张力,从头开始通过全身各部直至脚趾。

让你的颌骨松弛、让你的头松垂于肩膀上以释放你的脸、头和颈部的任何紧张。使你的双肩很重地下垂。做深呼吸放松胸部及腹部,让胳膊及腿感觉沉重得像要沉入地表。

做深呼吸以感觉体内残存的肌张力。当呼气时,使全身肌肉有沉入体表以下的感觉。更进一步地放松。"很好!"

想象你正行走在古老的乡村小路上,太阳温暖地照在你的后背上,鸟儿在唱歌,空气宁静并散发着芳香。当你走着的时候,你的脑子仍然不自觉地想着当天值得关注和令人担忧的事。这时,你发现路旁有只盒子,你对它的第一感觉便是,在你充分享受在乡村的这段时间里,这个盒子是存放你所有担忧和烦恼的好地方。

于是,你将盒子打开,将压在你心头的所有压力、忧愁和关注全装了进去。你把盒子关上,并锁得牢牢的。你知道,一旦你做好了准备,你会随时回来处理它们的。再上路时,你感觉轻松多了。不久,你来到一扇古老的门前,开门穿过时门吱吱作响。进门后,你发现自己置身于一座草木繁茂的花园内,鲜花丛生,葡萄藤搭在垂木上,满地小草,绿荫片片。深吸一口气,你能闻到花的清香,侧耳倾听,有鸟语蝉鸣,在微风中,阳光温暖着你的皮肤。当你信步走上花园后的陡坡,你便来到了一片树林,这儿林木变得稠密,太阳穿过枝叶透下来。空气湿润、凉爽。你听到了附近潺潺流水声,闻到了散发的芳香。深深呼吸几次凉爽而纯净的空气,每呼吸一次,都会感到神清气爽。

很快,你走到了小溪旁,溪水清澈、透明,有一群小鱼在自由自在的游荡,岩石和滚木上浪花四溅。你沿着溪旁小路向前走。小路指引你进入一处阳光普照之地,在此你发现了一处独具特色的小瀑布,水雾中有一道彩虹……

找一块舒适的地方坐下休息片刻,此地是你能感到完全放松的理想之处。沉浸在这块宁静、惬意的地方,你的感觉异常良好。

该返程了。你重新踏上小径,穿过阴凉而充满芳香的树林,经过那阳光普照、草木旺盛的花园,带着最后一丝花香走出吱吱作响的园门……

现在你离开了这个神秘的花园,返回到乡村小路上。但你知道,你可以随时再去拜访这个特殊的地方。

(六)评价效果

询问谁的疼痛、肌肉紧张减轻了,或手脚感觉暖和了,请举手示意。并指出,是由于身体的放松反应,增加了你手和脚的血液循环。并向他们解释:通过不断练习,这种效果还会增强。鼓励他们在家里自己录音,并播放进行练习。

五、与人交流的技巧

目的:认识交流的作用,学会交流的技巧。
方法:讲课、角色扮演、反馈练习。

(一)为什么要与人交流?

我们患高血压后,必须做的工作之一就是搜集有关高血压的资料,以及让其他人知道我们所患疾病的变化过程。例如,我们必须从给我们进行治疗的医生那里获得有关我们治疗的准确信息,同时我们也必须让这些为我们服务的人知道我们所患疾病的情况和治疗措施是否发挥了作用。这其中没有良好的交流技巧,问题就会随之产生。

讨论:不善于语言交流可导致哪些问题?

(二)如何有效地进行交流?

我们可以学习的一个特别有助于表达自己的感受及解决以上一些问题的

技巧,就是用"我"语句代替"你"语句。"我"语句的使用,可使你在表达生气、灰心沮丧等感受时,不会勃然大怒。因为勃然大怒给人的感觉像是在怪罪别人或者会激起别人的自我防卫反应。"你"语句总是对进一步的交流起阻碍作用,另外,"我"语句还是一种建设性地表达愤怒和恐惧的好方式。

请各位认真留意下面的例子,然后谈谈对每种表达情况的想法。

张先生是高血压患者,他和夫人王女士的一段对话表达如下:

"你"语句——

王:快点! 你做什么事都这么慢,你就不能快点吗?

张:你老是抱怨! 你难道就不知道我有高血压,不能走得太快? 不要老是只想到你自己。

王:你老是把你的高血压当作解释一切的理由。

张:好了! 如果你能体谅一点的话,我也不会老提我的高血压了。

"我"语句——

王:我们已经迟了,我怕我们赶不上那班火车。你能不能走快些?

张:今天我有点头痛,怕血压又升高了,不能走得快。

王:我发现高血压常妨碍我们做事。

张:我很抱歉! 下次我们应该提前计划好并早点出发。

请学员回答这两段对话有什么不同。简短地指出,"我"语句能使彼此通过语言交流,都表达出各自存在的真正问题,而且不会相互指责,平和地找到解决问题的方法。"我"语句还能避免伤害彼此的感情。"你"语句表现出更多的挑衅和敌意,使对方马上处于自卫状态,因此阻碍了进一步的交流,也失去了找到解决办法的机会。

注意:当你做这个练习时,小心学员隐蔽性的"你"语句,这种语句通常在"你"语句的前面加上"我觉得",使人听起来像"我"语句,它们通常听起来是这样的:"我觉得因为你的拖延我们才……""我觉得当你……"

六、锻炼的要求

目的:至少说出 3 个锻炼的好处,能说出锻炼过量的标准。

方法:讲课、讨论、实践。

(一)锻炼对高血压患者有什么好处

仅仅患高血压病,不能成为你不健身和阻碍你从锻炼中获得快乐的理由。事实上,健身和锻炼是你最重要的自我管理的工具之一。

集体讨论:锻炼对高血压患者有什么好处?

在讨论后,确保包括:增强心血管系统功能、增加肌肉的力量、提高机体的耐力、有助于提高血液中有益的胆固醇水平(高密度脂蛋白胆固醇,HDL)和降低有害的胆固醇水平(低密度脂蛋白胆固醇)、有助于减轻体重或控制体重、有助于减轻疲劳、有助于改善睡眠、直接降血压、能减少焦虑和情绪低落、提高关节的柔韧性、有助于预防便秘发生等。

(二)怎样进行锻炼

1. 在日常活动中增加锻炼。在日常活动中增加体力活动量的价值和重要性,往往被低估。在日常生活中保持较多的体力活动对人同样有好处。例如每天多做一些家务劳动;上下班可考虑爬三五层楼梯,而不是不耐烦地等待缓慢的电梯;上班或购物时,尽量走着去。

2. 制订一个锻炼计划。对高血压患者适合的锻炼计划包括散步、慢走、游泳、舞蹈等。一个较正式的锻炼计划可以使你获得以上的全部好处,甚至更多。这种锻炼计划一般由三种类型的锻炼组成:①热身运动(为的是提高肌肉的力量和伸缩性,同时让心脏和肺为接下来进行的耐力锻炼做好准备。对有严重的功能受限的人来说,他们也许只能做一做热身运动);②耐力锻炼(改善心血管系统的功能和控制体重);③放松整理运动(能使身体放松,避免肌肉酸痛和心律失常)。

(三)如何把握锻炼的度

就像有各种各样的人一样,健身锻炼计划也是千差万别的。它可以少到每小时只锻炼 1 分钟,或多达每天锻炼 1 小时、每周锻炼超过 5 天。如果你刚开始实施健身计划,则一开始以每天 1 次或多次的 1~5 分钟的热身运动或耐力锻炼为宜,逐渐提高,直到你能达到每天散步 15~30 分钟。基本的原则是从自己能做的开始,每天做 10~20 分钟,逐步提高到每天锻炼 20~30 分钟,每周3~4 次。记住,这里的 10~20 分钟可以是多次锻炼时间的累加,如每天进行 2次,每次 5~10 分钟的锻炼。

注意运动量不要过大,但我们怎么才能知道运动不过量呢?

1. 锻炼后不应增加症状。与你锻炼前相比,锻炼后不应出现新的症状,如疼痛、疲劳、气短等。有肺部疾病的人应该缓慢地移动,急于加快速度到达你想要去的地方,只会使你产生更多的症状。

2. 在锻炼时能够说话和唱歌。你在锻炼的过程中应该能够谈话或唱歌。尽管这对于有肺病的人来说可能不现实,但他们在锻炼时,至少气短的症状不应该加重。

（四）耐力锻炼，多少足够

耐力锻炼又称为"需氧"锻炼，是指在锻炼时身体要消耗比静止时更多氧气的锻炼。此时呼吸和心跳都要相应加快工作，以保证所需的氧气，由此也能达到改善心肺功能的作用。什么样的锻炼项目可作为耐力锻炼？要因人而异。对于一些人来讲，15 分钟的步行就是耐力锻炼，而一个运动员为了达到需氧或增强耐力的效果却可能要跑步 30 分钟。

当进行散步或骑自行车等耐力锻炼时，请注意在开始费力的锻炼之前一定要做热身运动。例如，你可以在快速走之前进行 3~5 分钟的慢步走；如果是骑车，一开始可以用每分钟不超过 50~60 转的速度进行热身。如果你的心跳和呼吸在锻炼过程中增加了，那你也要在停止锻炼之前用 3~5 分钟的缓慢运动进行放松整理。放松整理运动可帮助你预防心律失常和肌肉酸痛。

有三种办法可帮你确定安全有效的耐力锻炼。

1. 感觉到心率加快，呼吸频率增加，微微发热（出汗）。

2. 继续锻炼 5 分钟也不会出现疲劳，锻炼时能说话或唱歌。

3. 休息 30 分钟后完全恢复（休息 = 不进行锻炼）。

我们再来谈谈锻炼强度。同样的锻炼对于不同健康状况的人而言，可能意味着不同的强度。如跑 5 公里对一个运动员来说，也许不算什么。但对一个患有高血压的人来说，即使只跑 5 分钟，也要累得够呛。

锻炼强度可以很容易通过以下 3 种方法来测定。

1. 谈话测试：在锻炼时，是否能同时较轻松地唱歌或说话。

2. 监测脉搏：我们应该在目标心率的范围内锻炼，不能超过它。有些药物可影响心率，所以在服 β 受体阻滞剂、某些治肺病的药物时，此法不适用。

3. 自我评分（对你的费力情况按 0~10 分的标准进行评分：0 分为毫不费力，10 分为非常费力；一般 3~6 分表示中等强度）：对有肺病的人而言，自我评分的方法可能更好一些。

实践：请每个人在课上锻炼 1 分钟，如原地踏步 1 分钟或"指挥"管弦乐 1分钟，确保每个都参与。老师应先做一下示范。近 1 分钟时，请每个人都按 0（毫不费力）到 10（非常费力）分的评分标准，自愿说出各自的费力程度。

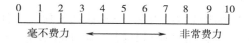

（五）监测健康状况

1. 算一算在规定时间内你可以走多少步。每两周进行一次这样的测定，距离增加了就意味着你的健康得到改善。

2. 在规定的距离内行走（如绕我们住的房子走一圈），并计算我们所用的时间。随着健康状况的改善，我们走完等距离路程所花的时间会越来越短。

作为家庭作业，请选择以上任意一种方法进行实践，并将结果做好记录。在未来的几周内定期进行测量，就可以监测你是否取得进步。

七、疲劳的管理

目的：说出至少 3 种改善疲劳的方法。
方法：讲授、集体讨论、实践。

（一）疲劳的原因

因患高血压所带来的躯体、情绪上的负担都会引起疲劳。大多数人认为疲劳只是由高血压病本身或年龄大了引起的，其实疲劳也可由其他许多原因引起：

1. 高血压病本身（身体的效率降低，需动用更多能量去治疗自己）。
2. 缺少运动（导致身体适应能力降低，身体的低效率）。
3. 营养不良（营养的质量低或数量摄入不足）。
4. 休息不够（睡眠时间不足或睡眠质量差）。
5. 压力过大、紧张。
6. 情绪低落（疲劳是情绪低落的主要症状之一）。
7. 药物的副作用。

请学员说出其他的原因。

（二）如何消除疲劳

引起疲劳的原因很多，同样，解决的方法也有很多。集体讨论：怎样消除疲劳？

当大家的讨论完成后，请确保以下的几点都说到了：

不要超负荷工作或锻炼；合理安排每天的工作、日常活动和休息；保障睡眠时间和质量；进行适当的锻炼；保持一定的社交活动；学会说"不"；食用平衡膳食……

接下来介绍一种解决疲劳的方法——"肌肉放松"。它可以先让我们的大脑和身体平静下来，帮你获得高质量睡眠，以此消除疲劳。

（三）肌肉放松

该放松技巧可能令人愉快，也可能让人觉得厌烦，但决不会令人感到害怕。如果有些学员不舒服或感到害怕，则应该劝他们不要使用这个技能。如果有人在练习的过程中睡着了，一个老师应该轻轻碰碰他们的身体将其唤醒。

有时，尽管我们在休息，但质量并不高，因为我们的思想仍在驰骋，肌肉依然紧张。肌肉放松练习可提高你休息质量、缓解肌肉疼痛，同时使肌肉和精神得到放松。进行这一练习的第一步，是学习辨别肌肉紧张与松弛之间的差异，渐进性肌肉放松能达到此目的。老师利用自己的录音或阅读稿，来引导学员们练习渐进性肌肉放松（又称 Jacobson 肌肉放松法）。

渐进性肌肉放松

让自己充分享用接下来的几分钟，用很短的时间摒除一切杂念，使自己尽可能地舒适。松开所有紧绷的衣服，双腿和踝关节自然放置，不要交叉。让你的身体完全由所坐或躺着的平面所支撑。

闭上你的眼睛。深吸一口气，让你的胸腔充满空气并逐渐导入腹部。屏住，然后通过紧缩的嘴唇呼气，呼气时应尽可能地快，让你身体所有的肌肉感到过度用力，让你的整个身体就像沉入到你身下的地面中。"好。"

这项练习指导你如何对身体的主要肌群，先让其处于紧张然后放松它们。如果你身体的某一特殊部位有疼痛，可让这部分肌肉轻微紧张或根本不收缩，而着重于努力使其放松。

将注意力放到你的脚部肌肉和腓肠肌上。将你的脚趾向后拉向你的膝部。注意让你的脚和腓肠肌感到紧张。释放并放松。注意不舒服感正逐渐远离，取而代之的是轻松和温暖。真是如此。

现在收缩你的大腿和臀部的肌肉。收缩直至感到紧张……释放并让肌肉放松。放松的肌肉感到沉重及由你所坐着或躺着的平面支撑着。

收缩你胸部和腹部的肌肉。注意在收缩时有意识地屏住呼吸。放松，现在深吸一口气，将气全部吸至腹部。当你呼气时，让所有的紧张随着呼吸流出。

现在，伸直你的手指，让你的手指紧张并绷紧你的手臂肌肉。放松。感觉到紧张渐去，血流重新通畅。

让你的肩胛彼此靠近，绷紧你的肩部和颈部肌肉。坚持一会儿，释放。注意肌肉是如何感觉到越来越温暖和有活力的。绷紧你脸部和头部的所有肌肉。注意特别让眼四周和下颌部的肌肉感到紧张。现在放松，让你的下颌渐松弛、嘴巴微张。"对。"

注意是否有什么不同的感觉。

现在再深吸一口气，将气尽量吸入腹部。并且，当你吸气时，让你的身体完全沉到你身下的平面，变得更为放松。"好。"

享受放松的舒服感，并记住它。通过实践练习，你将能够熟练地识别出肌肉的紧张并释放它。

现在准备结束练习了。进行三次深呼吸。准备好的话,睁开你的眼睛。

如同学习其他新的技能一样,在决定我们是否喜欢该技能之前,我们都需要好好地进行尝试(例如,在下周内练习三至四次)。告诉学员,《高血压自我管理指南》中也印有该放松练习的内容。

此外,也可建议他们自己将此稿录制,在练习时播放出来。建议学员将肌肉放松练习作为平时休息时间的一部分,或作为锻炼后的放松整理活动。

八、情绪低落的管理

目的:说出至少4种情绪低落的表现和1种消除情绪低落的方法。
方法:讲课、集体讨论。

(一)情绪低落的表现

患高血压病之后,患者往往有不愉快的情绪和抑郁状况。情绪低落不是什么严重的不正常,而是正常情绪波动过程中的"低落"部分而已,我们是能够学会怎样管理它的。

集体讨论:情绪低落有什么样的表现? 如果以下有哪一点没有谈到的,老师应告诉学员。

对于朋友交往、参加社交活动失去兴趣;孤独或有意隐居;入睡困难,睡眠习惯改变;食欲增加或减退;对自我打扮失去兴趣;无意识的体重增加或减轻;总体感觉不开心,哭泣;有自杀念头;经常发生事故;自我形象低下,失去自尊;经常发生吵架或发脾气;感觉很累或疲劳;感觉困惑,注意力不集中……

(二)如何改善情绪低落

集体讨论:当你情绪低落、感到抑郁时,你用什么方法来改善自己的情绪,让自己感觉好些?

讨论强调以下几点:

保持与他人的交往、联系,如互通电话或与人一起外出吃饭等;每天到屋外走走;为自己做一些愉快的事,如买盒冰淇淋吃或看一场电影;积极从事锻炼;向自己信赖的亲人、同事、朋友或家庭医生倾诉,并接受他们的帮助,修正自己不客观、不现实的想法;自我交谈……

但不是所有的情绪低落都可通过自我管理来控制。有时,情绪低落严重至可以诊断为抑郁症时,需要专门的治疗和服药。

关于高血压病的控烟、减肥等,请参考本书其他篇的内容。

九、合理膳食的管理

目的:至少掌握一般控盐、控油的方法。
方法:讲课、集体讨论、实践。

（一）合理膳食的好处

食物对每个人来说都必不可少,饮食习惯是长年累月养成的。改变饮食习惯并不容易,所以健康的饮食习惯是自我管理的重要组成部分。

集体讨论:好的膳食能给高血压患者带来什么好处?下面罗列了一部分:

最大限度地减少疲劳;直接降低血压(蔬菜水果中富含钾);帮助预防药物治疗的副作用;防止用利尿剂时脱水;防止便秘和消除体内垃圾;保持正常的肾功能;维持体内的酸碱平衡;控制糖尿病患者的血糖;还可能有防癌作用……

（二）合理膳食的要求

高血压患者需要控制饮食:

1. 吃各种各样的食物(每天不断在各类食物中变换品种)。

2. 每天 5 份蔬菜水果(1 个苹果或 1 个橘子或 1 片香蕉是 1 份,一小碗蔬菜为 1 份)。

3. 尽可能少吃脂肪多的食物(防止血脂、血胆固醇过高)。

4. 每人每天盐的摄入量小于 6 克(一家三口,一个月少于 1 斤,不放味精,不吃咸菜、咸肉、咸鱼等)。

5. 尽量不饮酒(女性一天不超过 1 "标准杯"酒,男性一天不超过 2 "标准杯"酒,1 "标准杯"酒 = 酒精含量 12 毫克的酒量)。

6. 饮食规律,每餐定时定量。

7. 每天吃早餐,且营养平衡(如不要只吃泡饭)。

8. 每天 6~8 杯水。

如果学员想开始改变他们的日常饮食,或者在保持这种改变时遇到了问题,请鼓励他们去查找相关内容或求教专家,可从中获得一些好建议。

（三）减少饮食中的盐

1. 不作任何提示让学员列举含盐高的食品。

2. 让学员对自己平时饮食的口味进行评价(淡、中等、咸)。

3. 询问学员是否尝试过减盐,是如何做的?

4. 给学员讲解含盐高的食品以及如何减盐。

讨论:请大家介绍自己平时少吃盐的经验。实践:盐勺的科学使用及盐量的估算。

(四)选择低热量的食物

1. 不做任何提示让学员自由回答平时常见的高热量食物(如油脂类、肉、油炸食物、坚果类、黄油、奶油、糕点、啤酒等)。

2. 让学员回答各种水果之间的热量是否有差别(枣、香蕉、柿子、桂圆、荔枝等含热量较高)。

3. 对以上提出的问题进行讲解。

(五)选择低脂肪的食物

1. 不做任何提示让学员自由回答平时常见的高脂肪食物(如油脂类、油炸食物、肥肉、家禽皮、黄油、奶油等)。

2. 让学员回答植物油和动物油的脂肪含量和构成有什么差别。

3. 对以上提出的问题进行讲解。

(六)选择低胆固醇的食物

1. 不做任何提示让学员自由回答平时常见的高胆固醇食物(如动物内脏、脑、蛋黄、动物油等)。

2. 对各种常见食物的胆固醇含量进行比较。

3. 对相关问题进行讲解。

(七)增加膳食纤维

1. 不做任何提示让学员自由回答膳食纤维含量高的食物(全麦面粉、粗粮、豆类、薯类、蔬菜等)。

2. 对各种常见食物的膳食纤维含量进行比较。

3. 对相关问题进行讲解。

十、药物的合理应用

目的:知道合理用药的好处,患者在药物治疗方面的责任。
方法:讲课、集体讨论。

(一)高血压常用药物类型

药物治疗可能是治疗高血压病中最重要的部分。有时血压控制计划中其他非药物的措施不足以控制你的高血压,医生便会给你开处方,让你服用一种或几种抗高血压药。虽然药物治疗不能彻底治愈疾病,但它们能控制病情,并使你的生活更舒适。治疗高血压病的药物可分为三类:①利尿剂,排出体内多余的钠和水。②可以改变神经系统对血压作用的药物,包括:β受体阻滞剂、α受体阻滞剂。③扩张血管的药物,包括:血管扩张剂、钙通道阻滞剂、血管紧张素拮抗剂。

1. 让学员列举自己曾经服过的降压药物。

2. 让学员对所服的降压药物进行分类。

3. 给学员讲解降压药物的种类及常用的降压药物。

(二)了解降压药物常见的副作用

1. 让学员列举自己服降压药物时曾出现的副作用。

2. 询问学员是否还了解降压药物的其他副作用。

3. 给学员讲解降压药物常见的副作用及注意事项。

在课前应充分准备和试讲本次课的内容,因为对于治疗高血压药物的种类和副作用很容易搞混:

不幸的是,虽然药物治疗很有帮助,但它们也有不足之处。一些药物治疗所产生的问题包括:①药物的不良作用:无效、过敏、副作用。②药物之间的拮抗作用。如何记住(服药)。

让我们就此讨论一下:

1. 无效　是指由于症状没有改善,而使你认为药物治疗没有起作用。在一些情况下,由于高血压经常没有症状,药物发挥了作用你也觉察不出来。当然,有时无效确实意味着药物不起作用,或者该药物需要较长的时间才能发挥药效。在向医生咨询、弄明白之前,不要停止服用你认为"无效"的药。

2. 对药物过敏　是药物的另一种不良作用。过敏通常比较容易被发现。你可能会出皮疹、风团、肿胀、打喷嚏或呼吸困难。药物过敏是危险的。当它发生时,应马上停止服药并去看医生。

3. 副作用　是最常见的药物不良作用。任何药物治疗,除了有益的治疗作用外,总伴随着不受欢迎的作用。副作用包括嗜睡、便秘、腹泻、头重脚轻、恶心、呕吐、头昏等。

很多情况下,药物的副作用可通过严格遵照医嘱而避免,如与食物同服、用一大杯水送服、在上床睡觉的时候服用,等等。如果你有副作用,一定要告诉医生。医生可以给你一些建议以减轻你的副作用。当然最终决定是否服药的人是你自己。服药所得到的治疗的好处是否比副作用对你更重要? 如果不是的话,可以和医生商量换一种副作用小的药。在与医生联系之前,不要因为副作用而停止服药。

很多情况下,在医生给你开处方的时候就问问医生,所开的药有没有副作用? 什么情况下出现? 是什么样的副作用?

(三)药物的拮抗作用

是在你同时服用多种药后产生的不利反应或交互作用,就像人一样,不是所有的药都可以"和睦相处"。高血压患者因为常常需要同时服用多种药物。为了减少所服药的数量和由此带来的危害,你与医生之间建立伙伴式的关系是很重要的。

(四)联合用药

常见的高血压联合用药组合如下:

对大部分患者而言,恰当的联合用药产生的降低血压效果是单独治疗所获效果的两倍。例如,一位初始血压为 160/95 毫米汞柱的患者,联合用药后收缩压可降低 12~22 毫米汞柱,舒张压可降低 7~14 毫米汞柱。有效治疗高血压的药物组合有:

利尿药和 β 受体阻滞剂

利尿药和 ACE 拮抗剂(或血管紧张素 II 拮抗剂)

钙拮抗剂和 β 受体阻滞剂

(五)患者在药物治疗方面的责任

关于药物治疗的使用,作为患者的你要做到以下几点:

1. 告诉医生你服用的所有药物和剂量(也包括自己在药房购买的药物)。

2. 确定你需要服哪些药。

3. 选择恰当的药物(若有多种类似的药物可供选择,应综合考虑药物的副作用、药价、服药次数、时间等,进行选择)。

4. 向医生报告每种药的效果(是否起作用)。

5. 尽量服用处方药。

6. 如果你没按医嘱服药或根本没服药,请告诉医生。

请记住,服药是慢性患者的一个重要的问题(不恰当服药,甚至可以是导致药物无效的一个原因)。

集体讨论:有什么办法可以帮助记住服药?

一个好办法是将服药与日常的生活习惯或每天一定要进行的活动,如刷牙等联系在一起。

鼓励学员阅读《高血压自我管理指南》的有关章节、多询问医生或药剂师,以了解某种具体药物的更多知识。

建议每个人列出自己服用药物的清单,包括所有的药名、剂量和服用原因。每次看病或咨询其他医学专家的时候,把这个服药清单带去,并不断更新它。

表 8-3　个人药物清单

商品名:	通用名				
药物用途	购买时间	每次服用剂量	每天服用次数	服后效果	不良反应
商品名:	通用名				
药物用途	购买时间	每次服用剂量	每天服用次数	服后效果	不良反应
商品名:	通用名				
药物用途	购买时间	每次服用剂量	每天服用次数	服后效果	不良反应

（六）降压治疗中经常遇到的问题

就以下 10 个问题和学员共同讨论,最好先提问,让学员回答,然后讲解、讨论。

问题 1. 应该怎样选择降压药物?

问题 2. 服用降压药物时要注意什么?

问题 3. 为什么要服 2 种或 2 种以上的药物?

问题 4. 价格贵的药物是不是就是好的药物?

问题 5. 为什么我的血压控制的不理想?

问题 6. 患了高血压应注意哪些?

问题 7. 是不是只要每天坚持吃药就保险了?

问题 8. 高血压治疗过程中应注意什么?

问题 9. 保健食品能降压吗?

问题 10. 中药 / 偏方可以根治高血压吗?

十一、血压的自我监测

目的:帮助学员学会进行血压的自我监测。

方法:讲课、集体讨论。

（一）为什么要监测血压

高血压在早期很少有自觉症状。因此，了解血压是否已得到控制的最佳途径是定期测量血压。有规则地测量血压的人比不测血压的人血压控制得好。研究显示：约35%高血压患者不知自己有高血压。可见定期测量血压及自我监测血压的重要性。

（二）什么类型的血压计可以使用

水银柱血压计（需要他人帮忙测量）；电子血压计（使用方便，可自行测量）。了解学员自测血压常用的血压计，并对每种血压计的优缺点进行比较。

1. 水银柱血压计 ①优点；准确性好，价格便宜。②缺点：体积大，不便于携带，并且测量要有一定的技术。由于水银柱血压计在测量血压时需要用听诊器听声音的出现和消失，因此听力欠佳者不宜使用。

2. 上臂式电子血压计 ①优点：测量、携带方便。②缺点：价格偏贵。

3. 腕式电子血压计 ①优点：测量、携带方便。②缺点：价格较贵，末梢循环差影响血压测量值。

（三）学会使用血压计

关键是注意袖带是绑在你的上臂。如果使用水银柱血压计，那给你测量血压的人还必须学会辨认哪个声音是收缩压（听诊器听到的第一个声音），哪个声音表示舒张压（最后听到的一个声音）。比如，听到第一声脉搏跳动声时，血压计读数为124，最后一个声音时读数为76，则你的血压值为124/76毫米汞柱。电子血压计相对简单，你需要做的就是读取显示屏上的数值。

（四）家庭自测血压

家庭自测血压分3个阶段：

初始阶段：连续测量7天，上午6点到9点间测量3次，取其平均值；下午6点到9点间测量3次，取其平均值。计算时排除第一天血压值，仅计算后6天血压平均值，即记录12个读数，取其平均值。

治疗阶段：根据第1周自测血压指导药物治疗。如改变治疗，则自测血压2周，用2周血压平均值评估疗效。

随访阶段：如高血压得到控制，建议每周自测血压1次，如血压未控制，或血压波动大，则建议增加自测血压频率，如每天早晚各1次，或每周自测几次。

长期观察：一般每周有1天自测血压，早晚各1次，每3个月重复头1周的自测血压频率，即每日早晚各1次，连续7天。

24 小时血压监测:要了解 24 小时血压波动变化,可增加自测血压频率,如 6:00~8:00、12:00~14:00、16:00~18:00、20:00~22:00 各测 1 次。连续自测 2~4 周。

视窗

家庭自测血压方案

根据不同的血压计,使用不同方法进行自测,普遍方案也可参考如下:

1. 一般每周 3 天,每天测 2 次(早晨 7~8 点和晚上 7~8 点各测一次),每次测 3 遍。

2. 血压控制平稳者:每月测 1~3 天。

3. 变更治疗方案或血压极不稳定者,每天测,连续 2~4 周。

家庭自测血压正常值:低于 135/85 毫米汞柱。高血压患者自测血压往往低于在诊所所测量的血压。知道这一点,你就不会误认为医生测量不准确或怀疑自己的血压计有问题了。

(五)记录测量结果及绘制血压变化图

我们既可以记录到表格中,也可以将血压值按日期连接为变化图,直观地反映血压的变化。

表 8-4　高血压随访记录表

日期	血压值	日期	血压值	日期	血压值	日期	血压值

注意:对于所测数值必须有一个科学的认识。许多病友对我们血压值的波动性缺乏认识,不知道即使是用最好的测量技术,血压也在时时变化。因为我们的血压每时每刻会随着我们的心跳、从事什么活动、情绪是否激动、精神是否紧张等原因不断波动。因此,不要一看见血压升高了几个毫米汞柱就担

心害怕或焦虑不安。为了避免血压波动的影响,一般测量血压最好能多测几次,用 3 次或更多次的平均读数值来反映。最好不是在同一天的测量值,如果可能的话,在不同的时间段测量。

(六)讨论

为什么要在家自测血压?让学员回答自测血压的必要性,并做简要解释。

教员回答:人的血压是 24 小时波动的(这是正常的生理现象)。在绝大多数血压正常的人群和三分之二的高血压患者中,夜间血压比日间血压要低10% 左右。人体血压的昼夜节律可以让心、脑、肾、全身血管在夜间得到充分"休息",这是正常的生理调节。但是高血压患者的血压波动幅度比正常人要大,同时还受很多因素的影响。所以仅仅依靠去医院或门诊部测量血压很难反映全天血压水平的变化状况,并且有明显自觉症状时也不能及时测量血压,因此鼓励高血压患者在家进行自测血压。

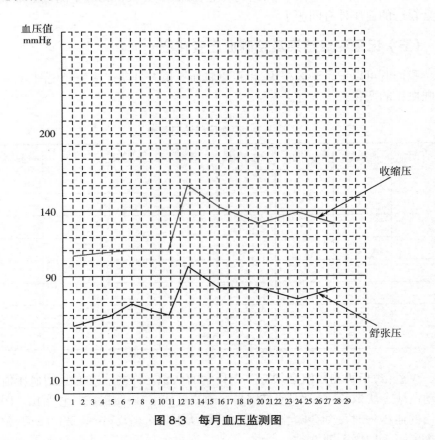

图 8-3 每月血压监测图

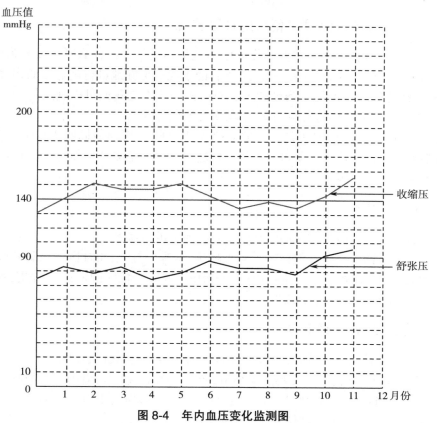

图 8-4 年内血压变化监测图

注:图中反映的是每个月血压平均值的变化轨迹

正常人一天中血压波动幅度在 20~30 毫米汞柱,老年人的波动幅度比年轻人大。在睡眠的影响下,人一天的血压有 2 个高峰和 2 个低谷:早晨 6~8 点为第一个高峰,此后开始下降,到中午 12 点 ~ 下午 1 点为第 1 个低谷。然后血压又开始上升,到下午 5~8 点为第二个高峰,此后血压下降,到凌晨 1~2 点为全天最低点,也就是第二个低谷。此后血压又逐渐上升,再进入次日的第一个高峰。

此外,兴奋、恐惧、运动、寒冷、吸烟、饮酒、饮咖啡、睡眠不好等因素也能引起血压暂时升高。

十二、寻找和利用社区资源

目的:学会如何利用社区资源,知道至少三种寻找社区资源的办法。

方法:讲课、集体讨论。

（一）为什么要寻找和利用社区资源

慢性病患者一个很重要的任务之一就是知道你自己什么时候需要帮助，从哪里能够得到这些帮助。社区资源有助于我们更好地进行高血压的自我管理，凡是能够为我们提供帮助的人、信息、机构等都是我们可以利用的社区资源，我们首先可获得的资源是家庭、其次是亲朋好友。

部分经验丰富、熟练的自我管理者知道从哪儿找到他们所需要的资源。大多数社区都有许多资源可供利用。问题在于那些需要相应服务的人往往不知如何获得这些服务。

（二）讨论

有什么办法能帮助我们在社区中寻找所需的资源？

如果下面哪一条在讨论中没有被提到，老师要补充：①社区信息和咨询服务；②询问居委会；③老年活动中心；④地段医院；⑤社区图书馆；⑥志愿者服务组织；⑦打免费咨询、服务电话；⑧上网查询。

（三）开展实践活动

有时在社区中寻找我们所需要的帮助意味着创造我们自己的一个互助小组（如早锻炼小组、老年文娱活动小组、老年绘画小组等）。老师记着鼓励学员成立自己的互助小组，不要答应给他们成立一个这样的小组。因为这是自我管理的课程，所以请把这任务交给他们。

十三、与医生配合

目的：知道如何与医生配合。
方法：讲课、集体讨论、解决问题。

（一）为什么要与医生配合

高血压患者自我管理中，医生的参与十分重要，所以要促进患者与医生的合作。

（二）讨论

你在和医生的合作中，碰到哪些问题？请提出自己碰到的问题。

可能的回答有：医生看病太快，不耐烦；医生不给我仔细分析病情；化验结果看不懂；没有说明开的药有什么作用，怎样吃法；我太胖，医生说"少吃点"，但我仍不知道怎么少吃法……

以讨论出来的问题清单的 2~3 个问题为例,进行解决问题:

让全员用"头脑风暴法"想出可能的解决方法,把它们写在黑板上或大白纸上或让提出此问题的人记在自己的纸上。注意对这些建议不要做任何的评论或讨论。老师也可说出自己的建议,但必须是在堂内其他成员都参与提建议之后。询问各个问题的提出者是否愿意采用上述的一些建议。如果愿意的话,愿意用哪一个? 并建议他将有帮助的建议记录下来。(记住,"若说了 2 或 3 次'可以,但是……',就转向下一个学员"的原则)。

注意:不要忘记使用"我"语句是语言交流问题的最好的解决措施。

(三) 如何与医生交流

1. 准备　列出你最关心的事和问题。在看病的一开始就问医生,用"我"语句。同时向医生报告你的症状、你生活中的一些变化、所服药物等,以及过去请其他医生看的结果。如果你有 2 个以上的问题,可把整张问题清单交给医生,但是你不要希望在一次看病时就全部得到这 2 或 3 个问题的答案。

2. 询问　有关你的诊断、检查、治疗和随访的问题。

3. 重复　在看病讨论的过程中,要将讨论的关键点再复述给医生听,诸如诊断、预后、下一步的治疗方案、治疗措施等。这给了你和医生双方一个机会去纠正交流中的误解。

4. 采取行动　如果我们不理解医生所说的话,一定要让医生知道。如果可能的话,请医生能给你一个书面的指导。

(四) 换位思考,理解医生

理解医生是与医生建立良好合作关系的基础! 他们也同样会有他们的难处:他们的工作有很多约束,例如时间限制、信息的缺乏(这是为什么让医生知道我们病情的做法很重要的原因所在)。我们应该在每次看病的一开始时就说出我们的担心和关心的事情,而不要等到医生已看好了,你快要走的时候才问问题。医生们在不能治好我们的疾病时会感到很受挫折。记住他们也是人,也需要一些积极的、好的反馈。一句充满温暖的话对交流的双方都是有利的。在与医生很短的接触时间里如果我们能做到如何与医生交流,会使你获得很大的收获。

十四、保持心理健康

目的:知道哪些疗法是科学的。

方法:讲课、集体讨论。

(一)心理健康的判别

1. 让学员自由陈述自己所知道的心理问题。
2. 让学员思考自身可能存在哪些心理问题(不必回答)。
3. 给学员讲解心理健康的概念和常见的心理问题。

(二)心理健康的概念

心理健康不仅是没有心理疾病,还要保持一种积极发展的心理状况,消除一切不健康的心理倾向,从而处于一种最佳的心理状态。

(三)衡量心理健康的七大标准

1. 正常的智力水平。
2. 健全的人格。
3. 较强的社会协调性。
4. 稳定适中的情绪和情感。
5. 健全的意志,协调的行为。
6. 和谐的人际关系。
7. 心理特点符合心理年龄。

(四)出现心理问题的表现

心理问题产生往往从以下几方面表现出来,你可以仔细想一想最近半年,或者最近 1 个月,或者现在的自己和以前相比是不是产生了很大的变化。例如躯体方面、情绪方面、睡眠方面、兴趣爱好方面、精神运动方面、最近存在重大生活事件(积极的或消极的)、自我评价等方面的改变。

(五)心理健康测试

1. 带领学员用量表测试常见的心理问题。

注意:原则上是自愿参加,结果不上交,互相之间保密。

2. 关注抑郁症。抑郁症是一组以情感(心境)持续性低落为基础特征的情感性精神障碍,可伴有思维和行为的改变,以及躯体的症状。

抑郁症的特点:没有生活乐趣、饮食习惯的改变、睡眠异常、活动量的改变、精力不够、自卑,感觉生活没有意义、思考问题或解决问题的能力下降、间接的自残行为、自杀念头。

（六）心理健康处方

讨论:有什么好的方法可以缓解或治疗心理健康问题?

可借鉴的方法有:

1. 随遇而安法　生活中,每个人总会遇到一些不愉快,生老病死、天灾人祸都会不期而至,要乐天知命,用恬淡的、随遇而安的心境去对待生活,你将拥有一片宁静清新的心灵天地。

2. 难得糊涂法　在一些非原则性的问题上"糊涂一下",以恬淡平和的心境对待各种生活紧张事件。

3. 精神胜利法　在你的事业、爱情、婚姻不尽人意时,在你因经济上得不到合理对待而伤感时,在你无端遭到人身攻击或不公正的评价而气恼时,在你因生理缺陷遭到嘲笑而郁郁寡欢时,你不妨用阿Q精神调适一下失衡的心理。

4. 幽默人生法　当人受到挫折或处于尴尬紧张的境况时,可用幽默来化解困境,维持心态平衡。幽默是人际关系的润滑剂。

5. 宣泄积郁法　宣泄是人的一种正常的心理和生理需要。如悲伤忧郁时不妨向知心朋友倾诉,或进行一项你所喜欢的运动,也可作一次旅行来改变郁闷的心境。

6. 音乐冥想法　当你出现焦虑、忧郁、紧张等不良情绪时,不妨试着去做一次"心理按摩"——音乐冥想。

7. 健身抗压法　保持良好的行为和生活方式,积极锻炼身体,强壮的身体有助于抗压,是心理健康的基石。

8. 参与活动法　人作为社会的一分子,必须生活在社会群体中。通过社会交往活动,个人能找到志趣相投的人,进行思想的沟通和情感的交流,得到启发和帮助。通过积极的社会活动,扩大人际交往,可以使人开阔胸襟,感受到信任和激励,大大增强生活学习的信心和力量,减少心理危机感。一个离群索居、孤芳自赏的人,一个生活于社会群体之外的人,是不可能做到心理健康的。

十五、回顾过去,展望未来

目的: 总结学习过的自我管理技巧,为未来制订计划。

方法: 讲课、集体讨论。

（一）学到了什么东西

得了高血压病就像走在一条有时平坦,有时崎岖,高高低低的路上。在前面的课程中,我们主要了解了高血压患者应该承担的自我管理任务。针对高血压病的相关问题,用自我管理的办法来尝试解决。

在过去几周里,我们已找到了一些克服高血压病相关问题的办法。现在让我们回顾一下所学到的、能帮助我们在不同的点上打破症状恶性循环的各种技能和方法。

（二）讨论

在所有活动中我们学习了哪些自我管理技能?（参照图 8-2）

集体讨论说出用何技能来打破症状的循环?

提示,大家不必使用所有的技能。当我们碰到问题时,我们或许能找到一两个,或三四个对我们有效的技能。

（三）思考未来

1. 一个好的自我管理者能应用"目标设定"和"解决问题"等技能来帮助自己沿着这样的道路过上更充实、更快乐的生活。现在让我们花几分钟考虑一下,在管理我们的健康问题上,下一步我们有什么目标,要采取什么样的步骤和措施?

2. 让每个学员都说说他的下一个目标,和为实现该目标,他计划要采取的特定步和措施。老师应通过先说出既往某一患者的目标和他计划怎样去实现这一目标来开始这个活动。

3. 问学员他们对于能够完成自己目标的自信心有多大。如果有人没信心,请他找出所有可预料到的问题、障碍或他们可能遇到的挫折。从那些没信心的人说出的问题中选择 1~3 个问题（根据时间而定）,让全组人员帮助找出解决问题的办法。

4. 让学员写下将来或许对他们有帮助的建议。

（四）小结

1. 让每个学员和大家一起分享在本课程中他已经取得的成就（做到了的事情）。在每个人都报告完之后,问所有学员他们是否注意到了这人还收获了其他一些东西。

2. 指出（如果刚才已经有人说过了,则强调）全组的每个人都取得了一个非常重要的成果:他们能互相帮助。如果我们能帮助别人走过崎岖的疾病之路,我们就不怕我们自己疾病之路上的困难。帮助他人的人会更快乐、更健康。建议在我们的生活中都去想办法成为对别人有用的人。

3. 叫全组学员鼓掌——为他们自己和同伴取得的进步。

十六、培训的评价

健康教育培训的评价是对培训活动是否达到预期目标的评估,评价着眼点是培训目的。评价方法最常用的是考试,如现场操作、口头提问、开卷和闭卷考试等均可使用。考试成绩与培训前基线水平比较可反映出学员对知识、技能的掌握情况。而长期的效果评价往往要进行跟踪调查才能获取有关信息。

做好培训的评价工作不仅是对当期培训班及当时工作的总结,更重要的意义是可以指导今后的培训工作,为培训工作积累经验。评价是培训的一个重要部分,既有对学员效果的评价,也有对教员及培训班整体的评价。

培训评价包括四部分内容:

1. 教学活动评价　是对培训过程中各教学计划的执行情况的评估,属于过程评价的范畴。例如,教学进度是否按教学计划进行? 教材、教学设施是否适用? 教师的教学能力、教学方法如何? 主要通过评价问卷调查、学员讨论、工作人员讨论来进行。

2. 近期效果评价　主要评价培训结束时学员在知识、技能掌握方面的进步情况。可以通过培训前后问卷调查及学员讨论总结来评价。

3. 远期效果评价　主要评定学员接受培训后实际工作能力是否提高,是否能够灵活运用所学的知识,通过实地考察、问卷调查、电话调查、随访来进行评价。

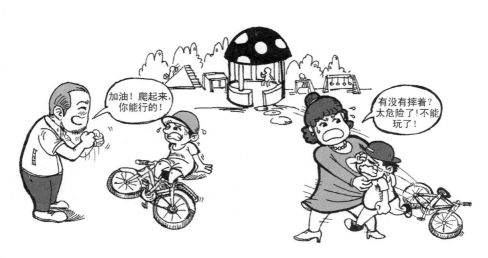

4. 组织后勤工作评价 主要评价培训班的时间、地点、课外活动、食宿安排等,通过学员和工作人员的讨论、问卷调查来进行评价。

（张碧艳 谢笑玲 廖美霞 邹宇华）

第九篇　慢性病自我管理技能

自我管理技能是指受教育者依靠主观能动性,按照社会目标,有意识、有目的地对自己的思想、行为进行转化控制的能力,通常是指患者在应对慢性疾病的过程中发展起来的一种管理症状、治疗、生理和心理变化以及做出生活方式改变的能力。而健康教育自我管理技能是指通过开展健康教育工作,提高个体对自己的行为及其疾病相关危险因素控制的能力,主要应用于慢性病管理实践中。

一、概　　述

慢性病是在多个遗传基因轻度异常的基础上,加上长期紧张疲劳、不健康的生活习惯及饮食习惯、环境污染物的暴露、忽视自我保健和心理应变平衡,逐渐积累继而发生的疾病,其中生活习惯是主要原因。绝大多数慢性病可以治疗但不能治愈。大多数人一生中都将患一种或一种以上的慢性病,80% 左右的老年人都将至少患一种慢性病。由于疾病本身的特性,需要漫长的治疗过程,在早期得到专业医务人员确诊并制定医疗方案的同时,在寻求医疗帮助的整个过程中,应该摒弃以往以专业人员为主导、病人被动接受的保健服务模式,而应以健康教育、健康促进为主要手段,帮助社区、特定群体中慢性病患者管理自己所患的慢性病。

(一)自我管理的原则和对象

慢性病自我管理是指在医务人员的支持下,个人承担一些预防性和治疗性活动。其原则是"医患合作、病友互助、自我管理"。慢性病患者的预防性和卫生保健活动有 80% 应在社区和家庭里完成,患者及其家庭应该是预防和管理慢性病的主要承担者。为此,卫生保健系统应进行相应改变,从传统雷达式服务(病人就诊 - 治疗 - 离开医院,消失于"雷达扫射"范围之外),创新为一种医患双方共同管理的模式。要达到对慢性病患者的保健服务不能只靠医生,慢性病患者必须承担许多新的疾病管理的任务,积极参与自己的保健服务,提高自身防病能力,使自己能照顾自己,稳定病情,改善健康状况,提高生活质量,降低医疗保健费用。

在实际工作中,我们必须要考虑哪些人适合自我管理?尽管慢性病种类有很多,但它们所引起的健康问题和症状常常类似:许多慢性病患者都受到疲劳、乏力及各种病痛的困扰,同时也有很多病人会有呼吸困难、睡眠问题、担忧未来、抑郁等表现,都需要合理膳食、戒烟限酒、锻炼、遵医嘱等,所以普适型慢性病自我管理项目对所有慢性病患者都有很好的效果。由于慢性病无法根治,而且病程漫长,超过 80% 的病人症状比较平稳,除了定期检查和随访外,大部分时间都要靠自己管理自己的疾病,这些人就是慢性病自我管理的合适人群。

慢性病人进行疾病自我管理不仅仅是简单的提高对治疗的依从性,身体和社会等方面的管理也应融合到长期应对慢性疾病的过程中。有效的自我管理是为了更好地控制疾病,维持满意的生活质量,将慢性病人的健康状况、健康功能维持在一个满意的状态,使患者过上独立的生活。

尽管自我管理由患者完成,但卫生医疗保健系统有责任为患者提供自我管理支持。与仅仅传递信息的传统患者教育相比,自我管理健康教育不仅给患者提供信息,更重要的是促进其行为改变。

在实际工作中,要鼓励和支持患者自我管理为核心、整合社区及卫生系统改变为一体的创新性慢性病保健 - 慢性病自我管理模式。健康教育主要用来提高患者自我管理所需的基本知识、技能和自信心,让患者有能力、有信心自己照顾自己,管理自己的健康和疾病。下面我们看看健康教育自我管理需要掌握的方法与技能。

(二)自我管理支持的具体实施

自我管理支持的干预措施包括两个重要方面:一是要让患者学会解决问题的技巧,这有利于患者发现自己的问题并制订行动计划去解决它;二是措施要涵盖患者生理、社会和情感 3 个方面。常用方法如下:

1. 自我管理团体项目　团体课程形式,通常每次持续 2~2.5 小时,连续5~7 周。强调互动方法、经验学习和提高自我效能,内容集中在解决问题的技巧,促进互动支持。

2. 社区教育团体课程　可在社区由合格的专业人员组织,包括提高自我效能策略、解决问题的练习和讨论。进行系列课程有助于支持患者长期行为改变,促进互动支持。

3. 电话支持　由经过培训的专业咨询师接听随叫随通的专线电话,电话咨询内容包括疾病症状监测、日常药物维持和药物副作用处理、自我保健活动等。该模式能够加强专业化指导、效果可靠,同时减少临床面对面相见、通话费用低廉、节省费用。

4. QQ群、微信群支持 由经过培训的专业咨询师、经验丰富有爱心的患者等建立群,收集相关疾病症状监测、日常药物维持和药物副作用处理、自我保健活动等信息,及时发送分享。

5. 家庭自学计划 患者通过邮件和网络,如音频视频辅助、网络计划等工具参与,交流内容可以集中在某个方面(如精神压力的应对)或系列自我管理主题。该方法具有缩短专业人员工作时间、加强专业指导(经过筛选的内容更有效)、覆盖患者范围广、网络模式容许互动等优点。

6. 医护人员一对一口头指导 典型内容是疾病和治疗知识。能结合临床实际、满足患者的个性需求。

疾病教育手册通常作为附属于其他干预措施的方法,单独应用时不能认为是自我管理教育的一种形式。

(三)慢性病自我管理的内容

针对慢性病一些共有的特点,慢性病自我管理的任务主要分为三类。

1. 疾病的治疗管理 如服药、改变饮食、自我监测(如血糖),即对付慢性病本身的问题,患任何慢性病都要求做些新的事情,如服药、使用空气过滤器、吸氧等。它还意味着更频繁地与医生和医院打交道,有时还需增加新的锻炼活动和改变饮食。

2. 适应新角色 建立和保持在工作、家庭和朋友中的新角色,继续自己的正常生活。为了维持原有的日常活动和享受生活的乐趣,自我管理者需要学习一些新的技能。

3. 处理和应对疾病所带来的各种情绪 如愤怒、恐惧、悲伤和挫败感等,这些情绪在慢性患者中是普遍存在的。要应付慢性病带来的情感变化,掌握技能,克服负性情感。

(四)患者需要掌握的技巧

慢性病患者为了解决日常生活中因患病所致的各种问题,必须超越过去解决问题的思维方式,学习新的解决问题的技巧。社区医生应让患者掌握如下技巧:

1. 解决问题的技巧 日常生活中各种因素不断地发生着变化,慢性病所致的问题不存在唯一正确的解决方法和答案,只有解决得好、更好、最好之分。对此有两点启示:

(1)慢性病所致问题的解决,不可能一蹴而就,必须分阶段地以短期能实现的任务为目标,一步步解决,逐渐达到最好。

（2）学会从别人那里寻求帮助及尽量帮助其他病友走出困境的技巧。

解决问题的基本步骤概括为:找出问题(最困难和最重要的步骤)→列出解决问题的办法或建议→选择其中一种尝试→评价试用的结果→换用另一种方法代替第一个无效的方法,继续尝试→利用其他资源,如请求朋友、家人、卫生专业人员的帮助→接受现实,此问题可能无法立即解决。

2. 设定目标和制订行动计划的技巧　这是自我管理最为重要的技能之一。所谓目标,是我们在未来 3~6 个月中想要完成的事情。如将血压控制在 140/90 毫米汞柱以下,学会打太极拳,养成每天喝水 6~8 杯水的习惯。该方法的基本过程为:决定想要做的事情及拟达到的目标→分解目标,寻找可行的方法和途径→着手制订一些短期行动计划,并与自己签订合约或协议→执行行动计划→检验行动计划执行结果→必要时做些改变→给自己一些奖励。

行动计划一定要非常具体,不能泛泛而谈。要具体到做什么、做多少、什么时候做、一周做几次、完成这个计划的自信心有多少。

3. 寻找社区资源的技巧　另外一项慢性病自我管理者的主要任务是患者自己知道什么时候需要帮助和如何得到帮助。要告诉患者,需要别人的帮助来完成日常事务、协助做家务或完成生活中的其他活动,并不意味着他已经是疾病的牺牲者。相反,知道在生活的哪些方面需要特定的帮助,可对自己的身体状况和能力更加了解。

4. 与人交流的技巧　当患有慢性病后,良好的交流变得更为重要。对于患者而言,要让医生、护士真正了解自己,让家人、朋友理解和帮助自己,尽可能地从他人那里获取资源,寻求帮助。因此,自我管理者需学习和掌握必要的交流技巧。交流是相互的,若在表达自己的感觉或请求帮助时感到不舒服,对方往往也会有这样的感觉。因此,每次与人交谈时,需要以理解对方、真诚相待作为交流的基础。

5. 管理行为的技巧　除了我们经常讲的如何戒烟限酒、合理膳食和适度锻炼以外,患者还要学会:

（1）如何管好一些躯体症状,包括学会放松身体,减轻压力和焦虑,减少由躯体和情绪方面的症状所引起的不舒适。

（2）如何改善呼吸,通过呼吸练习锻炼自己控制好身体与心情,舒缓焦虑、消沉、易怒、肌肉紧张、疲劳等。

（3）如何管理服用的药物,包括按医嘱服药(特别是服用多种药物时)、正确理解药物的副作用、如何与医生有效沟通等。

（五）自我管理需要什么平台

上述这些解决健康问题方法的掌握和行为习惯的养成,不仅需要时间,更需要有科学的方法。目前最好的方法是以小组形式的同伴自我教育,又称为慢性病自我管理小组。即把15~20名慢性病患者组织在一起,在两名同时也是慢性病患者的小组长的带领下,针对上面提及的慢性病的一些共同问题,通过互学互助、经验分享,树立战胜慢性病的自信心,学会如何找出自己的问题、制订实施改变行为的计划,以及处理常见健康问题的技能。

小组长须是慢性病患者而不是专业人员。这是因为只有慢性病患者才有患慢性病的切身感受和知道慢性病需要什么。他们会根据慢性病患者的需求安排合适的活动,用慢性病患者容易接受的语言传授相关知识,他们的现身说法比其他人更具有亲和力和示范效应。而且志愿者小组长和小组其他成员住在同一社区。

授课的志愿者小组长一定要经过统一培训。虽然他们大多没有医学背景,但是通过培训,使他们先成功地掌握课程中要教给患者的技能,了解在自我管理小组活动中组织患者参与、互动的要领,然后进行授课。两个小组长相互配合,取长补短,按照统一教材以及上课内容、统一的上课形式和授课方法进行授课。

通过慢性病自我管理小组,最终要达到提高慢性病人管理自己疾病的能力和技能,达到提高生活质量的目的。

（六）组织活动时注意什么

首先要严格遵守每一课堂活动所规定的时间,保证安排的内容顺利完成。不要在课程中加入任何其他内容。如果增加内容,将没法完成预定的任务,同时不能保证所增加的内容适合所有慢性病人。如果非要增加经过权威论证的内容,可以寻找其他时间进行讨论。同时,也不要让未经培训的其他人员指导本课程,因为他可能不了解自我管理的内容和技巧而出现误导。

每一次上课,小组长要多用口头或肢体语言(眼神、点头示意),鼓励每一位组员参与互动。若有不愿参加活动者,耐心鼓励其参与,但不应强迫其参与。每次活动时都应从自己带头开始,给组员起榜样作用。

（七）自我管理中社区医生起何作用

社区医生在自我管理过程中,一方面,教给患者管理其所患慢性病所需的知识和技能,增强患者的自信心,让患者自己承担一部分责任和任务;另一方面,教给患者如何更好地与医生合作,与医生交流,使其同时也能从卫生专业人员那里得到正确、合理、高效率的服务和支持,将患者的自我管理和专业人员的保健服务有机地结合起来,达到有效管理慢性病的目的。

二、恶性肿瘤患者的自我管理

在各种疾病中,很少有如恶性肿瘤那样给人以巨大的精神压力。恶性肿瘤不仅影响一个人的正常生活,也危害其家庭,不仅破坏机体的正常功能,也可造成身体形象的改变,以及患者在家庭中角色的转换,加重了患者的恐惧、疑虑、忧郁、绝望等情绪反应。因此,要应用心理学的理论与方法,通过语言的引导,情感的支持、鼓励,或暗示、启发等手段,对患者进行心理上的教育和治疗,以达到稳定情绪、改善症状、适应环境、促进全面康复的目的。肿瘤患者的心理状态良好,能乐观地对待生活,保持良好的心理状态,改正不良的生活习惯和行为,同时应用心理疗法进行有的放矢的心理治疗,树立战胜肿瘤的信心,积极地配合各种治疗,往往会取得良好的治疗效果,可改善临床症状,提高生存质量,促进病情好转,对于肿瘤患者的康复具有重要意义。

(一)帮助患者自我管理需注意的问题

在社区医疗层面,肿瘤患者的治疗手段不多,主要以心理情绪的关怀为主,更值得推广自我管理。自我管理是个体健康生活的重要组成部分,当肿瘤患者经过手术切除、化学治疗、放射治疗或其他治疗,病情达到完全缓解或部分缓解后,在帮助患者进行自我管理,促进康复方面要注意:

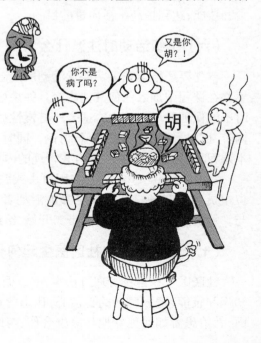

1. 疾病的医学管理　患者要学会监测自己病情,及时向医生报告病情,正确服用药物,坚持定期复查。肿瘤治疗后 1~2 年每 3 个月复查一次,2~5 年每 6 个月复查一次,5 年以后每年复查一次。如果是部分缓解,则应在医生密切观察下做必要的中西医综合治疗,以争取长期缓解。

2. 不良情绪的管理　患者要学会调节因疾病造成的不确定性

所致的愤怒、忧虑、苦恼和抑郁等情绪变化,保持愉快的心情,多与亲人及朋友交流,必要时寻求专业医护人员帮助。

3. 日常生活管理 患者要将自己作为正常人看待,适当承担一些工作、家务等。要改变不良生活习惯,如戒烟、戒酒;要多到自然环境中去锻炼或活动;不要到人多或空气污浊的公共场所去,预防和避免呼吸道感染;少吃刺激性、油炸、熏烤、腌制及高脂肪的食物,多吃富含维生素类食物,如蔬菜、水果和坚果等。

(二)对患者及其家属的心理健康教育

1. 教育性干预 由医护人员或有经验的恶性肿瘤康复患者,通过心理疏导、指导,提供健康信息等方式进行的干预,包括:向患者提供有关化验、诊断、治疗、治疗及药物副作用、预后、医疗费用等方面的信息;向患者解释疾病可能引起的强烈负性情绪反应;介绍不同的应对方式、不同的社会支持利用状况等对恶性肿瘤适应的影响等知识与技能;澄清患者的一些错误认识,并给予一定的保证、支持,使患者减轻因恶性肿瘤及其治疗而出现的不良心理反应。

2. 治疗性干预 使用一定的心理治疗技术对恶性肿瘤患者进行干预,主要有:

(1)心理药物治疗:当患者出现严重的因恶性肿瘤诊断或治疗继发的适应障碍、焦虑、抑郁、疼痛、恶心与呕吐、失眠等症状时,应该建议找专业医生进行治疗,使用抗焦虑药、抗抑郁药、抗精神病药或麻醉药等以减轻相关症状。

(2)认知-行为干预:通过给患者提供学习并实施有效的应对策略、解决问题技能和沟通技术等的机会,以解决面临疾病诊断、治疗带来的各种各样问题。其中包括冥想、音乐和艺术治疗、放松训练、暗示和催眠治疗等,经过训练可以在社区开展。

(3)支持-表达式干预:提供患者讨论的场所,使患者表达所有他们关心有关疾病的问题及与疾病相关的害怕、悲伤、愤怒等情绪。讨论过程中医护人员或康复病友担任"听众"并提供指导、支持。

3. 患者的心理自我调节 提高恶性肿瘤患者的心理调节能力,对提高他们的自信心和生活质量将起到积极作用。要指导患者掌握以下方法:

(1)精神转移法:帮助患者开始在力所能及的前提下,干点工作或打太极拳、练气功、散步及做些家务、看电视电影、听广播、与人聊天等,尽量使患者的心境自然放松,让心情好起来。

(2)帮助面对现实:指导患者认识到解决问题的第一步是认识到问题,面对现实最重要。让其了解自己周围的"抗癌之星"的生活经验,让其积极参与社会和病友的交往,通过组织抗癌俱乐部等社会活动,让患者不断为自己添油加劲,增强精神上的安全感。

(3)帮助战胜悲观失望情绪:在面对现实的基础上,让患者充分认识到长期极度的忧虑会扰乱心理平衡,导致失眠、影响食欲及其他各种有益的欲望,引起体内生理功能和代谢紊乱。告知患者只有乐观地面对现实,保持良好的心理状态,战胜悲观失望的“自我”,才对肿瘤的康复有益。

(4)帮助其热爱生活、热爱生命:让患者放下过去,不必无限懊悔,要对未来充满期望,保持心理上的平衡,珍爱自己的生命,充分感受家人和亲友给予的关爱和支持,就能产生无穷的抗癌活力。

(5)给予关怀和照顾:积极了解社区的恶性肿瘤患者情况,通过举办恶性肿瘤患者康复俱乐部活动或心理咨询为患者及其家属提供心理康复的帮助,指导家属对恶性肿瘤患者给予正确的心理支持和良好的照顾。

(三)提高恶性肿瘤患者自我效能

恶性肿瘤患者往往容易失去治疗的信心,陷入痛苦的深渊。这些因素都会对患者的情绪和心理产生影响。自我效能干预能有效地提高患者的自信心和日常行为的管理水平,延缓疾病进展,提高生活质量。然而癌症患者抑郁水平明显高于常模,与自我效能呈负相关,运用自我效能理论可以减轻患者抑郁水平,以提高其心理健康水平。自我效能感是作为影响自我管理效果的最重要因素之一。在自我管理教育中,教育者应通过以下途径来提高患者的自我效能。

1. 制订个体化的健康计划　针对不同患者的饮食、生活、活动、服药情况等制定目标,分月、周、日目标,目标完成后给予肯定和鼓励,分享成功的喜悦,激励患者朝着下一目标努力。而当未完成目标时,及时分析原因,提出相应对策,增强患者克服困难的信心。

2. 定期组织病友沟通会　通知自我管理好的患者与病友座谈交流,把他们的成功经验进行推广,使其他患者增强控制疾病发展的信心。

3. 动员社会和家庭的支持　患者非常重视朋友、医护人员、家人对待自己的态度,亲友参与整个过程,督促、指导患者按照计划完成指定目标,给患者情感支持,亲友与医生一起解答患者的疑难问题,指导患者定期复查和遵医用药、合理饮食和休息、积极锻炼和预防感染。医护人员与患者电话沟通,了解动态信息,预约随访时间,矫正不良的生活习惯。住院期间消除负面因素对患者的影响,将重危患者单独安置在病危室,避免其他患者受到不良刺激,从而产生消极情绪。

三、糖尿病患者的自我管理

糖尿病患者自我管理为"患者管理糖尿病过程的一组日常行为",是指个体通过在药物使用、角色转换和情绪调整上的积极参与,以便更好地控制自身疾病。

患者自我管理的主要内容:控制饮食、合理运动、遵医服药、自我血糖监测、糖尿病足预防及不良生活习惯的改变等,即糖尿病患者每日所采取用于科学合理控制血糖、预防并发症、改善生存质量所做的各项活动。

(一)自我管理的模式

结合特定糖尿病患者群和社区状况,有以下自我管理模式可供选择:

1. 社区模式　即由社区医护人员对本社区糖尿病患者进行血糖管理。建立防治康复网络点,制订康复计划,健全组织,落实社区糖尿病防治康复工作。在社区卫生服务中心建立个人健康档案,内容包括糖尿病患者的基本情况、生活习惯和爱好、临床专科监测报告、治疗措施和用药情况、健康意识和行为、健康问题及需求调查等,提供社区糖尿病患者心理护理、健康教育、体育锻炼和指导患者自我监测血糖等,有助于提高患者对糖尿病防治知识知晓率、遵医行为、自我管理能力。社区模式便捷、提供服务的时间有保证,但社区医务人员的知识相对不足。

2. 家属参与模式　良好的社会支持,特别是家庭对患者的帮助和支持对提高患者的治疗依从性起重要作用。可采用督促每位患者自我管理的依从性,要求每位患者推出 1 名家属,共同监督和协助患者自我管理,建立社区家庭支持系统,患者坚持规律运动依从性明显优于传统护理组。

3. 同伴支持模式(DM)　同伴支持是指具有相同生活背景和爱好、共同经历或由于某些原因使其具有共同语言的人联系在一起分享疾病管理相关信息、观念或行为技能,以实现同伴言传身教的教育目标的一种教育形式。糖尿病管理更多是生活习惯、健康观念的影响,社区邻里对患者的影响是不容忽视的,把有共同经历和感受的患者组织起来,成立糖友之家,通过人际良性的互动,让健康意识强、血糖控制好的病友现身说法传授经验比单一的讲座更有影响力。同时可使乐观情绪和信念相互感染、互相激励、相互支持。在社区中选择目前血糖控制理想、具备较强的语言表达能力、人际沟通技巧和组织协调能力、并愿意承担同伴教育者的糖尿病志愿者,经培训合格后,承担小组内糖尿病患者的教育指导工作,通过他们言传身教去影响周边患者的改进。

4. 医院、社区、家庭联动模式　通过医院的专业、社区的便捷、患者的自主性,共同制定改进策略,唤起患者对糖尿病管理的自主性和信心,促进与其有关的生活方式改变。逐级重视和完善糖尿病等慢性病进社区、医院延伸服务进社区的社区管理模式,如医院 - 社区护理互动管理模式或双向转诊模式,为患者提供绿色通道。由于患者疾病和相关因素的复杂性,单一队伍的能力有限,可根据患者需要组建多学科的服务团队,有专科医生、护士、营养师、康复师、心理咨询师和社区工作人员团队合作,落实分工和专业指导,针对不同个体影响疾病发生、发展的相关因素,鼓励患者参与与专业团队共同分析制订个性化健康管理计划,建立良好的生活方式和提供多方面专业的指导,并通过患者自我改变达到有效控制疾病恶性发展的目标,共同维持患者身心健康,提高生存质量。

在社区干预工作中,可以建立由糖尿病医疗专家、专科护士、营养医师、心理咨询师和运动康复师等组成的糖尿病个案管理团队,其中最重要和有效的个案管理者是糖尿病专科护士。个案管理有 5 个基本步骤:①确认合适的患者:选择有一定自制能力的患者并知情同意加入个案管理;②评估:评估个案管理生理、心理、社会、文化等方面的信息,为下一步计划提供科学依据;③计划:患者和(或)其家属积极参与与个案管理团队一起讨论制订的可行性计划;④实施:是对计划的具体操作。在整个实施阶段,个案管理者要定期跟进患者执行情况并做好记录,针对存在的问题积极与相关方面进行沟通,必要时调整计划,保证计划的有效性、可行性;⑤评价:主要是观察目标的完成情况及效果。

(二)糖尿病患者需掌握的技能

1. 运动疗法　运动治疗是糖尿病综合治疗中的一个重要部分。适当的运动可以使患者减轻体重,改善心血管功能,增进适应性和劳动能力,提高生活质量和健康感,降低胰岛素抵抗,改善血脂水平。

运动原则:适量、坚持、适合自己。

糖尿病患者的运动强度以运动中感觉有点累或稍累为宜,即中等强度运动。

注意:1 型糖尿病患者应避免高强度和长时间的运动,2 型糖尿病患者可以进行强度低、频度大和持续时间较长的运动,但都应坚持适合自己、适度运动的原则。

千步为尺:各种活动都可以折算为 1 千步的活动量,例如,拖地 8 分钟相当于中速步行 1 千步。

表 9-1　完成相当于一千步当量的各种活动所需时间

活动项目	千步当量时间	活动项目	千步当量时间
走路	10	排球	10
骑脚踏车	8	羽毛球	7
上下楼	8	乒乓球	8
爬山	8	高尔夫球	7
交谊舞	10	网球	6
早操,工间操	9	篮球	5
健身操	7	跑步	4
集体舞	5	跳绳	4
太极拳	9	游泳	4
瑜珈	8	保龄球	10

注:千步当量:相当于 4 千米 / 小时的速度步行 10 分钟(约 1 千步)的活动量。
千步当量时间:某种活动完成 1 千步当量所需要的时间。

　　不拘形式:累计日常生活、工作、出行和运动等各种形式的活动,达到 4 千步、7 千步或者 1 万步的活动量。

　　循序渐进:改变锻炼的活动量应给身体一个适应过程,逐渐增加强度和时间,避免造成意外伤害。

　　感觉用力:锻炼应该达到中等强度,这时感到心跳呼吸加快;用力,但不吃力;可以连续说话,但不能唱歌。

　　2. 饮食原则　我们常听到糖尿病患者说"这个不能吃,那个不能吃,我们还有什么乐趣呢?"其实,只要糖尿病患者在吃的时候记住一些原则,也能吃出美味与健康。具体就是掌握"两高四低一平衡"的饮食原则:即高碳水化合物、高纤维素;低盐、低糖、低脂肪、低胆固醇;平衡蛋白质。

　　(1) 供给充足的蛋白质,以植物蛋白与动物蛋白之比为 2∶1 最好,尤其是大豆蛋白要适当增加。

　　(2) 多食含可溶性纤维的食物,在豆类、水果、海带、紫菜中含量高,摄入量为每日 22~32g,苹果、梨等尽量带皮食用,两餐间可进食生番茄。

　　(3) 低盐饮食,每日摄入盐量为 6g 或以下,若合并有高血压者,每日摄入盐量要小于 3g。

　　(4) 低糖饮食,提倡吃粗制米、面、杂粮,不吃蔗糖、蜜糖、冰糖、蜂蜜以及各种糖果甜点心、饼干、冰淇淋等。

　　(5) 低脂肪、低胆固醇饮食,忌用脂肪高的食品,如肥肉、鸭、鹅等,尽量减少烹调用油。

（6）在不超过总热量摄入的前提下，提高碳水化合物的吸收比例，最好在65% 左右为宜。

四、高血压患者的自我管理

（一）普及基本知识

1. 高血压的定义 在未用抗高血压药的情况下，非同日 3 次测量，收缩压≥140 毫米汞柱和（或）舒张压≥90 毫米汞柱，可诊断为高血压。患者既往有高血压史，目前正在服用抗高血压药，血压虽低于 140/90 毫米汞柱，也诊断为高血压，高血压水平分类及定义见表 8-1。

高血压是最常见的慢性病，也是心脑血管病最主要的危险因素，脑卒中、心肌梗死、心力衰竭及慢性肾脏病是其主要并发症。

由于诊室血压测量的次数较少，血压又具有明显波动性，在不能进行 24 小时动态血压监测时，需要数周内多次测量来判断血压升高情况，尤其对于轻、中度血压升高。如有条件，应进行 24 小时动态血压监测或家庭血压监测。

2. 高血压会有什么症状 早期多无症状，偶尔体检时发现血压增高，或在精神紧张，情绪激动或劳累后感头晕，头痛，眼花，耳鸣，失眠，乏力，注意力不集中等症状，可能高级精神功能失调所致，早期血压仅暂时升高，随病程进展血压持续升高。

3. 高血压发病的重要危险因素 包括高钠、低钾膳食，超重和肥胖，饮酒，精神紧张，吸烟，血脂异常，糖尿病，肥胖等。

（二）高血压患者的管理目标

基本目标：血压达标，以期最大限度地降低心脑血管病发病及死亡危险。我国是脑卒中高发区，控制高血压的主要目标是预防脑卒中。

血压目标：一般高血压患者血压降至 140/90 毫米汞柱以下；老年（≥65岁）高血压患者的血压降至 150/90 毫米汞柱以下，如能耐受，可进一步降至140/90 毫米汞柱以下。一般糖尿病患者或慢性肾脏病患者的血压目标可以再适当降低。

血压达标时间：在患者能耐受的情况下，推荐尽早血压达标，并坚持长期达标。治疗 2~4 周评估血压是否达标，如达标，则维持治疗；如未达标，要及时调整用药方案。

高血压药物治疗的时机：高血压初步诊断后，均立即采取治疗性生活方式干预,启动药物治疗的时机见图 9-1。高危患者应立即启动降压药治疗;中危、低危患者可分别随访 1 个月、3 个月,多次测量血压仍收缩压≥140 和(或)舒张压≥90 毫米汞柱,推荐或考虑启动降压药治疗。

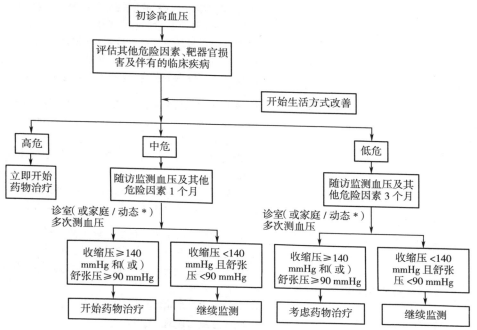

图 9-1　初诊高血压患者的评估及启动药物治疗流程图
* 家庭血压平均值或动态血压白天平均值比诊室低 5mmHg

高血压是一种以血压持续升高为特征的"心血管综合征"。在降压治疗的同时,要综合干预患者所有并存的危险因素和临床疾患。

(三) 高血压的治疗

高血压患者均应长期坚持非药物治疗(生活方式干预),其中大多数患者还需要长期坚持降压药治疗。前者是高血压治疗的基石,后者是血压达标的关键,二者相辅相成,缺一不可。

1. 非药物治疗　包括提倡健康生活方式,消除不利于心理和身体健康的行为和习惯,达到控制高血压以及减少其他心血管疾病的发病危险。非药物治疗有明确的轻度降压效果,如肥胖者体质量减轻 10 千克收缩压可下降 5~20 毫米汞柱;膳食限盐(食盐 <6 克 / 天),收缩压可下降 2~8 毫米汞柱;规律运动和限制饮酒均可使血压下降。限盐是防治高血压重要而有效的非药物措施。非药物治疗目标及措施如表 9-2。

表 9-2　高血压非药物治疗目标及措施

内容	目标	措施
减少食盐摄入	食盐量逐步降至 6 克 / 日	1. 日常生活中的食盐主要来源为烹饪食盐,酱油,榨菜,晒制、熏制、腌制、卤制、泡制的食品,应尽量减少上述高盐食品和调料等 2. 烹饪时尽量用刻度盐勺度量加用的食盐量 3. 用低钠代用盐、食醋等替代食品 4. 宣传高盐饮食的危害,高盐饮食者易患高血压
合理饮食	减少膳食脂肪,均衡营养,控制总热量	1. 总脂肪占总热量的比例 <30%,饱和脂肪 <10%,每日食油 <25 克,每日瘦肉类 50~100 克;奶类每日 250 克 2. 蛋类每周 3~4 个,鱼类每周 3 次左右,少吃糖类和甜食 3. 新鲜蔬菜每日 400~500 克,水果 100 克 4. 适当增加纤维素摄入
规律运动	强度:中等。频次:每周 5~7 次。持续时间:每次连续运动 30 分钟左右,或每日累计 30 分钟以上	1. 运动的形式可根据自己的爱好灵活选择 2. 步行、快走、慢跑、游泳、气功、太极拳等均可 3. 运动的强度可通过心率来反映,运动是上限心率 =170– 年龄 4. 对象为没有严重心血管病的患者 5. 应注意量力而行,循序渐进 6. 1 次运动时间不足 30 分钟,可累计
控制体重	体重指数(BMI)<24;腰围:男性 <90 厘米;女性 <85 厘米	1. 减少脂肪含量高食物的摄入 2. 减少总热量摄入,控制食量 3. 增加新鲜蔬菜和水果的摄入 4. 增加足够的活动量,至少保证每天摄入能量与消耗能量的平衡 5. 肥胖者若非药物治疗效果不理想,可考虑辅助用减肥药物 6. 宣传肥胖的危害,肥胖者易患高血压和糖尿病
戒烟	立即戒烟,避免被动吸烟	1. 认识到吸烟的危害,吸烟有害健康,让患者产生戒烟意愿 2. 采取突然戒烟法,1 次性完全戒烟;对烟瘾大者逐步减少吸烟量直至戒烟 3. 戒断症状明显的可用尼古丁贴片、安非他酮或畅沛(酒石酸伐尼克兰片) 4. 避免被动吸烟

内容	目标	措施
		5. 克服依赖吸烟的心理及惧怕戒烟不被理解的心理
		6. 征得家人及周围朋友同事的理解、关心和支持
		7. 采用放松、运动锻炼等方法改变生活方式,辅助防止复吸
限制饮酒或戒酒	做到不饮酒;如饮则少量:白酒 <50 毫升 / 天(1 两 / d)、葡萄酒 <100 毫升 / 天(2 两 / 天)、啤酒 <250 毫升 / 天(5 两 /d)	1. 过量饮酒易患高血压 2. 不提倡高血压患者饮酒,鼓励限酒或戒酒 3. 过量饮酒者应减量或戒酒;酒瘾严重者可借助药物戒酒 4. 征得家庭成员的理解支持,帮助自己解除心理症结,感受家庭的温暖 5. 参加一些戒酒的组织,进行自我教育和互相约束
心理平衡	减轻精神压力,保持心理平衡	做到积极、乐观,减轻心理负担、纠正不良情绪、缓解心理压力,可进行心理咨询、音乐疗法及自律训练或气功等

2. 药物治疗

(1)降压治疗的目的:对高血压患者实施降压药物治疗的目的在于通过降低血压,有效预防或延迟脑卒中、心肌梗死、心力衰竭、肾功能不全等心脑血管并发症发生;有效控制高血压的疾病进程,预防高血压急症、亚急症等重症高血压发生。较早进行的以舒张压(≥90 毫米汞柱)为入选标准的降压治疗试验显示,舒张压每降低 5 毫米汞柱(收缩压降低 10 毫米汞柱)可使脑卒中和缺血性心脏病的风险分别降低 40% 和 14%;稍后进行的单纯收缩期高血压(收缩压≥160 毫米汞柱,舒张压 <90 毫米汞柱)降压治疗试验显示,收缩压每降低 10 毫米汞柱(4 毫米汞柱)可使脑卒中和缺血性心脏病的风险分别降低 30% 和 23%。

(2)降压达标的方式:将血压降低到目标水平(140/90 毫米汞柱以下;高风险患者 130/80 毫米汞柱;老年人收缩压 150 毫米汞柱),可以显著降低心脑血管并发症的风险。但在达到上述治疗目标后,进一步降低血压是否仍能获益,尚不确定。

应及时将血压降低到上述目标血压水平,但并非越快越好。大多数高血压患者,应根据病情在数周至数月内(而非数天)将血压逐渐降至目标水平。年轻、病程较短的高血压患者,降压速度可快一点;但老年人、病程较长或已有靶器官损害或并发症的患者,降压速度则应慢一点。

(3)降压药物治疗的时机:高危、很高危或 3 级高血压患者,应立即开始降压药物治疗。确诊的 2 级高血压患者,应考虑开始药物治疗;1 级高血压患者,可在生活方式干预数周后,血压仍≥140/90 毫米汞柱时,再开始降压药物治疗。

(四)高血压患者自我管理

1. 个人和家庭管理　掌握血压标准及家庭自测血压,遵从医嘱,定期参加随访、监测评估风险情况等。

掌握家庭血压测量是血压自我管理的核心内容。家庭血压监测(HBPM)通常由被测量者自我完成,但也可由家庭成员等协助完成。因为测量在熟悉的家庭环境中进行,也可以避免白大衣效应。家庭血压监测还可用于评估数日、数周甚至数月、数年血压的长期变异或降压治疗效应,而且有助于增强患者的参与意识,改善患者的治疗依从性。

家庭血压监测需要选择合适的血压测量仪器,并需要掌握血压测量知识与技能。首先建议选择合格经过认证的上臂式自动血压计自测血压。家庭血压值一般低于诊室血压值,高血压的诊断标准为≥135/85 毫米汞柱,与诊室血压的 140/90 毫米汞柱相对应。

血压未达标者,建议每天早晚各测 1 次,每次测量 2~3 遍,连续 7 天,以后 6 天的血压平均值为医生治疗的参考。血压达标者,建议每周测量 1 天。指导患者掌握测量技术,规范操作,至少安静休息 5~10 分钟,取坐位,袖带绑缚于上臂,并放在桌子上。测量时要保持安静,不讲话,不活动,两次血压之间间隔 1 分钟。如实记录血压测量结果,随访时提供给医生作为治疗参考。最好能够详细记录每次测量血压的日期、时间以及所有血压读数,而不是只记录平均值。应尽可能向医生提供完整的血压记录。

家庭血压监测是观察数日、数周甚至数月、数年间长期变异情况的可行方法,未来通过无线通讯与互联网为基础的远程控制系统将可实现血压的实时、数字化监测。

对于精神高度焦虑患者,不建议自测血压。患者要高度重视自测血压,及时了解自己的血压情况,提高治疗依从性,以便更好的控制高血压。

2. 主动加入患者自我管理小组　提倡高血压患者自我管理,在专业人员的指导下,可以社区居委会为单位组织或患者自发组织自我管理小组,学习健康知识和高血压防治知识,交流经验,提高管理效果。要认识到高血压的危害,学会自测血压,学习如何调整饮食,戒烟限酒,适当运动,保持心情愉快等保健知识与能力,不断增强防治高血压的主动性及降压治疗的依从性,提高自己与医生沟通的能力和紧急情况下寻求医疗帮助的能力。

3. 参与职场人群血压管理　习惯上把职业人群的工作场所称之为"功能社区",功能社区以中青年职业群体为主,要建立健全职工体检制度,充分利用体检资料进行健康状况分析,据此开展一般人群及高危人群的一级预防干预和高血压人群的疾病管理。单位医疗机构应登记和管理高血压患者,定期随访,合理治疗。如单位没有医疗机构,应积极联络辖区社区卫生服务机构,承担相应的任务。

4. 积极加入高血压社区管理　目前在社区和乡镇卫生院都开展了慢性病防治工作,患者要主动建立居民健康档案,在此基础上加入相应的管理中,建立规范化的高血压病历档案,进行规范治疗与管理。有条件的还可建立血压远程自动传输平台,实现血压管理额时效性和客观性,以改变管理的模式,可以做好专业人员的监督工作。在社区高血压的分级管理可根据危险分层:低危、中危、高危／很高危,将高血压患者分为一级、二级、三级管理。

表 9-3　社区高血压分级管理内容

项目	一级管理	二级管理	三级管理
管理对象	低危患者	中危患者	高危／很高危患者
建立健康档案	立即	立即	立即
非药物治疗	立即开始	立即开始	立即开始
药物治疗（初诊者）	可随访观察3个月,仍≥140/90毫米汞柱即开始	可随访观察1个月,仍≥140/90毫米汞柱即开始	立即开始药物治疗
血压未达标或不稳定,随访测血压	3周1次	2周1次	1周1次
血压达标且稳定后,常规随访测血压	3月1次	2月1次	1月1次
测BMI、腰围	2年1次	1年1次	6月1次
检测血脂	4年1次	2年1次	1年1次
检测血糖	4年1次	2年1次	1年1次
检测尿常规	4年1次	2年1次	1年1次
检测肾功能	4年1次	2年1次	1年1次
心电图检查	4年1次	2年1次	1年1次

续表

项目	一级管理	二级管理	三级管理
眼底检查	选做	选做	选做
超声心动图检查	选做	选做	选做
转诊	必要时	必要时	必要时

注:随访监测记录说明:①血压监测:医院、社区站(中心)测量或患者自测血压均可;血压不稳定者增加随访和测压次数;鼓励患者自测血压。②其他检测项目:社区站(中心)或医院检测均可。③辅助检测的频率为基本要求,根据需要可增加监测次数。

　　根据分级管理内容,做好定期随访。高血压社区随访可采用多种方式同时进行,常用的方式有患者到医院的诊所随访、定期到居民比较集中的社区站点随访、患者自我管理教育后的电话随访、对行动不便患者的入户随访以及对中青年高血压人群的网络随访。还可以利用电话及微信、QQ 等多种形式的随访,注意在随访前患者应接受血压监测方法的培训。

五、冠心病患者的自我管理

　　心脏是人体的重要器官,它就好比是一个永不停止工作的泵,随着心脏每次收缩将携带氧气和营养的血流经主动脉输送到全身,以供给身体每一部分。在主动脉的根部分出两条动脉,负责心脏本身的血液循环,称为冠状动脉。冠心病是冠状动脉粥样硬化性心脏病的简称,冠状动脉供应心脏自身血液,冠状动脉发生严重粥样硬化或痉挛,使冠状动脉狭窄或闭塞,导致心肌缺血缺氧或梗死。冠心病的主要临床表现是心肌缺血、缺氧而导致的心绞痛、心律失常,严重者可发生心肌梗死,使心肌大面积坏死,危及生命。由于体内脂质代谢不正常,血液中的脂质沉着在原本光滑的动脉内膜上,在动脉内膜一些类似粥样的脂类物质堆积而成白色斑块,称为动脉粥样硬化病变。这些斑块渐渐增多造成冠状动脉腔狭窄,使血流受阻,导致心脏缺血,产生心绞痛。

(一)心绞痛有何症状

　　心绞痛是一组由于急性暂时性心肌缺血、缺氧所引起的症候群。

　　1. 胸部压迫窒息感、闷胀感、剧烈的烧灼样疼痛,一般疼痛持续 1~5 分钟,偶有长达 15 分钟,可自行缓解。

　　2. 疼痛常放射至左肩、左臂前内侧直至小指与无名指。

3. 疼痛在心脏负担加重（例如体力活动增加、过度的精神刺激和受寒）时出现,在休息或舌下含服硝酸甘油数分钟后即可消失。

4. 疼痛发作时,可伴有(也可不伴有)虚脱、出汗、呼吸短促、忧虑、心悸、恶心或头晕症状。

（二）控制冠心病的危险因素

冠心病的主要危险因素包括:年龄、性别、早发心血管病的家族史、吸烟、高血压、血脂异常、糖尿病、肥胖、缺乏体力活动、饮酒等。控制危险因素主要采取以下措施。

1. 提供专业帮助 专业医生要积极组织、帮助患者了解各类药物,如阿司匹林和硝酸甘油等的使用和益处;掌握何时拨打急救电话,提高患者对急性心脏事件的认识程度;给患者提供宣传教育材料,干预可改变的危险因素等。同时应个体化制定患者正在进行中的治疗需求和随访。

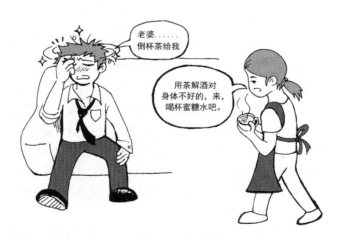

2. 治疗性的生活方式改善

（1）营养和肥胖:建议患者食用降低心血管病风险的食物,增加食物的种类,限制能量的摄入,鼓励摄入水果、蔬菜、谷物和鱼,每日脂肪的摄入量应小于总摄入热量的30%。常见食物的脂肪含量如表9-4所示。

表 9-4 几种高脂肪食物含量表（每 100 克食物含脂肪）

食物名称	含量（克）	食物名称	含量（克）
芝麻	61.7	猪大肠	15.6
花生米	39.2	猪皮	22.7

续表

食物名称	含量（克）	食物名称	含量（克）
核桃肉	63.0	肥牛肉	34.5
松子仁	63.5	瘦羊肉	13.6
椰子肉	35.3	黄油	82.5
西瓜子	39.1	酥油	90.2
南瓜子	31.8	鸡蛋	11.6
葵花子	51.1	鸡蛋黄	30.0
黄豆	18.4	鸭蛋	16.0
黄豆粉	19.2	鹅蛋	16.0
青豆	18.3	猪油	90.0
榛子	49.6	植物油	100
肥猪肉	90.8	芝麻酱	52.9

按照中国肥胖防治指南定义，肥胖指体重指数（BMI）≥28；腹形肥胖指男性腰围≥90厘米，女性≥80厘米。肥胖多伴随其他促发冠心病的危险因素，减轻体重有利于控制其他多种危险因素，减重5%~10%可以降低血压、胆固醇、阻塞性睡眠呼吸暂停综合征的严重程度，改善糖耐量。缓慢持续的减重是最理想的减肥方法（0.5~1千克/周），1kg脂肪储存了7700卡（1卡=4.18焦）热量，如果每日摄入减少500卡，就可以达到每周减少0.5千克的目的。快步走15~20分钟，可以消耗约100卡热量。每月测1次腰围并做好记录，有助于让患者看到自己的进步，提高减肥的效果。

（2）运动：运动的益处远远大于危险，患者如果逐渐增加运动量，心血管事件的危险性会更低。多数稳定性冠心病患者在进行中等量的运动时不需要医护人员监护。

运动应尽可能与多种危险因素的干预结合起来，成为冠心病患者综合治疗的一部分。资料显示，运动锻炼能减轻患者症状，改善运动耐量，提高生活质量，减轻核素显像的缺血程度及动态心电图上的ST段压低。运动还可以通过降低血压、降低运动时抵抗、减轻体重、改善血脂代谢等途径降低心血管病危险。

所有冠心病患者都应有书面的运动计划，并记录运动中是否出现症状。开"运动处方"前，应对患者进行评估，包括患者的病史、用药情况、体格检查和日常运动量，以确保没有运动的禁忌证。应根据患者是否存在并发疾病，是否存在因长期不活动导致的功能下降、肌肉萎缩、平衡能力下降和感觉异常,对患者进行运动指导(见表 9-5)。

表 9-5　稳定性冠心病患者运动的频率、强度、时间和类型(FITT)要求

运动频率(frequency)	每周多数时间保持活动(至少每周活动 3 天,最好每周 5~7 天)逐渐增加频度
运动强度(intensity)	达到目标心率[最低目标心率=(220- 年龄)×0.5,最高目标心率=(220- 年龄)×0.7] 呼吸加快,还能说话,但不能再唱歌 如果还能唱歌,就要加快速度 如果喘气、说话吃力,就要减慢速度 随着规律运动,运动时心率加快的次数减少,这时要增加运动量以达到目标心率
运动时间(time)	至少运动 10 分钟 逐渐增加到 20~60 分钟 每周总运动时间达到目标
运动类型(type of activity)	动用大块肌肉群的运动,如走路、骑车和游泳 持续 10 分钟或更长时间 举例:快步走

急性冠脉综合征康复期、冠状动脉旁路移植术后、经皮冠状动脉介入治疗术后但临床稳定的患者,应该接受 12 周的运动康复治疗,在此期间需要有医护人员监护。多数冠心病患者可按表 9-6 逐渐增加运动量。严重冠心病患者可以从少量多次的轻微活动开始,如平路散步,持续 2~10 分钟,可隔天一次。最初的目标是增加运动频率和持续的时间,达到每日活动 30 分钟以上后再增加运动强度。

表 9-6　冠心病患者逐渐增加运动量的方案

开始运动时间(周)	最短运动时间(分钟)	次数 / 天	运动
1	5~10	2	慢走
2	10~15	2	正常速度走路
3	15~20	2	正常速度走路
4	20~25	1~2	正常速度 / 大踏步走
5	25~30	1~2	正常速度 / 大踏步走
6	30	1~2	正常速度 / 大踏步走

根据所有患者当前的运动情况进行评估,已经规律进行运动的患者要强调益处并鼓励患者维持下去;对于缺乏体力活动的患者要加强和患者的沟通,充分告知患者运动的益处,并为患者选择可行的方案,定期随访调整运动处方。

（3）控制以下危险因素

1）控制血压:通过生活方式改变及使用降压药物,将血压控制于140/90毫米汞柱以下,对于糖尿病及慢性肾病患者,应控制在130/80毫米汞柱以下。选择降压药物时,应优先考虑β受体阻滞剂和（或）血管紧张素转换酶抑制剂（ACEI）类药物。

2）调脂治疗:脂代谢紊乱是冠心病的重要危险因素。冠心病患者应积极纠正脂代谢紊乱,流行病学资料提示,低密度脂蛋白胆固醇（LDL-C）每增加1%,冠状动脉事件的危险性增加2%~3%。调脂治疗也就是冠心病患者应接受积极的降低 LDL-C 的治疗。

3）控制糖尿病:糖尿病合并冠心病慢性稳定性心绞痛患者应立即开始纠正生活习惯及使用降糖药物治疗,使糖化血红蛋白（HbAlc）在正常范围（≤6.5%）。糖尿病患者的控制目标为:空腹血糖 <6 毫摩尔 / 升（108 毫克 / 分升）,糖化血红蛋白≤6.5%,在没有低血糖发生的情况下,HbAlc 的目标要尽可能的接近 6%。具体药物参见中国糖尿病防治指南和稳定性冠心病患者血糖管理的中国专家共识。

4）控制代谢综合征:越来越多的证据表明,除降低 LDL-C 以外,把纠正代谢综合征作为一个特定的二级治疗目标,可以减少未来冠心病事件的危险。诊断为代谢综合征的患者,治疗的目标是减少基础诱因（如肥胖、缺乏锻炼）和治疗相关的脂类和非脂类（如高血压、高血糖）危险因素。控制血脂水平是预防冠心病进展的主要措施。对伴有高血压糖尿病患者,由于有明显的不适,控制血压和控制血糖多会引起重视。而高脂血症由于没有明显的临床症状,且有些冠心病患者血脂水平未超过正常标准,往往被忽视。然而高脂血症在心脑血管疾病中都起到非常重要的作用,血脂升高不仅可导致冠状动脉粥样斑块形成,产生冠心病,其对全身血管功能的影响可引发全身血管系统的疾病,导致包括高血压、糖尿病、下肢动脉闭塞、脑卒中等。所以,对于冠心病患者来说,调脂治疗尤为重要,应与降压降糖治疗一样伴随终生。

（三）非药物治疗措施

冠心病患者往往有不良的生活方式,如大量常年吸烟史、体重超重和肥胖等。吸烟已成为冠状动脉粥样硬化的一个独立危险因素,其地位并不低于血脂异常、血压异常、糖尿病。因此,对于冠心病患者应永久性戒烟,并远离烟草环境,避免二手烟的危害,严格控制酒精摄入。同时合理膳食,控制总摄入量,减少饱和脂肪酸、反式脂肪酸以及胆固醇的摄入也具有重要意义,每日胆固醇的摄入量应控制在 200 毫克以内,常见高胆固醇食物含量见表 9-7。另外对于超重和肥胖的患者,建议其通过控制饮食、适量增加运动量使体重达标,推荐冠心病患者在 6~12 月内将体重下降 5%~10%。

表 9-7　常见高胆固醇食物含量表(每 100 克食物含胆固醇)

食物名称	含量(毫克)	食物名称	含量(毫克)
猪脑	3100	牛肚	132
猪肉(肥)	107	羊脑	2099
猪心	158	羊肉(肥)	173
猪肝	368	羊心	130
猪肺	314	羊肺	323
猪肾	405	羊肾	354
猪大肠	180	鸡肝	429
牛脑	2670	鸡胗	229
牛心	125	鸡血	149
牛舌	102	鸭肝	515
牛肝	257	鸭胗	180
牛肺	234	鸡蛋	680
牛肾	340	鸡蛋黄	1705
鸭蛋	634	青虾	158
鸭蛋黄	1522	虾米	738
咸鸭蛋黄	2110	虾皮	680
咸鸭蛋	742	虾子	896
鹅蛋	704	河蟹	235
鸥蛋黄	1813	蟹黄	466
鹌鹑蛋	674	蚬肉	454
鹌鹑蛋黄	1674	蚶子	238
凤尾鱼	330	螺蛳	161

1. 戒烟　对于吸烟的患者,要逐渐减少吸烟,达到彻底戒烟。被动吸烟也会增加心血管病的风险。对于难以戒断者,可给予尼古丁替代治疗或尼古

丁受体部分激动剂,提高戒烟成功率。

2. 限酒　酒精可以影响血脂代谢,大量饮酒可诱发心脑血管疾病。每日饮酒不超过啤酒 355 毫升,红酒 2 两,白酒 1 两。

3. 控制体重,增加体育锻炼　在医生指导下每天进行 30 分钟以上的有氧运动锻炼,如散步、慢跑、游泳、骑车等。根据自己的体质,掌握运动量,循序渐进,使体重和腰围在正常范围内。

4. 膳食管理　应以清淡为主,低脂低盐饮食,并减少碳水化合物摄入量,鼓励适量鱼肉、豆制品和粗粮的摄入,多吃新鲜的水果蔬菜。对于长期便秘的患者还应保持大便通畅,多吃高纤维食品,必要时可加用通便药。合理饮食要做到"三多三少":多吃新鲜水果、粗粮等、多吃豆制品、多吃不饱和脂肪酸如鱼类、植物油等;少吃肥肉动物内脏等高脂肪食物、少吃多餐、每天食盐摄入量应少于 6 克。饮食管理要点如下:

（1）食盐的摄入量每日控制在 6 克以下,但随着季节、工种及身体情况可以适量增减。

（2）脂肪的摄入量应以植物油为主,植物油与动物油的比例为 2 : 1,其中胆固醇的摄入量以 <200 毫克 / 天为宜。

（3）碳水化合物的摄入量占总热量的 60%~65% 左右,一般选用复杂碳水化合物,粗细搭配,限制精米精面的摄入,限制含单糖和双糖高的食物,如点心、冰激凌、巧克力、蜂蜜等。

（4）蛋白质的摄入占 15%~20%。动物蛋白和植物蛋白的比例 1 : 1。经常吃奶类豆类及其制品。奶类除了含有优质低蛋白和维生素外,含钙量较高,利用率也高,缺钙可以加重高钠引起的血压升高,因此冠心病患者应常吃奶类,且以脱脂奶为宜。植物蛋白宜选用豆制食品,因为豆制品中含有植物固醇较多,有竞争性抑制食物中胆固醇吸收,可以减少心脏病发生的危险。

（5）每日应摄入蔬菜 300~500 克,水果 200~400 克,谷类 250~400 克,胆固醇少于 300 毫克,食用油少于 25~30 克,饮水量不少于 1500 毫升。蔬菜水果中含有大量的维生素、矿物质、膳食纤维,可以降低血压和预防心律失常。

（6）不宜饮浓茶,因为浓茶中的咖啡因,有兴奋心脏的作用,能使人心跳加快,而增加心脏负担。

（7）晚餐要限量,以清淡为宜,热量不超过一天总摄入量的 30%,晚餐摄入过多热量可引起血液中胆固醇增加,晚餐摄入过多会刺激低密度和极低密度脂蛋白把过多的胆固醇运载到动脉壁堆积起来,从而加重病情。

（8）夏天天气炎热,食用冰镇食品可以解暑降温,但对于冠心病患者来说冰镇食品是不宜食用的,因为从人体的解剖部位来讲,食管和胃都和心脏是邻居,当冰镇食品经食管进入胃后,会刺激心脏表面的冠状动脉痉挛而引起心绞痛甚至心肌梗死。

（9）合并糖尿病的患者,饮食治疗的原则是控制总热量的摄入;进食低脂、低盐、易消化的食物;多吃新鲜蔬菜;三餐宜定时、定量;避免甜食、饱食、烟、酒及辛辣刺激的食物。荤菜宜多选择鱼类,其内含有丰富的 ω-3 不饱和脂肪酸和优质蛋白质,容易被人体消化和吸收,且能起到调节血脂和保护血管的作用。烹饪时应该选用植物油,其内含有丰富的不饱和脂肪酸,有预防动脉粥样硬化的功效。

5. 运动　运动作为冠心病患者康复治疗一部分,可使死亡率下降 26%。适当运动可减轻患者焦虑,提高患者自信心,并通过改善患者血管内皮功能,抑制冠脉病变进展,降低血栓形成,促进冠脉侧支循环建立,从而减少心血管事件。运动管理要根据患者的健康、体力和心血管功能状态,结合学习、工作、生活环境和运动喜好等个体化特点制定运动处方,每一运动处方内容遵循 FITT 原则,包括运动频率（frequency）、强度（intensity）、形式（type）和时间（time）。

（1）运动频率:有氧运动每周 3~5 天,最好每周 7 天。抗阻运动、柔韧性运动每周 2~3 天,至少间隔 1 天。

（2）运动强度:在一定范围内随运动强度的增加,运动所获得的心血管健康或体能益处也增加。心血管健康或体能益处的最大运动强度阈值需通过运动负荷试验获得。

常用的确定运动强度的方法包括心率储备法、无氧阈法、峰值摄氧量百分数、摄氧量储备百分数、目标心率法、峰值心率法和自我感知劳累程度分级法。其中,前 4 种方法需心电图负荷试验或心肺运动负荷试验获得相关参数。推荐联合应用上述方法,尤其是应结合自我感知劳累程度分级法。

心率储备法:此法不受药物（β 受体阻滞剂等）的影响,临床上较常用。目标心率 =（最大心率 – 静息心率）× 运动强度 + 静息心率。例如,患者运动时达到的最大心率 160 次 / 分,静息心率 70 次 / 分,选择的运动强度为 60%,则目标心率 =（160–70）× 60%+70=124 次 / 分。

无氧阈法:无氧阈水平相当于最大摄氧量的 60% 左右,此水平的运动是冠心病患者最佳运动强度,此参数需通过心肺运动试验或血乳酸阈值获得,需一定设备和熟练的技术人员。

目标心率法:在静息心率的基础上增加 20~30 次 / 分,体能差的增加 20 次 / 分,体能好的增加 30 次 / 分。此方法简单方便,但欠精确。

峰值心率法:目标心率 = 年龄推测的最大心率 × 运动强度,其中,年龄推测的最大心率 =220– 年龄,运动强度为中等至高强度,强度范围为 50%~85%。当无法直接从运动测试中得到更准确的数据时,可用此公式计算运动强度。

自我感知劳累程度分级法:多采用 Borg 评分表,通常建议患者的运动强度在 11~16 分范围内运动。这种方法适用于没有条件接收运动负荷测试,或正在使用 β 受体阻滞剂治疗,或置入双腔起搏器和频率应答起搏器的患者。对于运动中有心肌缺血的患者,运动靶心率应设定为比诱发心肌缺血的心率少 10 次 / 分。

(3)运动形式:主要包括有氧运动和抗阻运动。有氧运动包括行走、慢跑、游泳和骑自行车等;抗阻运动包括静力训练和负重等。心脏康复中的运动形式虽然以有氧运动为主,但抗阻运动是必不可少的组成部分。

(4)运动时间:运动锻炼时间的选择下午 16~17 时左右最佳,其次为晚间(饭后 1~2 小时)。心脏病患者的最佳运动时间为 30~60 分钟 / 天。对于刚发生心血管事件的患者,从 10 分钟 / 天开始,逐渐增加运动时间,最终达到 30~60 分钟 / 天的运动时间。其中包括 10~15 分钟热身活动,急性发作期的患者不宜运动。

对于病情稳定的糖尿病合并冠心病的患者来说,参与适量的运动是有益的。运动训练不仅使外周组织产生适应性的改变,增加其对胰岛素的敏感性,有利于血糖的控制,还使得心脏侧支循环形成,冠状动脉供血量提高,心肌收缩力提高,从而改善心脏功能。患者可参加多种形式的运动,包括步行、慢跑、骑自行车、游泳和太极拳等。运动时需要注意以下几点:①避免选择过于激烈的运动项目,循序渐进,注重耐力和时间。②为防止低血糖的发生,避免空腹运动,宜在餐后 1~2 小时进行,每周运动 3~5 次,每次持续 20~60 分钟。运动时应该随身携带一些饼干、糖果之类的食物,以备低血糖时食用。③如果运动中出现头昏、面色苍白、大汗淋漓、恶心、胸闷气急等,应立即停止运动,到医院就诊。

6. 自我监测　学会自我监测血糖、血压、心率和体重等,能够使患者掌握自身的病情,随时发现问题,及时就医,对饮食、运动以及合理用药都具有重要的指导意义。推荐患者在家中自备快速血糖仪和血压计,并用专门的记录本详细记录检测结果,就诊时作为调整治疗方案的依据。

对于合并糖尿病的患者,血糖的自我监测需注意几点:①对于刚刚使用降糖药或者调整降糖方案的患者来说,一天要测 7 次血糖,即三餐前、三餐后 2 小时、睡前。必要时,还要测凌晨 2~3 时的血糖。医生据此可以对治疗方案作出有针对性的调整。等患者的血糖平稳了,可以逐步减少监测频率。②遇到感染、身体不适等情况,应增加测量血糖的次数。③以下情况需要立即检测血糖:出现心慌、出汗、头晕、饥饿感等症状时;胸痛发作时;有任何不适时。④血糖控制并不是越严格越好。低血糖带来的危害巨大,可以诱发心绞痛、急性心梗,有时甚至致命。因此,对于多数糖尿病合并冠心病的患者来说,血糖控制目标要比一般糖尿病患者宽松。应由内分泌专科医生为患者制定合适的血糖控制目标。

7. 争取心理支持，做好情绪和睡眠管理　冠心病需要长期治疗，很容易造成患者巨大的心理压力，甚至形成心理疾病。因此，患者要学会心理上的自我调节，而家人则要给予患者更多的理解和支持。首先，患者应多了解冠心病的健康知识，积极主动参与到自身疾病的治疗中。其次，参加一些社会活动，解除对疾病的紧张与烦恼。第三，学会控制化解不良情绪，把对健康不利的心理因素减到最小。

冠心病患者躯体化症状的出现易导致患者处于焦虑、抑郁状态，对患者的心脏康复产生很大的影响，因此冠心病患者的情绪管理应贯彻冠心病的全程治疗过程当中。治疗过程中应注意识别患者的精神心理问题，并给予对症处理。有研究显示，失眠和睡眠过多是年龄 >35 岁无心脏病史成年人发生冠心病的独立危险因素。因此对冠心病患者的失眠问题应给予足够重视，积极给予有效心理预防和药物控制也是必要的，常用镇静类药物包括：阿普唑仑、艾司唑仑、氯硝西泮等，对于合并抑郁状态者可予氟哌噻吨美利曲辛片。

（四）药物治疗的管理

对于已经明确诊断为冠心病的患者，应积极预防和延缓冠脉粥样硬化的发展，在非药物治疗的基础上，如无禁忌证，所有患者应坚持长期服用抗血小板聚集、调脂稳定斑块、控制心率减少心肌耗氧的药物，具体内容如下：

1. 抗血小板聚集药物　推荐患者长期口服阿司匹林 75~100 毫克/天，若有禁忌证者可改用氯吡格雷片 75 毫克/天代替。对于接受 PCI 治疗的 STEMI 患者术后至少给予 1 年的双联抗血小板聚集治疗。

2. 改善症状、控制缺血　存在明显心绞痛患者，推荐给予硝酸脂类制剂扩冠、抗心肌缺血治疗。

3. 心率管理　如无禁忌证，推荐冠心病患者长期服用 β 受体阻滞剂类药物，控制心率、预防心律失常事件的发生，建议患者静息心率维持在 55~60 次/分。若患者心率较快控制不达标，同时存在 β 受体阻滞剂禁忌证情况下，可使用依伐布雷定，非二氢吡啶类 CCB 制剂，如地尔硫草片、维拉帕米片。

4. 控制血压　冠心病患者应进行有效的血压管理，建议血压控制在140/90 毫米汞柱以下（收缩压不低于 110 毫米汞柱）。2014 美国成人高血压指南（JNC8）推荐一线降压药如下：钙离子拮抗剂类（CCB）、血管紧张素转换酶抑制剂类（ACEI）/ 血管紧张素受体拮抗剂类（ARB）、利尿剂等。

5. 控制血脂　冠心病患者应严格控制总胆固醇（TC）和低密度脂蛋白胆固醇（LDL-C）的水平。对于基础血脂水平较高者，建议患者将 TC 控制在4.5 毫摩尔/升，LDL-C 控制在 2.6 毫摩尔/升，极高危患者强化降脂治疗，使

LDL-C 控制在 1.8 毫摩尔 / 升。如患者基础血脂水平较低,推荐患者仍降脂治疗,使基础 TC、LDL-C 水平降低 50% 左右。他汀类降脂药可以调节血脂,同时还可以稳定斑块,减少斑块破裂的发生。并具有抗炎、保护血管内皮作用。治疗目标要求 LDL-C 较原有水平降低 50%,或 <1.8 毫摩尔 / 升。

6. 控制血糖水平　合并糖尿病的冠心病患者应在合理饮食、改善不良生活方式基础上积极使用降糖药物治疗。对于一般健康状况较好、糖尿病病史较短、年龄较轻者,建议将 HbAlc 控制在 7% 以下。过于严格的血糖控制可增加患者低血糖的风险,同时影响患者预后,HbAlc<8% 目标值较适合于糖尿病病程长、严重低血糖病史、血糖控制欠佳、预期寿命短、显著微血管或大血管并发症患者。

7. 硝酸酯类药物　扩张血管,减轻心脏前后负荷,从而改善胸闷症状。

8. β 受体阻滞剂　其药理特性负性变时、负性变力、负性传导作用而使心率减慢,心肌收缩力减弱,心排血量下降,心肌氧耗量降低,从而可以减轻心脏负担,改善冠心病患者的预后。

9. 急救药品:建议患者随身携带硝酸甘油片、速效救心丸等急救药物,患者胸痛发作时可迅速舌下含服。

(五)加入社区管理

对于冠心病患者来说,如果在成熟的社区,会开展冠心病的系列管理,加入进去就会促进自身管理。包括建立健康档案,积极参与戒烟、倡导运动、合理饮食、药物管理等项目中,在医护人员监督下,接受专业的管理。

六、血脂异常患者的自我管理

血脂异常作为脂质代谢障碍的表现,也属于代谢性疾病,但其对健康的损害则主要在心血管系统,导致冠心病及其他动脉粥样硬化性疾病。我国心血管病以缺血性(包括冠心病和脑血栓)为主,其病理基础是动脉粥样硬化。血脂异常是引发这些疾病的主要危险因素之一。

当前,血脂异常的首要治疗目标是降低低密度脂蛋白胆固醇(俗称"坏"胆固醇)。因为低密度脂蛋白胆固醇会在血管里形成动脉粥样硬化斑块。斑块不断增大,使动脉逐渐狭窄甚至阻塞,引起心绞痛、心肌缺血、脑梗死、脑软化。这些斑块就像"不定时炸弹",会在没有任何先兆的情况下破裂,迅速堵塞血管,引发急性心肌梗死甚至猝死。

合理饮食和规律运动不仅是预防血脂异常的根本手段,而且是治疗血脂异常的基础。他汀类药物是降低胆固醇,防治心肌梗死和脑血栓最有效的药物。

1. 生活方式管理

（1）营养管理：当前通过血脂管理降低心血管危险的营养指南，推荐饮食富含水果（≥2份/天）、蔬菜（≥3份/天，其中深绿色或橘黄色蔬菜≥1份/天）、谷物（≥6份/天，其中1/3为全谷物）、豆类、高纤维谷类、低脂乳制品、鱼类、瘦肉和去皮的家禽。此外，饮食特别要限制饱和脂肪酸（小于总热量的7%）、反式脂肪酸（小于总热量的1%）和胆固醇（<200mg/d）的摄入。指南还指明多不饱和脂肪酸和单不饱和脂肪酸可分别占热量摄入的10%和20%，总饮食脂肪应占热量的25%~35%。进一步的推荐包括降低盐摄入和总热量摄入。

补充可降低LDL-C的大量营养物包括植物固醇（2g/日）和可溶性纤维，可进一步增进血脂值的改善。可溶性纤维高的食物有燕麦、豆类、茄子、米麸、大麦、柑橘类水果、梨、草莓和苹果浆等。

营养治疗应当作为血脂异常管理单独的治疗方法，应用至少3个月。营养治疗在启动降脂药物治疗前可延长至6个月。对高危患者，同时开始营养治疗和药物治疗是适宜的。对胰岛素抵抗综合征患者，在血脂水平控制后，可实行强化生活方式改变。

（2）体力活动管理：增加体力运动，每日坚持30~60分钟的中等强度有氧运动，每周至少5天。推荐的运动方案包括每周应进行4~6次、每次至少30分钟中等强度的体力活动（消耗4~7千卡/分），每天至少消耗200千卡热量。活动可包括快走、骑锻炼用的脚踏车、水中有氧运动、清洗/洗涤、割草和体育运动如滑雪、打篮球或排球。虽然有氧运动是首选的，但无氧运动也是有益的。

（3）维持理想体重：通过控制饮食总热量摄入以及增加运动量，将体重指数（BMI）维持在<25。超重/肥胖者减重的初步目标为体重较基线降低10%。

（4）控烟：对于吸烟的患者，戒烟有助于降低心血管危险水平。

2. 血脂异常的药物治疗　临床上可供选用的调脂药物分为：他汀类、贝特类、烟酸类、树脂类、胆固醇吸收抑制剂及其他。

对于伴或不伴胆固醇升高的心血管高危人群，他汀可有效降低ASCVD的发生率，因而被视为防治心血管疾病的核心药物。LDL-C达标后，多数患者需要长期维持治疗。若其LDL-C<1.0毫摩尔/升，可以考虑减小他汀剂量，但需注意监测血脂参数。

对于ASCVD的二级预防，尽管他汀等药物治疗至关重要，仍需再次强调生活方式干预的重要性。首先是升高LDL脂类的饮食控制，要求饱和脂肪酸的摄取量应小于总卡路里的10%，至少小于7%；反式脂肪酸的摄取量小于总卡路里的1%；饮食胆固醇的摄取量小于200毫克/天。其他饮食因素包括：

①维持较高的水果、蔬菜和纤维摄取量,用富含纤维的碳水化合物(全谷类为主)或单不饱和/多元不饱和脂肪酸代替过多的饱和脂肪酸;②食用一定量富含 ω-3 脂肪酸的鱼类以及其他具有心脏保护功能的食物(包括坚果、种子和植物油等);③可考虑摄入植物固醇(2 克/天)和可溶性/粘性纤维(10~25 克/天)作为辅助饮食,进一步降低 LDL-C 水平。

饮食与非调脂药物治疗 3~6 个月后,应复查血脂水平,如能达到要求即继续治疗,但仍须每 6 个月至 1 年复查 1 次,如持续达到要求,每年复查 1 次。

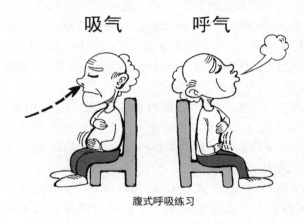

吸气　　呼气

腹式呼吸练习

(苏胜华　钞　多　邹宇华)

第十篇 标语口号

心态积极与健康成正比,裤带长度与寿命成反比。

财富救人一时,健康救人一世。

管住嘴,迈开腿,健康长寿紧相随。

今天不养生,明天花钱养医生。

起早睡好七分饱,常跑多笑身体好。

早起练一练,三餐多蔬果,常有感恩心,快乐活到老。

日行八里路,健康像大树。

多蔬多果多运动,少油少盐少发怒。

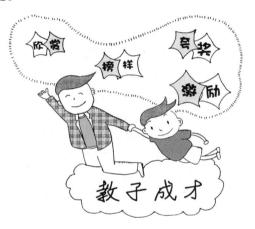

每天八杯水,泌尿结石不相随。

每天锻炼一小时,身强体壮不呆痴。

晚吃全天二份食,防胖减肥都不迟。

高血压好防控:一天运动一小时,二应盐少日6克,三稳脾气不暴躁,四要多菜多水果。

生命在于柔韧度,多弯多伸多歌舞。

月进食油一斤半,日吃肉类少二两,五谷杂粮多果菜,神清气爽常安康。

活动活动,活着就需要动。

管住嘴,迈开腿,健康长寿紧相随。不生气,多助人,心态平衡世界美。

晚餐过饱寿损一日,喝酒夜醉寿折一月。

长寿秘诀:呼吸新鲜的空气,饮用清纯的泉水,进食健康的食物,沐浴温暖的阳光,享受快乐的生活。

生命在于运动,运动在于坚持。

加强卫生文明意识,培养良好健康行为。

预防心脑血管疾病,选择健康生活方式。

吸烟有害健康,强化控烟意识。

戒烟限酒,合理膳食,适量运动,心理平衡。

掌握健康知识,树立健康信念,形成健康行为。

开展环境卫生整治,预防和减少疾病发生。

保护环境卫生,预防传染病流行。

让健康知识深入人心,让健康行为走进生活。

营造健康环境,追求健康生活。

享受健康,珍爱生命。

争做健康公民,争创健康家庭。

普及科学防病知识,养成良好生活习惯。

人老腿先老,将老腰先病。

健康是人类第一财富。

爱护我们的地球从点点滴滴做起。

不要旁观,请加入环保行动者的行列。

环境与人类共存,开发与保护同步。

垃圾混置是垃圾,垃圾分类是资源。

挥手告别陋习,并肩走向文明。

珍惜资源永续利用,绿化环境净化心灵。

爱护环境需要你我共同的参与。

环保成就健康生活。

爱护环境是每一个公民应尽的责任。

让我们共同拥有一个绿色的地球。

家园只有一个,地球不能克隆。

同建绿色温馨家园,共享清澈碧水蓝天。

地球资源要珍惜,环境保护要共识。

敞开心中一片天,放飞心理健康梦。

开心笑一笑,幸福来报到。

阳光总在风雨后,快乐总在倾诉中。

倾诉一分钟的烦恼,享受一小时的快乐。

为您的心灵打开一扇窗户,为我们的沟通搭起一座桥。

不要把自己定位为失败者,否则你永远是失败者。

与心灵相约,与健康同行。

带来步履沉重的忧愁,带走心情轻松的快乐。

倡导和谐心态,成就健康心理。

给心灵沐浴,美丽人生从"心"开始。

学会笑,是一种心理的放松和坦然。

铁不炼不成钢,人不锻炼不健康。

水停百日生毒,人歇百日生病。

每天练练步,不用进药铺。每天练练跑,身体天天好。

发展体育运动,增强人民体质。

运动的作用可以代替药物,但所有的药物都不能代替运动。

跑跑跳跳浑身轻,不走不动皮肉松。

静而少动,体弱多病;有静有动,无病无痛。

与压力"和解",和乐观"牵手"。

认识生命、欣赏生命、热爱生命、珍惜生命!

人人动手,清洁环境,让"四害"远离生活。

弘扬健康文化,倡导健康行为。

履行《烟草控制框架公约》,携手共创无烟环境。

吸烟有害健康,强化控烟意识。

创健康促进学校,天天有个好心情,人人有个好身体,处处有个好环境。

病从口入,祸从口出。

气大伤神,食多伤身。

狂饮伤身,暴食伤胃。

每餐留一口,活到九十九。

多吃不如细嚼。

早吃饱,午吃好,晚吃少。

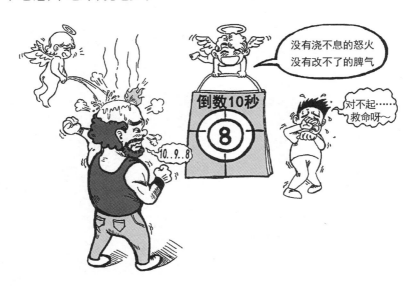

晚饭少吃一口,肚里舒服一宿。

要想身体好,早餐要吃饱。

吃饭不要闹,吃饱不要跑。

饭后散步,不进药铺。

五谷杂粮壮身体,青菜萝卜保平安。

上床萝卜下床姜,不劳医生开药方。

朝食三片姜,胜过人参汤。

不喝隔夜茶,不喝过量酒。

肉生火,油生痰,青菜豆腐保平安。

（谢锦尧　邹宇华）

第十一篇 板 报

板报是基层单位广泛使用的一种宣传媒体,属于"报"的范畴,具有"报"的特点和形式,其构成要素包括:报头(刊头画)、主标题、文章、插图、花边、边框、题头画、尾花、落款以及版面中的"空隙间距"。它涉及到了绘画、色彩、美学、书法、写作、设计、视觉、信息传播、材料等方面的知识,是多种学科的综合反映体。

每一位出过板报的人都会苦思冥想、绞尽脑汁,想把板报办成雅俗共赏、与众不同的艺术作品,能让每一位看到板报的人都有一种愉悦,都能受到教育和了解到最新的信息。

下面介绍几种板报文章,供参考。

一、灭蚊防蚊 预防登革热

1. 什么是登革热?

登革热是登革热病毒由伊蚊(俗称花蚊或者花斑蚊)传播引起的急性虫媒传染病。

2. 哪些时间容易发生登革热?

登革热流行季节常是天气湿热、蚊虫滋生的季节,一般在每年的 5~11 月,高峰在 7~9 月。

3. 登革热的潜伏期有多长?

3~14 天,一般是 4~7 天。

4. 登革热有哪些典型症状?

"三红"、"三痛"是登革热典型症状。感染登革热病毒后经常表现为突发高烧(大约维持 3~5 天),伴有"三红"、"三痛",即面部、颈部、胸部潮红和肌肉、关节、眼眶疼痛。患者极度疲乏,皮肤出现出血点,严重者可出现剧烈持续的上腹痛,畏寒,鼻腔、口腔及牙龈出血,脉搏弱而快,呼吸困难,有的出现休克或死亡。

5. 什么时间灭蚊效果最好?

蚊子的活动习性是:早晨天亮之后,室内的蚊子往外飞,黄昏天暗后,室外的蚊子往室内飞。因此,灭蚊的最佳时间是黄昏。

6. 灭蚊重点部位有哪些?

墙角、天花板、床底和座椅背后等阴暗的角落,是蚊子最喜欢躲的地方。

7. 预防登革热,我们能做什么?

预防登革热的最佳方法是清除积水,防止蚊子滋生,同时避免被蚊子叮咬。

8. 清除积水 把所有用过的罐子及瓶子放进有盖的垃圾桶内;每星期最少替植物换水一次,勿让花盆底盘留有积水;紧盖所有贮水容器、水井及贮水池;要保持所有排水渠道畅通;将地面凹陷的地方全部填平;废轮胎要存放室内或避雨的场所,如要堆放室外,要用防雨布严密遮盖,不积雨水,必要时可用杀虫剂喷杀成蚊;家禽、家畜与鸟类饮用水槽要每天清理。

9. 消灭成蚊 使用家用杀虫剂杀灭成蚊,并遵照包装指示使用适当的分量。注意切勿向运行中的电器用品或有火焰的地方直接喷射杀虫剂,以免发生爆炸。

10. 个人防护 窗户装防蚊网,如房间没有防蚊网的应装置蚊帐;避免于"花斑蚊"出没频繁时段在树荫、草丛、凉亭等户外阴暗处逗留;到登革热流行区旅游或工作,应穿着浅色长袖上衣及长裤,或在外露的皮肤及衣服上涂喷蚊虫驱避药物。

二、科学防治肺结核

1. 什么是肺结核?

肺结核是我国发病、死亡人数最多的重大传染病之一,俗称"肺痨",是由结核分枝杆菌引起的一种慢性呼吸道传染病。结核分枝杆菌可侵入人体各器官,主要侵犯肺脏,称肺结核。侵犯其他器官的结核病有脑膜结核、骨结核、肾结核等。肺结核是结核病传的主要类型。

2. 肺结核有什么常见症状?

肺结核最常见的症状为咳嗽、咳痰2周以上,部分患者会出现痰中带血、午后低热(一般不超过38℃)、盗汗、胸痛、食欲不振、疲乏或消瘦无力等症状。

3. 肺结核的传播途径是什么?

肺结核主要通过咳嗽、打喷嚏传播。当患者大声说话、咳嗽、打喷嚏时,就会释放出很多细小的飞沫,身体抵抗力弱的人,即可被感染。除了飞沫外,痰液也是一个重要的传播途径,痰中的结核杆菌与尘埃混在一起,飞扬在空气中,被吸入肺内也可引起感染。

与肺结核患者合用餐具,有可能通过饮食染上该病。但消化道结核多数是由于引用未经煮沸的牛奶引起。

患有肺结核的母亲在怀孕期间,体内的结核分枝杆菌可通过脐带血液进入胎儿体内,胎儿也可因咽下或吸入含有结核分枝杆菌的羊水而感染,从而使胎儿患上先天性结核病。

结核分枝杆菌也可由皮肤或粘膜的伤口直接感染受伤者。

另外,结核病是人畜共患的疾病,许多动物如猪、猫、狗、羊、牛、猴等均可患结核病,人如果与这些患病的动物经常接触,也可能被传染。

4. 如何预防结核病的传播?

（1）个人防护:①足月顺产、体重 2500 克以上、身体健康的新生儿要在 24 小时内接种卡介苗。②养成良好卫生习惯,勤洗手,密闭空间多通风,强身健体。在咳嗽、打喷嚏时掩住口鼻,不随地吐痰。

（2）集体生活场所:①肺结核患者应尽快离开集体环境并接受正规抗结核治疗。②对房间居室进行消毒。③保持通风及阳光充足。④同室居住的人应注意身体是否有咳嗽、咳痰症状,尤其是这些症状超过两周时,应及时就医。

5. 坚持规律治疗,绝大多数患者都能治愈。肺结核患者应积极配合医生进行治疗,按时服药,定期复查,坚持完成规范治疗。一般一个月以后传染性就会消失。治疗期间,在自己体力允许的情况下,可以做些力所能及的活动如散步等。如果患者不坚持规律治疗,会产生严重后果:

（1）患者体内的结核分枝杆菌会不断繁殖,导致疾病迁延不愈,形成慢性排菌。患者的排菌期延长,意味着传染期加长,可传染更多的健康人。

（2）患者体内的结核分枝杆菌在这种慢性过程中,很容易产生耐药,演变成耐药肺结核患者。

（3）一旦形成耐药,治疗更加困难,治疗期会延长 3~4 倍。

6. 针对肺结核诊断和治疗,我国有哪些优惠政策?

我国省、地、县三级都设有结核病防治专业机构,包括结核病防治所、疾控中心(慢性病防治站)和结核病定点医院。这些专业机构对结核病检查治疗的部分项目实行免费政策,如为初次就诊的肺结核可疑症状者或疑似肺结核患者提供免费胸片和痰涂片检查,为初次确诊并治疗的肺结核患者和复治涂阳肺结核患者提供免费抗结核治疗药品(包括国家标准化疗方案中规定的结核药品、注射器和注射用水)。并且,我国肺结核诊疗优惠政策不受户籍限制,也就是说流动人口无论走到哪儿,都可以享受国家的诊疗优惠政策。

三、行动起来　向"零"艾滋迈进

1. 什么是艾滋病?

艾滋病是由"人类免疫力缺乏病毒"（HIV）简称"艾滋病病毒"所引起的。

艾滋病病毒主要破坏部分构成人体免疫系统的白细胞,使机体逐渐丧失免疫能力,这时人体就会得各种机会性感染,比如肺炎、脑膜炎、肺结核等,也会得各种肿瘤。目前并无根治艾滋病的方法。

2. 艾滋病有哪些传播途径?

(1)性接触:艾滋病病毒存在于精液及阴道分泌中。在性行为时(包括阴道性交、肛交及口交),病毒就会从一个人传到另一个人。

(2)血液接触:艾滋病病毒存在于血液中,因此受病毒污染的血液及血液制成品可以传播病毒。注射毒品的人如果与他人共用针具,亦可成为传染的途径。另外,未经妥善消毒的文身、穿耳及针灸器具,虽然机会不高,但也是可以传播艾滋病病毒的。

(3)母婴接触:孕妇体内如果有艾滋病病毒,便可能在怀孕及生产的过程中,或哺母乳时将病毒传给新生婴儿。

3. 哪些情况不会感染艾滋病?

艾滋病病毒不会通过空气或一般社交接触传播。与带病毒者握手、一同使用交通工具、进食、上课、工作、共用洗手间或泳池等,都不会感染到艾滋病病毒。此外,亦没有证据显示蚊叮虫咬可以传播艾滋病病毒。

4. 哪些人容易得艾滋病?

静脉吸毒者、性乱者(包括同性恋和异性恋)、血友病或其他需要经常输血者、HIV 感染者的配偶、HIV 感染者的婴儿等。

5. 怎么样保护自己,远离艾滋病?

(1)选择安全性行为:固定性伴侣;每次性交坚持正确使用质量可靠的安全套;避免肛交、口交。

(2)注意血液安全:不要静脉注射任何毒品,远离你所知道的吸毒地方与人群;避免不必要的输血、使用血制品和注射;尽量避免共用有可能刺破皮肤的用具,如剃须刀、牙刷等;不到医疗器械消毒不可靠的单位(尤其是无证行医处)注射、拔牙、手术、针灸。

(3)母婴阻隔:感染 HIV 的妇女要避免怀孕和哺乳。

四、认识病毒性肝炎

1. 什么是病毒性肝炎?

病毒性肝炎是由多种肝炎病毒引起的,以肝脏炎症和坏死病变为主的一组传染病。分为甲、乙、丙、丁、戊型。以甲型肝炎和乙型肝炎最常见。

2. 病毒性肝炎是怎样传播的?

甲型肝炎:通过粪 - 口传播。粪便中排出的病毒通过污染手、水和食物等传播。

乙型肝炎：①输血及血制品以及使用污染的注射器或针刺等；②母婴垂直传播（主要通过分娩时吸入羊水，产道血液，哺乳及密切接触）；③性接触传播。

丙型肝炎：与乙型肝炎相同，以输血及血制品传播为主，且母婴传播不如乙型肝炎多见。

丁型肝炎：与乙型肝炎相同。

戊型肝炎：通过粪—口途径传播，水源或食物被污染可引起暴发流行；也可经日常生活接触传播。

3. 什么人容易得病毒性肝炎？

人类对各型肝炎普遍易感，各种年龄均可发病。

甲型肝炎：感染后机体可产生较稳固的免疫力，发病者以儿童居多。

乙型肝炎：在高发地区新感染者及急性发病者主要为儿童，成人患者则多为慢性迁延型及慢性活动型肝炎。

丙型肝炎：发病以成人多见，与输血和血制品、药瘾注射、血液透析等有关。

丁型肝炎：易感者为 HBsAg 阳性的急、慢性肝炎及无症状携带者。

戊型肝炎：各年龄普遍易感，感染后具有一定的免疫力。

各型肝炎之间无交叉免疫，可重叠感染，也可先后感染。

4. 个人怎样预防肝炎？

（1）甲型肝炎：勤洗手，勿吃生的食物。由于甲型肝炎有排毒在先、发病在后的特点，患者在症状出现之前即可传播病毒。此外，甲型肝炎还有大量隐性感染者，虽不发病，但仍可传播病毒，不知不觉地感染他人，故甲型肝炎最有效的预防方法是接种疫苗。

（2）乙型肝炎：至今还没有根治的办法，故预防重于治疗，接种乙型肝炎疫苗是预防乙型肝炎的唯一有效的方法，而且很经济。同时，使用洁净、消毒的医疗器械，实行一人一针一管一消毒，慎用血液、血制品。注意个人卫生、饮食卫生。成人应保证安全的性行为（全程、正确使用安全套）。及时清洗、消毒、处理伤口，避免暴露。

5. 怎样知道自己是否感染乙型肝炎病毒或患乙型肝炎？

定期到医院体检，抽血检查乙肝两对半和肝功能，就能知道自己是否感染乙型肝炎病毒、肝功能（转氨酶）是否正常、病程如何、是否需要接种乙肝疫苗。

6. 慢性乙型肝炎有什么危害？

慢性乙型肝炎（简称乙肝）是指乙肝病毒检测为阳性，病程超过半年或发病日期不明确而临床有慢性肝炎表现者。临床表现为乏力、畏食、恶心、腹胀、肝区疼痛等症状。肝大，质地为中等硬度，有轻压痛。病情重者可伴有慢性肝病面容、蜘蛛痣、肝掌、脾大，肝功能可异常或持续异常。慢性乙型肝炎病程长,难以治愈,费用大,长期患病可导致肝硬化、肝癌。

五、孕产妇保健

1. 孕产期保健服务　孕产期保健服务是指从怀孕开始至产后 42 天为孕产妇、胎儿及新生儿提供的系统检查、监护和保健指导,包括孕产期卫生指导、基本的孕产妇系统保健、胎儿保健、新生儿保健、孕产期卫生咨询和疾病防治。孕产妇系统保健管理应以提高产科质量为中心,筛选高危孕妇为重点。

孕期保健应从孕前三个月开始,并且越早越好。由于各期都有应做的检查、宣教及处理的特殊内容,因此各期保健均不可忽视。

2. 孕期检查的好处

(1)可及时发现孕妇的身体疾病。

(2)给予孕妈妈科学卫生的孕期指导。

(3)及早发现妊娠并发症。

(4)了解胎儿的发育是否健康。

(5)预测分娩时有无困难。

3. 早孕保健内容

(1)对怀孕妇女要做到"三早":早发现、早检查、早确诊。

(2)凡确诊的孕妇应列入孕产妇系统保健管理范围,填写孕产妇系统保健卡(册)。

(3)对早孕妇女进行孕早期卫生保健指导,包括避免接触各种有害有毒物质。

(4)对有异常症状或发现高危因素的孕妇应及时诊查、指导或转送上一级医疗保健单位诊治,并列入高危孕妇管理范围,重点监护。

4. 产前保健内容

(1)孕早期保健(孕 12 周内):及时识别早孕症状,及早开始保健,早孕期至少检查一次。避免一切不良因素的影响,如病毒、药物、放射线等。

(2)孕中期保健(孕 13~28 周):在孕 20~24 周至少检查一次,高危妊娠应增加检查的次数。

(3)孕晚期保健(孕 28~40 周):孕 28 周后争取每 2~4 周检查一次,至少检查 3 次。如属高危应当增加检查次数。

5. 产时保健内容　有条件的应提倡和宣传住院分娩,重点抓好"五防"、"一加强"。

(1)五防:①防滞产:严密观察产程,推广使用产程图。②防感染:严格产房和接生器械的消毒、隔离制度,严格执行无菌操作规程。③防产伤:严格执行各产程处理常规,正确助产,正确处理难产。④防出血:认真处理各产程,切实做好产后的出血防治工作。⑤防窒息:严密观察胎心,预防胎儿窘迫,注意清理新生儿呼吸道,处理好第一次呼吸,加强新生儿护理及保暖工作。

(2)一加强:加强高危孕妇的产时监护和产程处理。

6. 产褥期保健内容　重视产褥期保健,严格执行产褥期护理常规,防止产褥期感染。注意恶露、子宫收缩、体温及全身状况,及时处理异常。积极开展产褥期保健的卫生宣教和指导,宣传母乳喂养的好处,指导科学喂养。

7. 产后访视内容

(1)了解一般状况:精神、睡眠、饮食、大小便等。

(2)测体温,必要时测血压。

(3)检查:乳头有无皲裂,乳房有无红肿、硬结,乳汁分泌量,乳腺管是否通畅;宫底高度、子宫硬度及压痛;会阴伤口愈合情况,有无红、肿、热、痛;观察恶露量及性状。

(4)指导产褥期卫生,防治产后合并症。

(5)宣传母乳喂养的好处,指导科学喂养。

(6)指导避孕方法。

(7)产后健康检查。

六、狂犬病预防知识

1. 狂犬病是如何传染的?

狂犬病是由狂犬病毒引起的中枢神经系统急性传染病,是一种人与温血动物共患的自然疫源性疾病。人主要通过狂犬咬伤后感染发病。得病后中枢神经系统严重功能障碍,临床上以高度兴奋、恐惧不安、恐水怕风、流涎和咽肌痉挛,终至发生瘫痪而危及生命,病死率几乎 100%。

野生动物是狂犬病的自然储存宿主,人畜为偶然宿主。野生动物感染狂犬病毒后,如狐、狼、豺类、熊、臭鼬、鼠、猫鼬及一切啮齿动物等,均可成为传染源,也可感染猪、牛、羊、马、鹅、鸭等家畜、家禽。就国内来说,狂犬是狂犬病的主要传染源,其次是带病毒的犬猫等。

2. 人被动物咬伤后,需要预防处置吗?

目前,狗猫等动物需要每年定期接种正规且合格的兽用狂犬病疫苗,才能有效预防动物狂犬病的发生。如果动物每年接种狂犬病疫苗的资料齐全,能够证明预防接种的动物免疫有效,人被这样的动物咬伤抓伤后,可以只进行伤口处置而不需要接种疫苗。当无法对动物接种兽用狂犬病疫苗后的免疫效果进行评价时,无论伤人动物是否进行过免疫,伤者都必须进行处理伤口、注射狂犬病疫苗和/或注射被动免疫制剂。

3. 暴露伤口为什么需要进行处理?

伤口处理包括对伤口进行彻底冲洗、消毒处理及预防伤口感染,这对于预防狂犬病发生具有重要意义。首先,水流冲洗的机械力量能有助于减少伤口的病毒残留量;更重要的是狂犬病病毒对脂溶剂(肥皂水、氯仿、丙酮等)、75%酒精、碘制剂以及季胺类化合物较为敏感,采用肥皂水和消毒剂能够有效地杀灭伤口周围的大部分病毒。因此,彻底冲洗伤口和消毒可大大降低狂犬病发生的风险。

4. 已经准备去医院,还需要自己先处理伤口吗?

伤口处理得越及时,对侵入伤口的病毒的清除和杀灭效果就会越好,因此不管伤者是否准备去医院进行处理,在伤后的第一时间自己先处理伤口都是非常重要的。

5. 自己怎样处理伤口,具体应该怎么做?

(1)首先使用一定压力的流动清水(比如自来水)冲伤口。

(2)再用 20% 的肥皂水(也可用肥皂)或其他弱碱性清洁剂清洗伤口。

(3)重复第 1、2 步,至少 15 分钟。

6. 孕妇暴露后进行疫苗接种,会对胎儿产生影响吗?

狂犬病是致死性疾病,孕妇被犬猫伤后也应尽早接种狂犬病疫苗。使用合格狂犬病疫苗一般不会给孕妇带来不良反应,也不会影响胎儿,不需要人工流产。

7. 哺乳期妇女打疫苗后是否可以继续哺乳?

尚未发现接种狂犬病疫苗会对母乳及婴儿产生不利影响,因此可以继续哺乳。

8. 如果狂犬病疫苗与儿童计划免疫的疫苗接种时间冲突怎么办?

正在进行计划免疫接种的儿童可按正常免疫程序接种狂犬病疫苗。目前研究未发现狂犬病疫苗和其他疫苗(包括儿童计划免疫疫苗)同期使用会对免疫效果产生相互影响。接种狂犬病疫苗期间也可按正常免疫程序接种其他疫苗。如家长仍有疑虑,鉴于狂犬病的致死性,应优先接种狂犬病疫苗。

9. 用药期间可以接种狂犬病疫苗吗?

鉴于狂犬病几乎 100% 的致死性,因此无禁忌证,用药期间仍应该接种狂犬病疫苗。一般药物对狂犬病疫苗的免疫效果也无直接影响,但要避免和免疫抑制剂类的药物合用。

10. 全程接种狂犬病疫苗后,再次被狗咬伤,如何处理?

伤口处理:任何一次暴露后均应当首先、及时、彻底地进行伤口处理。

疫苗接种:一般情况下,全程接种狂犬病疫苗后体内抗体水平可维持至少1年。如再次暴露发生在免疫接种过程中,则继续按照原有程序完成全程接种,不需加大剂量;全程免疫后半年内再次暴露者一般不需要再次免疫;全程免疫后半年到1年内再次暴露者,应当于0和3天各接种1剂疫苗;在1~3年内再次暴露者,应于0、3、7天各接种1剂疫苗;超过3年者应当全程接种疫苗。

再次暴露后的被动免疫制剂注射:按暴露前(后)程序完成了全程接种狂犬病疫苗(细胞培养疫苗)者,不再需要使用被动免疫制剂。

七、珍爱生命,远离毒品

1. 什么是毒品?

根据《中华人民共和国刑法》第357条规定,毒品是指鸦片、海洛因、甲基苯丙胺(冰毒)、吗啡、大麻、可卡因以及国家规定管制的其他能够使人形成瘾癖的麻醉药品和精神药品。

2. 什么是新型毒品?

所谓新型毒品是相对鸦片、海洛因等传统毒品而言,主要指人工化学合成的致幻剂、兴奋剂类毒品,是由国际禁毒公约和我国法律法规所规定管制的、直接作用于人的中枢神经系统,使人兴奋或抑制,连续使用能使人产生依赖性的精神药品(毒品)。

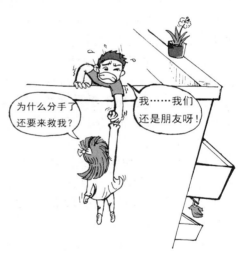

3. 毒品的基本特征有哪些?

(1) 具有依赖性。

(2) 具有非法性。

(3) 具有危害性。

4. 传统毒品分几类?

(1) 鸦片:俗称"阿片""大烟""阿片烟"等。生鸦片系草本类植物罂粟未成熟的果实用刀割后流出的汁液,经风干后浓缩加工处理而成的褐色膏状物。生鸦片经加热煎制便成成熟鸦片,是一种棕色的粘稠液体,俗称烟膏。鸦片是一种初级毒品,吸食鸦片的表现为极度兴奋继而嗜睡,长期吸食导致面无血色,瘦弱不堪,戒断会产生流泪、频繁打哈欠、失眠、呕吐等不适症状。

(2) 罂粟:罂粟是一种美丽的植物,叶片碧绿,花朵五彩缤纷,茎株亭亭玉立,蒴果高高在上,但从蒴果上提取的汁液,可加工成鸦片、吗啡、海洛因。因此,罂粟成为世界上毒品的重要根源,而罂粟这一美丽的植物可称为恶之花。

（3）大麻：大麻是一种粗大、直立、芳香的一年生灌木,原产于中亚,在北温带地区种植较为广泛。大麻通常被加工成大麻烟来吸食,吸食后可影响中枢神经系统,引起欣快感,并引起倦睡。大剂量服用可出现幻视、焦虑、抑郁、情绪突变、妄想狂躁等反应,难以戒断。

（4）海洛因：海洛因是一系列吗啡类毒品的总称,是以吗啡生物碱作为合成起点得到的半合成毒品,俗称几号、白粉、白面、红鸡、白戈珠。是阿片毒品系列中的精制品。一般包括海洛因碱（二乙酰吗啡）、海洛因盐（包括盐酸盐、硝酸盐、酒石酸盐和柠檬酸盐,但一般指盐酸盐）和海洛因盐水合物。海洛因对人类的身心健康危害极大,长期吸食、注射海洛因可使人格解体、心理变态和寿命缩减,尤其对神经系统伤害最为明显。

5. 合成毒品分几类?

（1）冰毒：甲基苯丙胺又称冰毒,即兴奋剂甲基苯丙胺,因其原料外观为纯白结晶体,晶莹剔透,故被吸毒、贩毒者称为"冰"。由于它的毒性剧烈,人们便称之为"冰毒"。吸食后会产生强烈的生理兴奋,能大量消耗人的体力和降低免疫能力,严重损害心脏、大脑组织甚至导致死亡。吸食成瘾者还会造成精神障碍,表现出妄想、好斗等。

（2）摇头丸：摇头丸的化学名称是 3,4- 亚甲基二氧甲基苯丙胺,英文缩写为 MDMA。摇头丸具有兴奋和致幻双重作用,在药物的作用下,用药者的时间观念出现混乱,表现出乎寻常的活跃,整夜狂舞,不知疲劳。同时在幻觉作用下使人行为失控,常常引发集体淫乱、自残与攻击行为,并可诱发精神分裂症及急性心脑疾病。

（3）K 粉：K 粉的化学名称叫氯胺酮。氯胺酮具有很强的依赖性,服用后会产生意识与感觉的分离状态;导致神经中毒反应、幻觉和精神分裂症状,表现为头晕、精神错乱、过度兴奋、幻觉、幻视、幻听、运动功能障碍、抑郁以及出现怪异和危险行为。同时对记忆等能力造成严重的损害。

6. 我国《刑法》规定的毒品犯罪的罪名有哪些?

（1）走私、贩卖、运输、制造毒品罪（第 347 条）。

（2）非法持有毒品罪（第 348 条）。

（3）包庇毒品犯罪分子罪（第 349 条）。

（4）窝藏、转移、隐瞒毒品、毒赃罪（第 349 条）。

（5）走私制毒物品罪（第 350 条）。

（6）非法买卖制毒物品罪（第 350 条）。

（7）非法种植毒品原植物罪（第 351 条）。

（8）非法买卖、运输、携带、持有毒品原植物种子、幼苗罪（第 352 条）。

（9）引诱、教唆、欺骗他人吸毒罪（第 353 条）。

（10）强迫他人吸毒罪（第 353 条）。

（11）容留他人吸毒罪（第 354 条）。

（12）非法提供麻醉药品、精神药品罪（第 355 条）。

7. 如何配合公安机关打击毒品犯罪？

在娱乐场所看到吸食、贩卖新型毒品现象时一定要向公安机关及时举报；发现制造新型毒品的窝点一定要及时向公安机关报告。

8. 什么是强制戒毒？

强制戒毒是公安机关对吸食、注射毒品成瘾人员，在一定时期内通过强制性的行政措施，依法对其强迫进行药物治疗、心理治疗、法制教育、道德教育，使吸毒人员戒除毒瘾。

9. 常用的戒毒方法有哪些？

（1）自然戒断法：又称冷火鸡法或干戒法。是指强制中断吸毒者的毒品供给，仅提供饮食与一般性照顾，使其戒断症状自然消退而达到脱毒目的的一种戒毒方法。其特点是不给药，缺点是较痛苦。

（2）药物戒断法：又称药物脱毒治疗。是指给吸毒者服用戒断药物，以替代、递减的方法，减缓、减轻吸毒者戒断症状的痛苦，逐渐达到脱毒的戒毒方法。其特点是使用药物脱毒。

（3）非药物戒断法：是指用针灸、理疗仪等，减轻吸毒者戒断症状反应的一种戒毒方法。其特点是通过辅助手段和"心理暗示"的方法减轻吸毒者戒断症状痛苦，达到脱毒目的。缺点是时间长，巩固不彻底。

10. 吸毒对社会有什么危害？

（1）对家庭的危害：家庭中一旦出现了吸毒者，家便不成为其家了。吸毒者在自我毁灭的同时，也迫害自己的家庭，使家庭陷入经济破产、亲属离散，甚至家破人亡的困难境地。

（2）对社会生产力的巨大破坏：吸毒首先导致身体疾病，影响生产，其次是造成社会财富的巨大损失和浪费，同时毒品活动还造成环境恶化，缩小了人类的生存空间。

（3）毒品活动扰乱社会治安：毒品活动加剧诱发了各种违法犯罪活动，扰乱了社会治安，给社会安定带来巨大威胁。无论用什么方式吸毒，对人的身体都会造成极大的危害。

11. 吸毒对身心的危害？

（1）身体依赖性：由于反复用药所造成的一种强烈的依赖性。毒品作用于人体，使人体体能产生适应性改变，形成在药物作用下的新的平衡状态。一旦停掉药物，生理功能就会发生紊乱，出现一系列严重反应，称为戒断反应，使人感到非常痛苦。用药者为了避免戒断反应，就必须定时用药，并且不断加大剂量,使吸毒者终日离不开毒品。

（2）精神依赖性:毒品进入人体后作用于人的神经系统,使吸毒者出现一种渴求用药的强烈欲望,驱使吸毒者不顾一切地寻求和使用毒品。一旦出现精神依赖后,即使经过脱毒治疗,在急性期戒断反应基本控制后,要完全恢复原有生理功能往往需要数月甚至数年的时间。更严重的是,对毒品的依赖性难以消除。这是许多吸毒者在一而再、再而三复吸毒的原因,也是世界医、药学界尚待解决的课题。

（3）毒品危害人体的机制:我国目前流行最广、危害最严重的毒品是海洛因,海洛因属于阿片类药物。人的脑内和体内一些器官,存在着内源性阿片肽和阿片受体。在正常情况下,内源性阿片肽作用于阿片受体,调节着人的情绪和行为。人在吸食海洛因后,抑制了内源性阿片肽的生成,逐渐形成在海洛因作用下的平衡状态,一旦停用就会出现不安、焦虑、忽冷忽热、起鸡皮疙瘩、流泪、流涕、出汗、恶心、呕吐、腹痛、腹泻等。这种戒断反应的痛苦,反过来又促使吸毒者为避免这种痛苦而千方百计地维持吸毒状态。冰毒和摇头丸在药理作用上属中枢兴奋药,毁坏人的神经中枢。

八、脑中风患者如何防止跌倒

脑中风患者存在肢体运动障碍时,肢体运动功能差,身体姿势调整、保持平衡功能下降,运动时很容易跌倒。

确认各种动作的安全性是防止跌倒的首要对策,要针对有可能出现的问题进行防范,及时改进动作及技巧。患者及家属要听从医护人员的康复指导和安全教育,按科学方法做肢体运动。

1. 患者做什么活动时容易跌倒　脑中风患者在做下列活动时容易跌倒:①从坐位站起。②从床向椅子、轮椅转移,或从轮椅向床、坐便器转移。③步行中精神过度紧张、绊脚、摇晃、滑倒。④方向转换。⑤过障碍物。⑥坐到床及椅子上。⑦上下楼梯及坡路步行。⑧在洗脸及家务动作时,下肢固定而要进行躯体活动。⑨入浴。⑩穿脱下身衣服。

具体活动时,有陪护人（或工作人员）在场的情况下,陪护人应站在患者的患侧。此外,对患者的居住环境也要作出相应调整,以确保安全,如让家庭活动空间变得开阔、保持活动区域通畅、搬走室内通道上不必要的家具、在浴室内加扶手和防滑垫等。

2. 预防跌倒,患者要十知

（1）对虚弱无法自我照顾、步态不稳、头晕、视力模糊、意识不清、使用镇定剂、血糖低、血压不稳者及 85 岁以上老人,下床前先坐床沿片刻,由陪护人陪同下床。

（2）下床时请慢慢起身,特别是您在服用某些特殊药物时,如降压药、安眠药时。

（3）当您需要协助时,请按呼叫铃,护士会来到您身边。

（4）保持地面干燥,如地面弄湿,及时请工作人员处理。

（5）将您的物品收纳入柜中,保持走道通畅。

（6）卧床时请拉起床栏,特别是患者躁动不安、意识不清时。

（7）请您穿上合适尺码的衣裤,以免绊倒。

（8）将您的生活用品放在您容易取到的地方。

（9）病房保持灯光明亮,使您行动更方便。

（10）上厕所时如您有需要,请按呼叫铃。

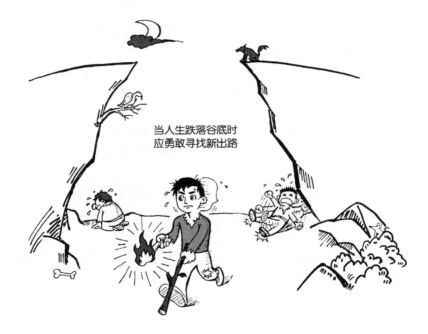

（蔡日东　余凯鹏　郭坚明）

第十二篇　健康教育处方

　　社区医疗卫生机构开展健康教育工作有多种方式,其中最为常见的就是健康教育处方的应用。健康教育处方是医生在临床医学处方之外的医学行为指导,是以医嘱形式提供的健康教育文字资料,它针对某种疾病的特点,对患者进行防治知识、用药及生活方式的指导。换言之,健康教育处方是医生根据患者不同病种的特点,在饮食、运动、护理、用药、就医等方面制订的有益于患者健康和病后康复的指导性意见。

一、健康教育处方编写要求

　　1. 相关疾病或健康问题概述　为方便群众了解相关疾病或健康问题,可用最为精炼的语言对其进行简单的描述,包括病因、临床表现、主要治疗措施和转归等。

　　2. 行为指导　健康教育的核心是行为干预,而健康教育处方的核心部分也就是行为指导部分。在撰写时,应当充分考虑对行为的指导要求,尽可能细化、差异化。

　　3. 印刷　不同主题的健康教育处方经过反复多次修改和审定后即可投入印刷,纸质处方便于患者及其家人保存。

范文

×××× 医院

健康教育处方笺

姓名:刘芳　　　性别:女　　　年龄:38　　　职业:工人

诊断:病毒性肝炎

病毒性肝炎是由肝炎病毒所致的传染病,甲型与戊型肝炎主要经消化道传播,乙、丙和丁型肝炎主要经血液或血制品传播。肝炎可转化为慢性肝炎、肝硬化,少数患者可发展为肝癌。

　　1. 肝炎病人必须注意休息,不能疲劳,急性肝炎病人要卧床休息。

　　2. 饮食要营养丰富、新鲜、易于消化,少吃油腻食物;多吃新鲜蔬菜、水果,不宜吃过多的糖,严禁饮酒。

3. 甲型与戊型肝炎注意日常消毒隔离。病人生活用品要和健康人分开,餐、用具要及时消毒,患病期间少外出就餐或自备餐盒,避免交叉感染。

4. 在医生的指导下,适当服用保肝药物治疗。

5. 一旦出现疲乏、厌食或腹胀、肝区疼痛不适等症状,应随时就医检查。

6. 生活有规律,心情愉快,恢复期逐渐增加锻炼,如散步、打太极拳、爬山等。

7. 病情痊愈或稳定后还需定期复查肝功能及相关检查,及时了解病情变化。

8. 符合条件者可进行甲肝、乙肝疫苗接种,预防发病。

9. 特别医嘱:……

二、艾 滋 病

1. 艾滋病是一种病死率极高的严重传染病。艾滋病全称为获得性免疫缺陷综合征,是由艾滋病病毒引起的一种目前尚无预防疫苗、又无有效治愈办法且病死率极高的传染病。人群普遍易感,艾滋病病毒通过严重破坏人体免疫功能,造成抵抗力极度低下,最终致全身衰竭而死。

2. 艾滋病主要通过血液、性行为和母婴传播。通过两性性行为是主要传播途径,同性恋的性行为富有更大的危险性。通过静脉注射毒品、输血或使用血制品,使用不洁的各种医疗器械如针头、针灸针、口腔器材、美容器材及共用剃须刀或牙刷等可相互传播,还可通过胎盘、产道和哺乳传给婴儿。

3. 艾滋病不会通过空气、饮食(水)传播,不会通过公共场所的一般性日常接触(如握手,公共场所的座椅、马桶、浴缸等)传播,不会通过钱币、票证及蚊蝇叮咬传播,也不会通过游泳池传播。

4. 艾滋病完全可以预防。要遵守法律和道德要求,洁身自爱,反对性乱;不搞卖淫、嫖娼等违法活动;不以任何方式吸毒,远离毒品;不使用未经检验的血液制品,减少不必要的输血;不去消毒不严格的医疗机构打针、拔牙、针灸、文身、美容或手术;不共用牙刷、剃须(刮脸)刀;避免在日常工作、生活中沾上伤者的血液;正确使用避孕套有助于避免感染艾滋病,但也有 10% 的失败率,故避孕套不是“安全套”“保险套”。

5. 为避免母婴传播,怀孕前及怀孕期间应进行艾滋病病毒检测。

6. 母亲感染艾滋病病毒应避免母乳喂养。

7. 积极规范治疗其他性病,如梅毒、软下疳、生殖器疱疹、淋病等。

三、高 血 压

1. 认识高血压病。高血压常表现为头晕、头痛、失眠、胸闷、气短、嗜睡、颈部僵硬感、眼胀、注意力不集中、记忆力下降等。在出现相应器官（包括心、脑、肾脏、眼底等）动脉硬化或功能损害时，可出现下列症状，如行走不稳、肢体无力、口角歪斜、呛咳、反应迟钝、心绞痛、喘憋、平卧困难、水肿、视物不清等。

2. 高血压是一种严重的疾病，如不及时有效地治疗，可导致脑卒中、冠心病、肾病等严重后果。目前尚无有效根治高血压的方法，必须坚持按医嘱服药，切忌时用时停，即使症状缓解也不能随便停药。

3. 吸烟、高血脂、糖尿病、早发心血管疾病家族史（一级亲属发病年龄女性 <65 岁，男性 <55 岁）、心脑血管病、超重和肥胖、体力活动少、食盐过量、急躁易怒、血浆纤维蛋白原增高等是高血压重要的危险因素，要引起高度重视，积极加以控制。

4. 注意合理营养。高血压患者平时以清淡素食为主，每日食盐摄入量在 6g 以内，饮食要定时定量，不宜暴饮暴食，多吃新鲜蔬菜水果，减少饱和脂肪酸的摄入，适当选食一些有降脂作用的食物，如海带、海蜇、芹菜、木耳、海参、葵花子、芝麻等。

5. 戒烟限酒。不饮高度白酒，可饮少量葡萄酒或啤酒，限制咖啡摄入量。

6. 坚持适当运动。坚持经常性的散步、骑车、游泳、太极拳等有氧运动，每次不少于 30 分钟、每周不少于 3 次，劳逸结合，保持标准体重。减肥目标：体重指数（BMI）<24,腰围：男性 <85 厘米，女性 <80 厘米。

7. 注意心理调节。避免紧张刺激，学会松弛与紧张处理（练气功、书法、绘画、听音乐等），生活作息有规律，遇事心平气和，宽厚待人，学会控制自己的情绪，尤其不可急躁、发怒，尽量不看紧张的影视或球赛，远离赌博和电子游戏，防止情绪过分激动。

8. 保持充足睡眠。中老年高血压患者不要突然起床，醒后应在床上躺半分钟，坐起半分钟，双腿垂下床沿半分钟，然后起床活动，以防致命意外的发生。

9. 一旦出现上述可能与高血压有关的症状，应去医院做相应的辅助检查。

10. 治疗高血压须防"五乱"，一乱：不规则用药。二乱：随意停药。三乱：频繁换药。四乱：不愿联合用药。五乱：凭自我感觉用药。

四、糖 尿 病

1991 年，世界卫生组织和国际糖尿病协会共同确定 6 月 27 日为世界糖尿病日。为对付糖尿病这一日益严重的全球性威胁,世界卫生组织制订了糖尿病防治的三大战略:①研究:加强糖尿病病因和流行病学研究,探索防治的新技术;②教育:加强糖尿病防治的健康教育;③服务:加强社区卫生保健服务,以更有效地控制糖尿病。

1. 正确对待糖尿病。要了解和认识糖尿病,树立战胜疾病的信心,保持安定平和的心理状态,积极配合医护人员有效地防治糖尿病。

2. 正确使用降糖药物。糖尿病患者对降糖药物的使用要根据饮食和运动情况,做到及时加减,不能突然停用或减量过多,并要注意按时进餐,特别是午餐。注射胰岛素时做到"三及时":病情不好时及时加药,病情好转时及时减药,用药后及时加餐。

3. 注意合理营养。不要进食过量的肥肉等含脂肪多的食物和过多的食糖,后半夜及早晨容易发生低血糖的患者,晚间睡前宜吃一些主食或含蛋白质多的食物,如鸡蛋、豆腐干等,糖尿病患者应经常携带一些糖果、饼干、馒头干,以便随时纠正低血糖反应。

4. 避免过度劳累和精神创伤。运动有利于预防冠心病、脑动脉粥样硬化、高血压等并发症的发生,给患者带来自信心和生活的乐趣,有益于身心健康,可以调节人体的中枢神经系统、内分泌系统和免疫系统,提高机体的抗病能力,使严重威胁糖尿病患者的感冒、上呼吸道感染等疾病降低到最低限度。劳动量增加或活动特别多时,要减少降糖药物的用量或及时加餐。对患者尤其是老年患者,给予同情、关心和照顾,使之心情舒畅,情绪稳定。

5. 糖尿病主要危险因素有:年龄大于40岁、有糖尿病家族史或遗传倾向、患过妊娠糖尿病、患有多囊卵巢综合征、超重(肥胖)、高血压、脂代谢紊乱、患有抑郁症、长期服用抗精神病及抗抑郁药物等,要引起高度重视,积极加以控制。

6. 定期来医院复查。糖尿病患者在口服降糖药或用胰岛素治疗的过程中,易发生低血糖反应,特别是1型糖尿病患者易于发生低血糖反应,因此患者和亲属应了解低血糖的症状和预防处理方法,做一些简单的处理,以缓解病情。糖尿病的治疗是长期的,患者应定期来医院检查,以及早发现和预防并发症。

五、脑　出　血

1. 正确认识脑出血　急性期患者生命垂危,亲属十分着急,应认真听取亲属的病情介绍、关心患者,与亲属谈清楚病情预后,稳定亲属情绪。若患者神志尚清醒,应安慰患者,减轻心理压力,合理安排陪护与探视,保持安静,减少不良刺激,树立战胜疾病的信心。恢复期患者常因有偏瘫、肢体功能丧失、失语等导致生活不能自理,易出现悲观、功能锻炼急于求成的心理,应满足患者的生活需要,避免刺激,稳定情绪,保持足够睡眠。

2. 注意合理营养　康复期患者应以素食为主,清淡为佳,少食高胆固醇食物,食量适度,忌辛辣刺激性食物。伴有高血压者要注意控制钠盐摄入,伴有糖尿病患者要定时定量进餐,对肥胖患者应适当限制饮食。

3. 做好家庭护理　急性期应绝对卧床休息 4~6 周,避免过多搬动。翻身时应动作轻柔,保持头部不扭曲,以免加重出血。神志不清、躁动及合并精神症状者应加床栏,防止跌伤。无休克者抬高床头 15°~30°,以利于静脉回流,减轻脑水肿。保持大便通畅,防止便秘。保持皮肤卫生,每日用温水擦拭,每 2 小时翻身 1 次,睡气垫床,并按摩骨突及受压处,及时清理大小便和被褥。

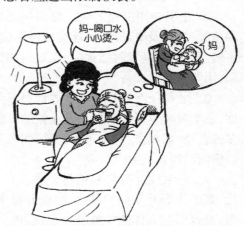

4. 适当功能锻炼　引导患者遵循正确的锻炼方式,选择自理方法。康复期患者应注意应尽早进行功能锻炼,加强日常生活做训练,瘫痪肢体可做被动运动,有肌力的肢体应做主动运动。生活要有规律,劳逸结合,避免身心过度疲劳。

六、脑　血　栓

1. 正确认识脑血栓　应关心、安慰患者,消除有害刺激因素,帮助患者稳定情绪,配合治疗,增强其战胜疾病的信心。让患者及其亲属掌握防治脑血栓形成的知识,对疾病的预防给予重视,使患者保持良好的精神状态,坚持康复治疗。

2. 注意合理营养　应用低脂饮食,多吃蔬菜和植物油,少吃胆固醇含量丰富的食物如动物内脏、蛋黄和动物油等,对合并便秘者,宜多食含纤维素多的青菜,如芹菜、韭菜及香蕉等,勿过饥过饱。

3. 注意家庭护理　急性期应卧床休息,头部不宜抬高,以防止脑血流减少。瘫痪肢体应尽早给予被动运动及按摩,防止关节挛缩等。对能咀嚼但舌体不能向口腔深处送进食物者,应于坐位或头高侧卧位喂食,可用汤匙将少量食物送到舌根让患者吞咽,偏瘫患者应向健侧送入食物,以流质或糊状半流物为宜。神志不清、躁动及合并精神症状者应加床栏、防止跌伤。保持皮肤卫生,定时翻身、垫床,对有尿失禁者要及时更换尿垫,对骨突受压处要及时摩擦。恢复期患者应及早进行功能锻炼,主动运动患肢,早期下床活动。

4. 定期复查　定期复查血糖、血脂、血纤维蛋白原及血压等,坚持在医生指导下正确服药,切不可时服时停。若出现手指麻木无力、短暂失明、短暂说话困难、眩晕、步态不稳等,可能为脑缺血先兆,不可疏忽,应速去医院就医。

七、老年性白内障

老年性白内障是眼内透明的晶体由于老化逐渐变得混浊,造成视力减退,甚至失明。但白内障经手术治疗,完全可以重见光明。

1. 白内障发病缓慢,应定期到医院检查。需要手术时,要听从医生指导及时手术。

2. 有糖尿病、高血压、呼吸道疾病、心脏病等影响白内障手术的疾病要积极治疗。

3. 多吃富含维生素 C、维生素 A 和胡萝卜素的食品(如菠菜和甘蓝菜)有助于患者康复。

4. 读书写字时避免强光直接照射,外出或室内有强光时,可选用滤紫外线镀膜太阳镜,防止眼睛受到太阳光的损伤。

5. 白内障手术后的一段时间内要注意休息,避免吸烟、饮酒,吃刺激性食物,少看电视等,避免眼疲劳,并要定期随访检查。

6. 白内障术后又有视力下降,要到眼科检查有无其他影响视力的眼病。

八、泌尿系统结石

泌尿系结石包括肾结石、输尿管结石、膀胱结石,多见于男性,可引起剧烈疼痛、血尿。如继发感染还可引起发热。结石长期梗阻可引起梗阻部位以上尿路积水、肾功能损害,所以要积极治疗。

1. 直径 0.5cm 左右的尿路结石可通过多饮水、服用排石冲剂和增加跳跃活动等办法排出体外。

2. 直径 1.5cm 以下的单颗结石病例,可以通过体外震波碎石方法治疗。

3. 饮水每天应超过 2000ml。避免饮用高硬度水,可饮用磁化水。饮水量要分布全天,除白天大量饮水外,睡前、睡眠中起床排尿后也须饮水 300~500ml。

4. 根据结石成分,适当调节饮食。如钙盐结石病人应限制海带、黑木耳、豆类、牛奶等含钙食物；草酸盐结石病人宜少吃菠菜、豆类、葡萄、茶叶等富含草酸的食物，多食牛奶、蔬菜、水果等碱性食品；磷酸盐结石病人宜用低磷、低钙饮食和酸性食物，禁食奶制品、豆类等含钙丰富食品；尿酸盐结石病人，宜少吃动物内脏、肉汁、家禽等含嘌呤高的动物食品，少吃糖，多食碱性食品和新鲜蔬菜与水果。

5. 平日多饮水、多活动，注意控制钙、蛋白质、草酸盐、食盐的摄取量，可补充镁及维生素 B6，有助于减少结石的复发。

九、甲　沟　炎

甲沟在手指（脚趾）甲两侧。甲沟炎是甲沟或其周围组织发炎。表现为指甲一侧的皮下组织发红、疼痛、化脓。如不及时处理可成慢性甲沟炎或指骨骨髓炎。

1. 预防甲沟炎的关键在于保护指甲周围皮肤不破损，不要用手拔倒刺，剪指甲时两侧指甲沟不得剪得过深，穿鞋选择大小肥瘦适当、合适轻便的鞋。

2. 手指有微小损伤时，可涂碘酒后用纱布包扎，以防发生感染。

3. 防止异物刺伤。

4. 保护手指皮肤，洗手后或睡前用护肤油，保护皮肤光洁。

5. 一旦有感染，早期红肿可用热敷，外敷青敷膏或金黄膏，如已化脓，应及时切开将脓液引流，防止感染蔓延引起指甲骨髓炎。

6. 切开引流或拔指甲手术后，要按医嘱来复查。

十、骨　关　节　炎

骨关节炎是由于关节软骨退行性变后骨质增生所致慢性关节炎。患者多为 45 岁以上的中老年人。患病关节可有持续性隐痛，晚期可有关节肿胀、变形，活动受限。

1. 应尽量减少关节的负重和大幅度活动，以延缓病变的进程。

2. 体质肥胖的人，应控制饮食，减轻体重，减少关节的负荷。

3. 发作期多休息、少走路。病情严重者避免登山、爬楼梯等运动，下肢关节有病变时，可用拐杖或手杖，以减轻关节负担。

4. 平日患者应进行适当的关节活动，不活动关节比活动关节更可能加重骨关节炎，但应避免关节过度屈曲加重疼痛。

5. 脊柱骨关节炎可进行肌肉拉伸训练及轻微的有氧运动，建议使用直背椅、硬床垫和床板，病情严重时，可使用后背支架或绷带。

6. 发作期应遵医嘱服用消炎镇痛药,这类药对胃部有刺激,尽量饭后服用。

7. 注意天气变化,避免潮湿受冷。病变的关节应用护套保护。

十一、肩　周　炎

肩周炎是肩部周围软组织的慢性炎症。肩关节内外形成粘连,表现为肩部疼痛和活动障碍,严重时可影响日常活动。

1. 在发作期应避免提抬重物,减少肩部活动,可对病肩采取一些固定和镇痛的措施,如用三角巾悬吊,使疼痛缓解。

2. 可行热敷、理疗或按摩,配合中药和针灸治疗,以促进局部血循环,缓解肌肉痉挛,减轻疼痛。

3. 若疼痛剧烈,可服用止痛药。

4. 慢性肩关节功能障碍以功能锻炼和按摩为主,配合理疗治疗。锻炼贵在坚持,如果不坚持锻炼与康复治疗,则肩关节的功能难以恢复正常。

肩关节功能锻炼方法:

摇肩:两腿前后开立,健侧下肢伸直在前,患侧下肢伸直在后,前后方向摇动肩关节。

摸高:面对墙壁,患肢用手沿墙壁缓慢向上摸,然后向下放回原处,如此反复数次。

体后拉手:两手置于身后,以健侧手拉患侧手使其逐渐内收并上提。

外旋练习:背靠墙而立,患肢握拳屈肘,患侧肩关节贴住胸壁,患肢外旋,尽量使拳背碰到墙壁。

以上动作每次锻炼 10~20 分钟,每天 6 次以上。也可以在医生指导下采用其他运动锻炼方法。

5. 受凉常是肩周炎的诱发因素,平时应注意气候变化,注意肩部保暖。

十二、腰部肌肉劳损

腰部肌肉劳损(腰肌劳损)是青壮年较常见的疾病。主要是由于长期弯腰工作或工作姿势不良,腰肌过度疲劳,或是急性腰肌损伤治疗不及时或治疗不当所引起。主要表现为腰部酸痛或胀痛,休息时减轻,劳累时加重。

1. 急性发作期应注意休息,卧硬板床 1~3 周。

2. 适度热敷、按摩,以改善血液循环,促进疼痛等症状消失。

3. 待疼痛改善后,尽早做腰背肌肉的锻炼,防止过度疲劳。

4. 急性发作后容易复发,应注意腰部的保护,避免弯腰搬运重物。工作时可用腰围或宽腰带,以保护腰部肌肉。

5. 腰肌劳损自我保健方法

(1) 腰肌锻炼仰卧保健法:患者取仰卧位,首先双脚、双肘和头部五点支撑于床上,将腰、背、臀和下肢用力挺起稍离开床面,维持感到疲劳时,再恢复平静的仰卧位休息。按此法反复进行 10 分钟左右,每天早晚各锻炼一次。

(2) 俯卧保健法:患者采取俯卧位,将双上肢反放在背后,然后用力将头胸部和双腿用力挺起离开床面,使身体呈反弓形,坚持至稍感疲劳为止。依此法反复锻炼 10 分钟左右,每天早晚各一次。如果长期坚持锻炼,可预防和治疗腰肌劳损的发生和发展。

(3) 腰背部叩击按摩保健法:患者采用端坐位,先用左手握空拳,用左拳在左侧腰部自上而下轻轻叩击 10 分钟后,再用左手掌上下按摩或揉搓 5 分钟左右,一日两次。然后反过来用右手同左手运动法进行操作。自己感到按摩区有灼热感,则效果更好,运动后自觉舒服无比。此运动法能促使腰部血液循环,解除腰肌的痉挛和疲劳,对防治中老年性腰肌劳损效果良好。

十三、腰椎间盘突出症

腰椎间盘突出症是由于在外界因素的作用下,椎间盘脱出(或突出)于后方椎管内,导致相邻的神经受到刺激或压迫引起腰痛、腰部活动受限、下肢麻木等各种症状。

1. 急性期及发作期应卧床休息,避免下地活动;床铺最好是特硬席梦思或硬板床,上面铺厚垫。

2. 骨盆牵引是该病的主要保守疗法,结合理疗、外用中药治疗、按摩效果更佳。

3. 平时坚持佩戴腰围与睡硬板床,患者应避免劳累及腰部外伤,并注意腰部的保暖。

4. 保持腰部的正确姿势(腰椎前凸位),避免久坐、扭腰运动与长时间弯腰,忌剧烈运动及抬重物,坐姿时应选择高且有靠背的椅子。

5. 在医生的指导下坚持康复锻炼:

(1) 做腰部保健操,加强背部肌肉锻炼,对于疾病康复非常重要。①五点支撑法:仰卧,用头部双肘及双足支撑起全身,使背部尽量悬空后伸,保持 5 秒钟后放下;②背伸法:俯卧,抬起头部离开床面,而上肢向背后伸,双膝伸直,从床上抬起两腿。

(2) 倒走锻炼可以让腰部和脊柱保持挺拔,减少腰椎前凸,有条件的可以使用负跟鞋替代倒走,更安全且容易坚持。注意稍微感到疲劳就需要休息,不要过量运动。

6. 饮食应多食滋养肝肾食品,如动物的肝肾、瘦肉、甲鱼等,还可以多食饴糖、大枣或枸杞泡水代茶。

7. 患者不适宜穿带跟的鞋,肥胖者应控制体重。

十四、近视、远视

近视和远视都属于屈光异常。通常,看近处事物清楚,而看远不清楚的是近视;看远看近都可能不清楚的是远视;它们都易有视觉疲劳、眼部胀痛、看书不能持久等症状。通过散瞳验光可以确诊。

1. 视力下降都应检查原因。必要时应验光,以确定是否有近视、远视及其程度。

2. 近视要预防度数加深。阅读和写字要保持与书面30厘米以上的距离和正确的姿势;学习或看电视1小时要休息10~15分钟,眼睛经常远眺、看绿色植物,坚持做眼保健操。

3. 看书光线不要太暗或太亮。改掉走路看书、躺着看书、歪头看书等不良用眼习惯,少玩电子游戏机,少用手机。

4. 注意锻炼身体,保证每天有一小时的运动,多食含维生素丰富的蔬菜、水果等食物。

5. 儿童远视要防弱视。尽早教会小儿看视力表,视力在0.8以下应扩瞳验光,发现问题应尽早就医诊治,并听从医生指导。

6. 戴不适当的眼镜会引起眼部不适症状,因此,最好在医院验光并配度数正确的眼镜。无职业上特别要求的,可戴普通眼镜,佩戴隐形眼镜要严格遵守安全使用规则。

十五、孕 妇

1. 异常症状的判断 孕妇出现下列症状应立即就诊:阴道流血,妊娠3个月后仍持续呕吐,寒战、发热,腹部疼痛,头痛、眼花、胸闷、心悸、气短,液体突然自阴道流出,胎动计数突然减少等。

2. 营养指导 母体是婴儿成长的环境,孕妇的营养状况直接或间接地影响自身和胎儿的健康。妊娠期间孕妇必须增加营养以满足自身及胎儿的双重需要。但孕妇饮食过多或过少都会影响胎儿的发育,并导致并发症的发生。因此,孕妇饮食要合理恰当,多食高热量、高蛋白、高维生素食物,适当补充无机盐和微量元素。少食辛辣、寒冷等刺激性食物。

3. 清洁和舒适　孕妇要养成良好的刷牙习惯,进食后均应刷牙,注意用软毛牙刷;孕期排汗量增多,要勤淋浴,勤换内衣;衣服应宽松、柔软、舒适,冷暖适宜;不宜穿紧身衣或袜带,以免影响血液循环和胎儿的发育。选择舒适、合身、足以支托增大乳房的胸罩,以减轻不适感。孕期宜穿轻便舒适的鞋子,鞋跟不宜太高,但不应完全平跟,以能够支撑体重而且感到舒适为宜;避免穿高跟鞋,以防腰背痛及身体失衡。

4. 活动与休息　一般孕妇可坚持日常工作,28 周后可适当减轻工作量,避免长时间站立或重体力劳动。坐时可抬高下肢,减轻下肢水肿。接触放射线或有毒物质的工作人员,妊娠期应予以调岗。妊娠期孕妇因身心负荷加重,易感疲惫,需要充足的休息和睡眠。每日应有 8 小时的睡眠,午休 1~2 小时。卧床时取左侧卧位,以增加胎盘血供。居室内要保持安静、空气流通、清新。孕期要保证适量的运动,运动可促进血液循环,增进食欲和睡眠,且可以强化肌肉为分娩做准备。孕期适宜的活动包括:一切家务操作均可正常进行,但不要攀高举重;多散步,但注意不要到人群拥挤、空气不佳的公共场所。

5. 胎教　胎教是有目的、有计划地为胎儿的生长发育采取的最佳措施。现代科学技术对胎儿的研究发现,胎儿的眼睛能随送入的光亮而活动,触其手足可产生收缩反应;外界音响可传入胎儿的听觉器官,并能引起心率的改变。因此,有两种胎教方法:①对胎儿进行抚摸训练,刺激胎儿活动的积极性;②对胎儿进行音乐训练。

6. 孕期自我监护　胎心音计数和胎动计数是孕妇自我监护宫内胎儿情况的一种重要手段。家庭成员学会听胎心音,不仅可了解胎儿在宫内的情况,而且还可以和谐孕妇和家庭成员之间的亲情关系。胎儿的胎动次数多少、快慢强弱,可以提示胎儿的安危。一般来说,孕龄满 24 周时,就该听胎心、数胎动了。通常在正餐后卧床或坐位计数,每日 3 次,每次 1 小时。每天将早、中、晚各 1 小时的胎动次数相加乘以 4,就得出 12 小时的胎动次数。如果 12 小时胎动数大于 30 次,说明胎儿状况良好,如果为 20~30 次应注意次日计数,如下降至 20 次要告诉医生,作进一步检查。

7. 药物的使用　许多药物可通过胎盘而进入胚胎内,影响胚胎发育。尤其是在妊娠最初 3 个月,是胚胎器官发育形成时期,此时用药更应注意。抗生素类药物如链霉素可影响第 8 对脑神经,引起神经性耳聋;磺胺类药物对胎儿期影响虽不大,但等胎儿娩出后则胆红素易渗入血脑 - 屏障,有诱发核黄疸的可能;抗糖尿病药物有致畸作用,孕期应慎用。但若病情需要,在医生指导下,必须服用的药物仍应按时服用,以免对母婴不利。

8. 性生活指导　孕期性生活应根据孕妇具体情况而定,由于孕期特殊情况,需注意调整姿势和频率。妊娠前 3 个月及末 3 个月,避免性生活,以防流产、早产及感染发生。

9. 识别先兆临产　临近预产期的孕妇,如出现阴道血性分泌物或规律宫缩(间歇 5~6 分钟,持续 30 秒),则为临产,应尽快到医院。如阴道突然大量液体流出,可能有胎膜早破,应嘱孕妇平卧,由亲属抬送入院,以防脐带脱垂危及胎儿生命。

10. 分娩物品准备　母亲的用物准备包括足够的消毒卫生巾、内裤,大小合适的胸罩,数套替换的内衣,以及吸奶器(以备吸空乳汁用)等。新生儿衣物宜柔软、舒适、宽大、便于穿脱,衣缝在正面防止摩擦新生儿皮肤。衣服、尿布宜选用质地柔软、吸水、透气性好的纯棉制品。由于新生儿皮肤柔嫩,易受损伤而引起感染,因此,婴儿衣物宜用柔和、无刺激性的肥皂和清洁剂洗涤。此外还要准备婴儿包被、毛巾、梳子、围嘴、爽身粉、温度计等。对不能进行母乳喂养者,还要准备奶瓶、奶粉、奶嘴等。

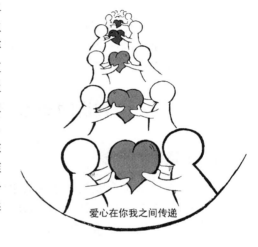

爱心在你我之间传递

（陈　虾　邓晓燕　曹　黎　邹宇华）

第十三篇　健康教育宣讲技巧

物质、精神、文化、长寿都需要拥有。健康教育是时代发展的需要,是投入少、产出高、贡献大的产业,是公共卫生的核心功能,是改变人们不良行为和生活方式的主要手段。

一、宣讲的概念、条件及听众心理

(一)宣讲的概念

宣讲指在公众场合就某问题或某事件发表自己见解的一种口语形式。借助有声语言和态势语言,面对广大听众说明事理,发表意见,抒发感情,提出看法,阐述观点,从而达到感召听众的一种口语表达方式。

演讲重感情,以感动听众、打动听众心灵为主;讲座则侧重知识的传授,而健康教育宣讲则需要把感动听众和传授知识结合起来。

(二)宣讲必备的条件

宣讲者:是活动的主体,信息的发源地。

信息:指演讲者所传递的内容。作为健康信息具有以下特点:符号通用、科学性、针对性、适用性、指导性、通俗性。

听众:宣讲活动的客体,是宣讲不可缺少的有机组成部分。听众的作用:①能动地接收宣讲信息;②对宣讲产生信息反馈。

环境:选择合适的场地,大小与预计参加人数相协调。交通方便,如果无电梯,最好楼层不要太高,以便老、弱、病、残者上下楼。确保音响、电源、照明等设施齐全。

宣讲者的修养:要有理论修养,品德修养,学识修养,气质修养。

(三)听众的心理特点

1. 求新心理　越是新鲜的东西越能激发人的愉快心理,越能引起人对外界刺激物的注意。

2. 求真心理　只有保证信息内容的科学性、真实性,才能更好地指导人们选择健康的生活方式,赢得信赖与爱戴,否则将会起到误导作用或导致逆反。

3. 求近心理　对自己周围的、同自己有关的事情感兴趣。这种求近包括生活、地域、情感、认识、知识等方面的接近。

4. 求短心理　社会竞争的激烈、生活节奏的加快,更使得人们希望在有限的时间内获取最大量的信息,"长话短说"正是这种求短心理的表现。

5. 其他因素　如求奇、求乐、有自尊等。

（四）宣讲者的举止和礼仪

1. 走进会场　在一般的宣讲场合,走进会场时要面带微笑,不论听众是否在注意你。可用眼神和微笑与听众交流,步履稳健地向安排的座位走去。

2. 坐下前后　你和其他人员一起走到座位前,宣讲者应先以尊敬的态度主动请对方入坐。对方也会礼貌地恳请宣讲者坐,这时方可坐下。坐下后不要前探后望,也不要和台上台下的熟人打招呼。

3. 介绍之后　主持人介绍之后,宣讲者应自然起立,向主持人点头致意,并要由衷地从面部、眼神表示出"不敢当"之意和感激之情。

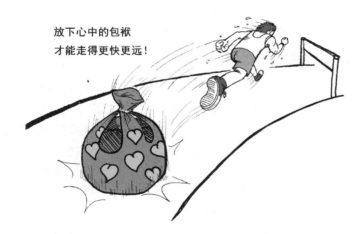

放下心中的包袱
才能走得更快更远!

4. 登上讲台　向主持人点头致谢后,稳健地走到台前,自然地面对听众站好。此时应端庄大方,举止从容,精神饱满,也可面露微笑,尤其是女性宣讲者。

5. 站姿　一般以站在前台中间为合适。较好的站姿有两种:一是前进式站法。即一脚在前,一脚在后,两足成45度角,身躯微向前倾,给人一种振奋、向上的感觉。一是自然式站法。即两足平行,相距与肩等宽,给人一种注意力集中、精神抖擞的印象。

6. 宣讲开始　站好之后,先以友好、诚恳、恭敬的态度向听众鞠个躬,以示致意。然后不急于开口,暂停几秒钟,以亲切、尊敬的眼光遍视一下听众,表示光顾和招呼的意思,能起到组织听众,安定听众情绪的作用。

7. 走下讲台　讲完之后,应说一句"谢谢大家,再见",接着向听众鞠躬致意,向大会主持人致意,然后走回原座。坐下后,如主持人和听众以掌声向宣讲者表示感谢时应立即起立,面向听众致礼,以表示回谢。

8. 走出会场　大会主持人陪同宣讲者往外走的时候,听众常常出于礼节鼓掌欢送。这时宣讲者更应谦虚,用鼓掌、点头或招手表示答谢,直到走出会场为止。

二、怎样做好健康教育宣讲

（一）宣讲工作的流程

1. 宣讲前准备　选题、时间安排、选择讲师、目标人群的确定与组织、地点选择与场地布置、讲稿准备、材料与设备的准备、讲师简介、首次内部试讲等。

2. 宣讲现场　签到、宣讲、摄影、录音、资料或纪念品发放、现场评价。

3. 宣讲之后　资料整理、总结、评价、宣传报道。

（二）讲师的筛选与培训

健康教育讲师应具备坚实的专业知识及广泛的人文社科知识,掌握科普讲座的基本方法,达到所讲内容为专家级水平。其语言表达能力强,富有激情,有较强的组织协调能力及控制场面的能力。一个优秀的健康教育讲师不仅是科普知识的传播者和健康促进的工作者,也是其单位的形象代言人。

缺少优秀的健康教育讲师是社区卫生服务机构开展健康教育的瓶颈之一。某社区卫生服务中心培养健康教育讲师的做法值得借鉴:

1. 先在机构内部进行健康教育讲师技能培训。

2. 自愿报名,围绕中心的健康教育计划,每一位准备 1~2 个宣讲的题目。

3. 内部试讲。试讲时,现场录像;试讲完后,听众点评,回放录像。连续 3 次试讲合格者,授予"健康教育讲师"称号。获得称号者增加工资或给予讲座补贴,并送进修、深造。

常言道:"纸上得来终觉浅,绝知此事要躬行。"通过选拔和培养,加之实际锻炼,健康教育讲师的宣讲水平就会得到提升,不仅给单位、社区居民带来益处,其本人也得到升华,自身价值也会得到提高。

(三)听众的组织

如何按目标人群组织听众来听宣讲,这是有些机构开展健康教育遇的难题。新成立的机构或还未获得居民信任的机构有几种方法可供借鉴:

有关妇女保健的讲座——请街道计生办协助。

有关儿童保健的讲座——请幼儿园及小学协助。

有关慢性病的讲座——请医院协助或以小礼品吸引听众。

有关卫生政策、传染病等的讲座——请街道办事处、社区居委会协助。

如果由单位组织相对容易些,也可找工会、离退休办、团委等部门协助。

(四)讲前的准备

宣讲者一般经历收集相关资料、写讲稿、准备 PPT、预讲、心理调整、仪表完善等过程,其中查阅资料写讲稿是关键。要充分构思好所讲内容的开头、中间框架和结尾,并合理安排宣讲的重点和难点所需时间等。讲稿要把以前所讲甚至其他学科相关的内容串通起来,并适时适量地介绍一些本学科的新动向、新进展。

预讲也是重要的一环,可以讲给同事、家人听,也可以在家里对着录音机、镜子讲,或在脑海里像放电影似地播放一遍。

要调整好心理,确信自己可以讲清楚每一个问题。要有信心对所讲的内容说"我就是专家"。注意完善自我形象,做到朴实大方,亲切自然。切忌不修边幅,不讲卫生,穿着随意(如穿拖鞋)去讲课。

演讲前应提前到达现场,了解音响、投影、黑板等需要的设施是否能正常使用;确定讲师站的位置及走动的路线;了解听众的需求情况,以便决定是否要调整讲课的内容。

(五)讲堂的发挥

一场演讲开始的两三分钟是听众注意力最集中的时间,设计一个好的开场白便可以以最快的速度吸引听众。例如,有位讲师在大学讲"大学生的爱情、健康、学业"的讲座时,一开始就提问:"在座的同学,谈过恋爱或正在谈恋爱的请举手。""没有谈过恋爱的请举手。"因为爱情对成年人讲是一个经久不衰的话题,一下子就把气氛推向高潮。稍后又要大家讨论谈恋爱的功能主要有哪些,谈恋爱的副作用有哪些,这时大家更踊跃了,你一言我一语,最后总结出 20 多条功能,10 多条副作用,其中副作用就自然延伸到生殖、健康问题。

要想发挥得好,应注意以下几个方面。

1. 心态平和　要做到稳重端庄,不急不躁,精神饱满,从容不迫。以一种"既然帷幕已经拉开,就愉快地演出"的心态,把与宣讲无关的事、心中不愉快的事统统放到一边。

2. 语音清晰、语速适宜　中国地大人多,语言丰富,在讲课过程中应力求使用标准普通话。讲话速度不要太快,吐字要清晰。避免使用听众不易理解的专门术语和俚语。

3. 掌握听众的心理特点　研究和了解听众的心理特点,特别是存在于听众当中的共同性心理因素则能使我们的演讲内容更易为听众所接受,收到更好的传播效果。在宣讲时使用投影仪展示影像、图片资料,可以达到事半功倍的效果,比单纯的语言表达更直观形象,更有说服力。

(六) 讲后的调整

主要是通过讲后与听众交谈及自我反思来完成,这里的调整既包含对讲授知识进程及内容深浅程度的及时调整;也包含情感方面的调整,如关心听众的兴趣、尊重他们的尊严、与他们建立良好的友谊等。课后调整是更好地把握课堂教学,更好地从事教学活动,用自身形象和内涵影响听众的重要手段。

三、做好健康教育宣讲的几点要求

(一) 题目

1. 选题三原则　关注度广;吸引力强;与听众自身关系密切。

2. 选题依据

(1) 本年度本社区健康教育与健康促进计划。

(2) 配合公共卫生事件和活动,如登革热、手足口病、世界无烟日等,向居民讲授相应的预防保健知识。

(3) 结合当季疾病流行特点开展宣讲,如春季讲流感的预防,夏季讲腹泻病的预防等。

3. 命题技巧　"题好一半文"。古人曾把拟题比作"点睛",要求突出主题,寓意深刻,新颖出奇,能调动人们想听的欲望,切忌平庸、老生常谈,所谓"语不惊人死不休"。以下一些命题可供参考:心理压力的自我调适;登上健康的快车;健康始于好习惯;不活九十九就是你的错;裤带越长病越多;心态决定健康;身心健康是人生第一要素;热爱生活,珍爱生命,活出人生精彩;少花钱,也能看好病;带病延年也是福;伏案工作者,请注意你的颈部问题;糖尿病患者也可以有"甜蜜"生活;正确避孕,女人一生幸福的保证;如何延缓衰老;日常生活里的健康问题;生命在于柔韧度;让"坐月子"变成"坐乐子";你会适量运动吗;科学喝水,健康之大事……

（二）内容

听众是谁? 是医生、公务员、学生,还是社区居民,所宣讲的内容要有侧重。要注意科学性强但学术性不能强。

要通俗易懂,加些幽默语言、示范动作及互动活动。例如讲高血压的防控时,食盐每天用量为 6 克,但在家里不可能用天平去称,如果告知听众 6 克盐相当于啤酒瓶盖一平盖的量,就便于操作了;也可以现场发放定量盐勺,让听众有一个直观的认识。

要多用案例。例如,讲心理压力与健康的关系时,可以讲著名小品演员高秀敏,因被巨大的压力所累,2005 年 8 月 18 日,患心肌梗死而突然去世,年仅 46 岁。正值事业巅峰的她突然离去,让无数喜爱她的人沉浸于悲哀和痛惜之中。

（三）六个不要

1. 不要一开场就反复述说宣讲题目和内容的重要性。

2. 不要一开场就假装谦虚。要知道站在台上的你就是专家,健康教育相关信息的高度不对称要求你必须勇于担当,普及科学知识,传播正能量。

3. 不要对听众中的"重要"人物区别对待,他们都是你的听众。

4. 不要说"我告诉你(们)"这样的话,无论是在宣讲的开始、中间,还是结尾。要知道你与听众是平等的,不是来教训他们的。

5. 不要缺乏激情,语调平淡,照本宣科。

6. 不要有不良体语和口头禅。常见的不良体语有不看听众、摇头晃脑、指头指人。不良口头禅有"反正""那么"……

（四）多用名人名言、顺口溜、格言、谚语

在宣讲中应多用名人名言、顺口溜、格言、谚语等,既能增加气氛,又便于听众理解和记忆。以下可供参考:

酒为百药之长,饮必适量,1 杯酒是健康,2 杯酒是快乐,3 杯酒就是放纵。

祸从口出,病由心生。

今天不养生,明天花钱养医生。

房宽车宽道路宽,不如心宽。

一桩完美的婚姻是存在于瞎眼妻子和耳聋丈夫之中的。

怒伤肝,苦伤心,悲忧惊恐伤命根。

(五) 结尾与答疑

结尾一定要小结,其目的是归纳演讲主题、明确核心内容、指出前进方向、提振听众精神,同时也有邀请掌声之意。

但小结要简明、精炼,千万不要使用"讲得不好,请大家原谅","水平有限,浪费大家宝贵的时间"等话语。

笔者有两个小结供参考:在"心理压力的自我调适"的宣讲结束语是"面对压力,坦然认之。学会接纳,更要学会寻找方法。当压力变为动力时,我们的人生价值将会有一个质的飞跃!"。在"健康素养我主宰"的宣讲结束语是"人生需要我们去创造,去添彩。健康素养是健康躯体的重要条件。只有健康才能去创造更精彩、更浪漫、更辉煌的生活。让我们共同努力——明天我会更健康!"

宣讲完毕之后,答疑是必不可少的一部分,它是回答个性问题、征求听众意见、交流相关话题的好机会,也是加强与社区居民感情交流的好机会。要耐心解答,对于自己不清楚的问题,还可以邀请听众回答,从而到达共同提高的目的。

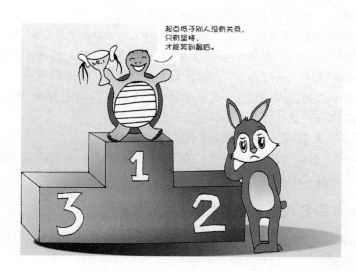

（邹宇华）

第十四篇　合理膳食

各种食物所含的营养素各不相同,我们要合理搭配食物才能满足身体的各种需求。

一、居民膳食要求

(一)中国居民膳食指南

1. 食物多样,谷类为主　每天的膳食应包括谷薯类、蔬菜水果类、畜禽鱼蛋奶类、大豆坚果类等食物。平均每天摄入 12 种以上食物,每周 25 种以上。每天摄入谷薯类食物 250~400 克,其中全谷物和杂豆类 50~150 克,薯类 50~100 克。食物多样、谷类为主是平衡膳食模式的重要特征。

2. 吃动平衡,健康体重。各年龄段人群都应天天运动、保持健康体重。食不过量,控制总能量摄入,保持能量平衡。　坚持日常身体活动,每周至少进行 5 天中等强度身体活动,累计 150 分钟以上;主动身体活动最好每天 6000 步。减少久坐时间,每小时起来动一动。

3. 多吃蔬果、奶类、大豆。蔬菜水果是平衡膳食的重要组成部分,奶类富含钙,大豆富含优质蛋白质。餐餐有蔬菜,保证每天摄入 300~500 克蔬菜,深色蔬菜应占 1/2。天天吃水果,保证每天摄入 200~350 克新鲜水果,果汁不能代替鲜果。吃各种各样的奶制品,相当于每天液态奶 300g。经常吃豆制品,适量吃坚果。

4. 适量吃鱼、禽、蛋、瘦肉。每周吃鱼 280~525 克,畜禽肉 280~525 克,蛋类 280~350 克,平均每天摄入总量 120~200 克。优先选择鱼和禽。吃鸡蛋不弃蛋黄。少吃肥肉、烟熏和腌制肉制品。

5. 少盐少油,控糖限酒。培养清淡饮食习惯,少吃高盐和油炸食品。成人每天食盐不超过 6 克,每天烹调油 25~30 克。控制添加糖的摄入量,每天摄入不超过 50 克,最好控制在 25 克以下。每天反式脂肪酸摄入量不超过 2 克。足量饮水,成年人每天 7~8 杯(1500~1700 毫升),提倡饮用白开水和茶水;不喝或少喝含糖饮料。儿童少年、孕妇、乳母不应饮酒。成人如饮酒，男性一天饮用酒的酒精量不超过 25g，女性不超过 15g。

6. 杜绝浪费，兴新食尚。珍惜食物，按需备餐，提倡分餐不浪费。选择新鲜卫生的食物和适宜的烹调方式。食物制备生熟分开、熟食二次加热要热透。学会阅读食品标签，合理选择食品。多回家吃饭，享受食物和亲情。传承优良文化，兴饮食文明新风。

（二）中国居民平衡膳食宝塔

为了帮助居民日常生活实践《中国居民膳食指南》，中国营养学会把食物定量指导方案以图形表示，绘制了中国居民平衡膳食宝塔，直观地告诉居民食物分类及每天各类食物合理的摄入量：

第一层是谷类、薯类及杂豆。谷类是居民传统的膳食主体，成年人每天应吃 250~400 克。最好粗细搭配，每天吃 50~100 克的粗粮、杂粮或豆类。

第二层是蔬菜和水果。成年人每人每天应吃蔬菜 300~500 克，水果 200~350 克。这是两类食物，不能互相替代。

第三层是鱼、禽、肉、蛋等动物性食物。每周吃鱼 280~525 克，畜禽肉 280~525 克，蛋类 280~350 克。鱼、虾及其他水产品有条件可以多吃。蛋类一般每天不超过一个。

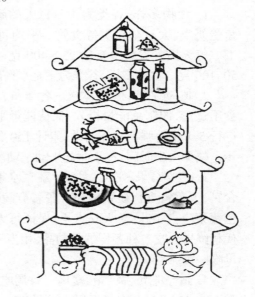

第四层是奶类和豆类食物。每天应吃相当于鲜奶 300 克的奶类及奶制品和相当于干豆 30~50 克的大豆及制品。有高血脂或超重、肥胖倾向者，应选择低脂、脱脂奶及其制品，有些人喝奶后出现腹胀、腹泻等胃肠道不适，可改喝酸奶或其他奶品。

第五层塔顶是烹调油和食盐。每天烹调油不超过 25~30 克，食盐不超过 6 克。

宝塔建议的每人每天各类食物适宜摄入量适用于一般健康成人，应用时要根据个人年龄、性别、身高、体重、劳动强度、季节等情况适当调整。同时宝塔建议的是一个平均值和平均比例，日常生活无需每天都样样照着宝塔推荐量吃，但要经常遵循宝塔各层各类食物的大体比例。

膳食对健康的影响是长期的结果。应用平衡膳食宝塔要自幼养成习惯，并坚持不懈,才能充分体现其对健康的促进作用。

（三）四季饮食的宜与忌

春季在饮食上,宜选甘、辛、温之品,清淡可口,忌油腻、酸涩、粘硬食物。应多选用令人阳气升发、富含营养的食品,如豆类、瘦肉、鱼、蛋、黑芝麻、花生、姜葱蒜、蜂蜜之类,以及新鲜蔬果。各种食用菌如黑木耳、蘑菇、香菇、银耳等,也是春天里的天然保健营养品。春季一般无进补的必要。

夏季气候炎热,人体消化能力减弱,宜吃具有祛暑益气、生津止渴、养阴清热作用的食品,忌吃煎炸、油腻、辛辣食物。应多选择如鸭肉、虾、鲫鱼、瘦肉、香菇、蘑菇、银耳、薏米等。饮用各种清凉饮料,多吃苦味食物,制作菜肴时可加醋。多饮汤、粥类,多吃蔬菜水果。

秋季宜吃生津养阴、滋润多汁的食品。忌吃辣椒、花椒、桂皮、生姜、葱、蒜等辛辣的食物。豆浆、稀粥、牛奶是必须的食品,要适当增加饮水,多食用新鲜汁多的萝卜、冬瓜、西红柿等,水果可选择山楂、葡萄、柚子和石榴,对药食兼优的芡实、银耳、百合等中药也可经常选食,与大米同煮效果更佳。

冬季天气寒冷,宜食狗肉、羊肉、牛肉等温补御寒食品,多摄取含根茎的蔬菜,如胡萝卜、百合、山芋、藕、韭菜及大白菜等,可提高机体的御寒能力。适量适度的滋补品能增强体质,促进健康,但要注意,滋补物品不宜过量,免得伤及脾胃反而效果不佳,损害健康。

（四）日常饮食五注意

1. 适当吃一些粗粮。粗粮含有丰富的不可溶性纤维素,有利于保障消化系统正常运转,它与可溶性纤维协同工作,可降低血液中低密度胆固醇和甘油三酯的浓度,同时增加食物在胃里的停留时间,延迟饭后葡萄糖吸收的速度,可降低高血压、糖尿病、肥胖症和心脑血管疾病的风险。

2. 饭吃七八分饱。如果摄入的食物过多,就会加重肠胃的负担,影响消化和吸收,容易导致消化不良,产生腹胀、腹泻等症状。此外,过饱还会使得血液在肠胃中聚集,造成大脑及身体其他部位缺血,不但有损智力,而且容易诱发心脑血管疾病。

3. 寒凉食物需节制。冰淇淋及刚从冰箱拿出来的饮料、沙冰、冰冻水果等不宜多吃,因为人的生命活力是需要温度的,如果长期食用寒凉食物,则会过度消耗人的阳气,损害健康。

4. 慎吃保健品。保健品多属药物,若不能根据身体的需要服用,可能导致阴阳不平衡而影响健康。此外,保健品以市场的盈利为目的,价值与价格并不对等。

5. 少吃甜食、咸食。吃过甜或者过咸的食物,是高血压、高脂血症、肥胖症、糖尿病的重要的危险因素之一。

（五）合理安排一日三餐

食物在胃中停留 4 小时左右,之后体内的生物钟会让饿的信息传达到大脑,人就会感觉饥饿,而一日三餐正好间隔 4~5 小时,从消化上看也是合理的。

1. 早餐要吃好

（1）就餐时间。起床后 20~30 分钟再吃早餐最合适,因为这时人的食欲最旺盛。

（2）品种丰富,合理搭配。早餐提倡品种丰富,尽可能做到有粮有豆、有肉有菜、有蛋有奶,富有营养的早餐应该包括其中的三种。

（3）宜热不宜冷,宜稀不宜干。不宜吃果汁、冰咖啡、绿豆沙等冷食,或是干啃一些缺乏水分的食物。最好能先喝点水、热豆浆或热牛奶,之后再进食面包、馒头、饼干等干食。

2. 午餐要吃饱

（1）午餐的食物数量要多,质量要好。

（2）食物份量分配的“123”:即 1/6 是肉或鱼或蛋类,2/6 是蔬菜,3/6 是饭或面或粉,三者比例是 1：2：3。

（3）忌以方便食品代替午餐,如方便面、西式快餐,这些食品营养含量低。

3. 晚餐清淡并要早

（1）晚餐要吃早。晚餐最佳时间应在下午 6 时左右,尽量不要超过晚上 8 点。

（2）晚餐要清淡。应有两种以上蔬菜,可少量吃一些鱼类,尽量避免肥肉、奶油、蛋黄等高脂肪类食物,不吃或少吃甜点、油炸食品。

（3）晚餐要吃少。与中餐相比,晚餐宜少吃。

（六）养成良好的饮食习惯

1. 定时定量　一日三餐要保障定时定量,能让胃肠道有规律地蠕动和休息,使胃肠道的功能保持良好状态。

2. 食不厌杂　杂食指的是粗粮、细粮都吃,荤菜、素菜搭配,膳食安排多样化、全方位。其优越性就在于营养物质的齐全与互补,是人体膳食平衡的保障。

3. 细嚼慢咽　细嚼可使食物磨碎成小块,并与唾液充分混合,以便吞咽。同时,嚼还能反射性地刺激消化液的分泌,为食物的进一步消化提供有利条件。

4. 少食多餐　每顿进食少而适当增加进餐次数,能使营养物质充分吸收,对于患有胃病、糖尿病等消化功能较差者,尤其适合。

5. 多吃苦食　香菇、蘑菇、茶叶、苦瓜、苦杏仁、野生苦菜等苦味食品,不仅是天然抗癌食物,还有预防心血管疾病、糖尿病的作用。

6. 力求新鲜　尽量吃最新鲜的蔬菜、水果以及其他食品。

7. 愉快进餐　应该有一个轻松愉快的进餐氛围。

(七) 科学饮水

水对人的生命活动至关重要,但很多人对喝水的理解仅仅限于解渴,其实喝水也是一门学问,科学饮水才能维护人的身体健康。

1. 最佳的饮料是白开水　白开水经过消毒杀菌,容易透过细胞膜,多饮白开水可促进新陈代谢,增加血液中的血红蛋白含量,增强免疫功能,还可使体内乳酸脱氢酶的活性提高,肌肉组织中的乳酸累积减少而不容易疲劳。目前,随着市场经济的发展,可乐、汽水、果汁等饮料层出不穷,许多人却将最普通廉价的白开水遗忘了,不惜花费高价买各种饮料代替白开水,却不知在补充水分的同时,也摄入了额外的糖、食用香精、香料、防腐剂和抗氧化剂等,长期过多饮用这类饮料会导致肥胖、骨质疏松和其他健康问题。

2. 要定时定量喝水　渴是人体的一种生理反应,当口渴时,细胞已经出现脱水。因此我们应养成每隔一段时间就饮水的习惯。一天内要合理分配饮水,例如在华南地区,建议每天喝 1500~2000 毫升水,每次 1 杯(约 200 毫升),分 8 次饮用,可以参考以下建议的时间点来喝够 8 杯水:

7:30——空腹喝一杯水,补充睡眠时的隐性出汗和尿液分泌流失的水分。

9:00——到办公室后先喝一杯温开水,有利迅速进入工作状态。

11:00——工作一段时间,给自己第三杯水,补充流失的水分和矿物质,放松紧张的工作情绪!

13:00——午餐半小时后喝一些水,可加强身体的消化功能,有利营养吸收。

15:00——下午的这一杯水很重要喔!除了补充在冷气房里流失的水分之外,还能帮助头脑清醒,给身体充充电,提升工作效率。

17:30——下班前,再喝一杯舒缓一天工作的疲劳,增加饱足感,待会吃晚餐时,自然不会暴饮暴食。

20:00——晚饭后来一杯,帮助消化及营养吸收。

22:00——睡前喝一杯,降低血液粘稠度才能睡得更好。

对中老年朋友来讲,夜间醒来方便时,最好喝 50~150 毫升水,以降低血液粘稠度,避免血栓的发生。

3. 烧水也得讲卫生 将久置的凉开水再回火烧开,或烧水时间过长,水中的致癌物质——亚硝酸盐含量会明显增加,影响人体健康。

(八) 最佳食品

对照世界卫生组织公布的最佳食品,今天你吃了哪几样?

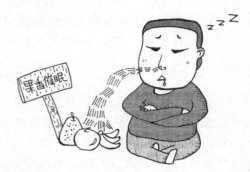

1. 最佳水果 木瓜、草莓、橘子、柑子、猕猴桃、芒果、苹果、杏、柿子和西瓜。

2. 最佳蔬菜 红薯、芦笋、卷心菜、花椰菜、芹菜、茄子、甜菜、胡萝卜、荠菜、金针菇、雪里蕻、大白菜。

3. 最佳肉食 鹅鸭肉化学结构接近橄榄油,有益于心脏。鸡肉则被称为"蛋白质的最佳来源"。

4. 最佳护脑食物 菠菜、韭菜、南瓜、葱、椰菜、菜椒、豌豆、番茄、胡萝卜、小青菜、蒜苗、芹菜等蔬菜,核桃、花生、开心果、腰果、松子、杏仁、大豆等壳类食物以及糙米饭、猪肝等。

5. 最佳汤食 鸡汤最优,特别是母鸡汤还有防治感冒、支气管炎的作用,尤其适于冬春季饮用。

6. 最佳食油 玉米油、米糠油、芝麻油等尤佳,植物油与动物油按 1∶0.5 的比例调配食用更好。

(九) 排毒食物

1. 魔芋 在中医上称为"蛇六谷",是有名的"胃肠清道夫""血液净化剂",能有效清除肠壁上的废物,预防便秘作用明显。

2. 黑木耳 含有植物胶质,有较强的吸附力,可吸附残留在人体消化系统内的杂质,清洁血液,经常食用还可以有效清除体内有毒物质。

3. 海带 其含有的褐藻酸能减慢肠道吸收放射性元素锶的速度,使锶排出体外,具有预防白血病的作用。此外,海带对进入体内的有毒元素镉也有促排作用。

4. 红薯 红薯是有名的排毒明星,它味甘性温,其所含的葡糖苷成分有着和食物纤维同样的效果,能增强肠道蠕动。

5. 苹果 苹果中含有膳食纤维,利于肠胃蠕动,有助于排毒。苹果酸可代谢体内热量,防止肥胖。果胶还能促进胃道中的铅、汞、锰的排放,调节机体血糖水平,预防血糖的骤升骤降。苹果含有丰富的钾,钾不仅可以缓和因摄取过量的钠而引起的水肿,还有利尿的作用。苹果富含锌,可预防老年痴呆,延缓衰老。

6. 草莓 草莓具有生津润燥、促进消化吸收等作用。所含的多种有机酸、纤维素、果胶和矿物质等能清洁肠胃、消除便秘,强肝固脾。

7. 蜂蜜 蜂蜜自古就是排毒养颜的佳品,含有多种人体所需的氨基酸和维生素。常吃蜂蜜在排除毒素、通便的同时,对防治心血管疾病和神经衰弱等症也有一定效果。

8. 粗粮 粗粮是清洁大肠的"管道工",当其通过肠道时会吸掉许多淤积物,最后将其从肠道内排除。

9. 绿豆 绿豆味甘性凉,自古就是极有效的解毒剂,对重金属、农药以及各种食物中毒均有一定防治作用。它可加速有毒物质在体内的代谢,促使其向体外排泄。

(十)为什么不宜吃过热或过冷食物

过冷的食物容易使食管和胃肠血管收缩,导致胃肠痉挛,胃肠分泌消化液减少,长期食用冷食会导致多种胃肠疾病。而过热的食物会直接烫伤胃黏膜,因为胃黏膜只能耐受 50~60℃的温度,久而久之可诱发癌变。

二、十大"垃圾食品"

所谓"垃圾食品",其主要特征为高糖、高脂、高盐、低蛋白、低或无纤维素、低或无维生素等。你知道世界卫生组织公布的十大垃圾食品吗?它们是:

1. 油炸食品 此类食品热量高,含有较高的油脂和氧化物质,经常进食易导致肥胖;是导致高脂血症和冠心病的最危险食品。在油炸过程中,往往产生大量的致癌物质。研究表明,常吃油炸食物的人,其部分癌症的发病率远远高于不吃或极少进食油炸食物的人群。

2. 罐头类食品 不论是水果类罐头还是肉类罐头,其中的营养素都遭到大量的破坏,特别是各类维生素几乎被破坏殆尽。另外,罐头制品中的蛋白质常常出现变性,使其消化吸收率大为降低,营养价值大幅度"缩水"。很多水果类罐头含有较高的糖分,并以液体为载体被摄入人体,使糖分的吸收率因之大为增高,可在进食后短时间内导致血糖大幅攀升,胰腺负荷加重。同时,由于能量较高,有导致肥胖之嫌。

3. 腌制食品 腌制食品需要大量放盐,这会导致此类食物钠盐含量超标,造成常食腌制食品者肾脏负担加重,发生高血压的风险增高。食品在腌制过程中还可产生大量的致癌物质亚硝胺,导致鼻咽癌等恶性肿瘤的发病风险增高。此外,由于高浓度的盐分可严重损害胃肠道黏膜,故常进食腌制食品者,胃肠炎症和溃疡的发病率较高。

4. 加工的肉类食品　如肉干、肉松、香肠等,这类食物含有一定量的亚硝酸盐,故可能有导致癌症的潜在风险。此外,由于添加防腐剂、增色剂和保色剂等,造成人体肝脏负担加重。而火腿等制品大多为高钠食品,大量进食可导致盐分摄入过高,造成血压波动及肾功能损害。

5. 肥肉和动物内脏类食物　虽然含有一定量的优质蛋白、维生素和矿物质,但肥肉和动物内脏类食物所含有的大量饱和脂肪和胆固醇,已经被确定为导致心脏病最重要的两类膳食因素。长期大量进食动物内脏类食物可大幅度增加患心血管疾病和恶性肿瘤(如结肠癌、乳腺癌)的风险。

6. 奶油制品　常吃奶油类制品可导致体重增加,甚至出现血糖和血脂升高。饭前食用奶油蛋糕等,还会降低食欲。高脂肪和高糖成分常常影响胃肠排空,甚至导致胃食管反流。很多人在空腹进食奶油制品后出现反酸、烧心等症状。

7. 方便面　属于高盐、高脂、低维生素、低矿物质一类食物。因盐分含量高增加了肾负荷,会升高血压;因含有一定的人造脂肪(反式脂肪酸),对心血管有相当大的负面影响。加之含有防腐剂和香精,对肝脏等有潜在的不利影响。

8. 烧烤食品　含有三大致癌物质之首3,4-苯并芘,一只烤鸡腿所含的3,4-苯并芘相当于60支香烟。烧烤还可以导致蛋白质变性,从而加重肾脏、肝脏负担。

9. 冷冻甜点　包括冰淇淋、雪糕等,含有较高的奶油和糖分,易导致肥胖;还会因温度低而刺激胃肠道。

10. 果脯、话梅和蜜饯类食物　含有亚硝酸盐,在人体内可结合胺形成潜在的致癌物质亚硝酸胺;含有香精等添加剂可能损害肝脏等脏器;含有较高盐分可能导致血压升高和肾脏负担加重。

三、特殊人群的饮食

(一)高脂血症的饮食宜忌

高脂血症是冠心病的主要易患因素之一,与饮食不当密切相关,合理的饮食是高脂血症治疗的重要基础。

1. 凡血脂偏高的人,适宜多吃植物蛋白,如大豆蛋白、花生蛋白,也适宜食用植物油,如菜油、花生油、麻油、玉米油等,适宜食用清淡饮食,可适当食用瘦肉、鱼类等低脂肪食物。

2. 忌食高脂肪食物,特别是要控制动物脂肪、内脏、禽蛋之类,以减少胆固醇和饱和脂肪酸的摄入。

3. 少吃甜食。果糖在体内容易合成脂肪,使血脂升高,所以应限制甜食的摄入。

4. 加强体力活动,或进行每周至少 3 次、每次 30 分钟以上的体育锻炼。

5. 多吃含纤维素多的蔬菜、粗粮,可以减少肠内脂肪的吸收。

(二)降血脂的食物

1. 山楂 除了能降血脂,山楂所含解脂酶还能促进脂肪类食物的消化,有消积化滞的功效,建议每天吃 3~5 颗山楂。

2. 香菇 含有多种生物酶,有明显降低血清胆固醇、甘油三脂及低密度脂蛋白水平和降低血糖的作用。

3. 木耳 木耳凉拌和热炒都有营养,不仅能减少血液凝块形成、预防血栓,还有排毒养颜的效果。

4. 大蒜 最好做成蒜泥,大蒜中的硫化氢可诱导组织内部脂肪代谢,降低胆固醇。

5. 海带 会使脂肪在人体内的蓄积趋于皮下和肌肉组织,减少在心脏、血管和肠膜上存积,有效预防心脏病、高血压、血管硬化和脂肪过多。

6. 绿茶 绿茶中的儿茶素能降低血浆中总胆固醇含量,还能减少脂肪堆积。

(三)老年人的饮食要求

1. 宜品种多样,忌偏食。平时的饮食要多样化,才能保证营养成分的均衡摄入,促进健康长寿。食物加工应细、软、松,既给牙齿咀嚼的机会,又便于消化。

2. 宜菜肴清淡,忌口味太重。菜肴宜清淡,即不太咸、不过甜、不油腻、无刺激性调味品,食物口感清爽。

3. 宜定时定量,忌过食。老年人饮食要有规律,定时定量,少食多餐,每餐七八分饱就行了。

4. 宜多喝水,忌饮浓茶。老年人每天至少要喝 1200 毫升的水。但浓茶不宜多喝,避免饮后兴奋,导致失眠,还会造成维生素的缺乏及铁的吸收不足。

5. 宜细嚼慢咽,忌暴饮暴食。进餐宜思想集中,细嚼慢咽,每口量不宜多,吃干食易噎或吃稀食易呛的老人,应注意进食的安全。

6. 饮食宜温忌寒。人体肠胃是喜暖恶寒,尤其是老人年多属虚寒体质,生冷的食物伤脾胃。

7. 少食糖多食酸。控制食用糖及其制品,适量食用一些酸性食品。

（四）上班族的饮食保健

从事脑力工作为主的上班族饮食除保证基础营养外,最重要的一点就是要补充大脑工作所需,通过饮食来提高工作效率。

1. 适量甜食。用脑工作期间,适时喝些甜饮料,吃些甜蛋糕,能迅速有效地补充脑部营养,缓解大脑疲劳。

2. 补充足量的优质蛋白。选择含优质蛋白丰富的食物,如瘦肉、鱼虾、鸡蛋、豆制品等,以补充脑力劳动消耗的蛋白质。

3. 保证充足维生素的摄取。维生素 A 能保护视力,膳食中要经常食用富含维生素 A 的食品,如胡萝卜、白菜、豆芽、红枣、枸杞、牛奶、鸡蛋、动物肝脏、瘦肉、绿色蔬菜等。B 族维生素能促进糖类代谢,给大脑提供能量,应多吃深色叶菜、粗粮、豆类、动物肝脏、鱼、瘦肉、牛奶、乳酪等食品。维生素 C 能增强抗病能力,应多吃含有各种维生素的蔬菜和水果。

4. 补钙和维生素 D。久坐电脑前,易引起精神烦躁不安,钙可起到镇静安神的作用。含钙丰富的食物有牛奶、大豆、虾皮、海带、木耳、芝麻酱、绿叶蔬菜等。上班族一般多呆在办公室内,日晒机会少,因此需多吃蛋、鱼肝油、动物肝脏、牛奶及海鱼等有助于补充维生素 D 的食物。

5. 多吃坚果类食品。花生、核桃、杏仁、松子等坚果类食品营养成分相当丰富,对脑大有裨益。

6. 多喝茶,预防辐射损伤。平时多喝一些明目抗辐射的茶水,如绿茶、枸杞茶、菊花茶、决明子茶、杜仲茶等。

（五）青春期的饮食原则

孩子进入青春期后,生殖系统开始发育并逐渐成熟,不但身体生长快,而且第二性征逐渐出现,对能量的要求比普通人多。青春期除了要保证每天足够的主食摄入外,还要特别注意以下几点饮食需求:

1. 保证钙的摄入　青春期是第二次生长发育高峰,身高的增长主要是长骨的生长,骨骼的发育要有充足的钙质。钙的最好来源是奶、奶制品和虾皮,因此,每天膳食不可缺少奶类。

2. 保证铁的摄入　大量身体组织的生长需要铁,供给不足则可发生贫血,特别是青春期女性开始来月经,铁的丢失多,膳食中要注意补充富含铁的食物,如动物肝脏、瘦肉、蛋黄、黑木耳、血豆腐等,同时还要吃些含维生素 C 多的新鲜蔬果,以促进铁的吸收。

3. 保证锌的摄入　锌对青春期生长发育甚为重要,缺锌引起生长缓慢,锌还与性腺关系密切,缺锌会影响生殖系统发育。含锌多的食物有海产品、瘦肉和坚果等。

4. 保证碘的摄入　碘在青春期营养中的地位也很重要,缺碘后生长发育明显缓慢,缺碘还会引起甲状腺肿大。海产品含碘普遍丰富,日常饮食应多吃海带、带鱼等海产品。

5. 吃好早餐和适时补充间餐　青春期体格发育极为迅猛,加之学习紧张、活动量大,早餐的营养显得非常重要,早餐一定要吃好吃饱。对青春期的饮食提倡补充课间餐,这样既可保证身体正常发育所需的营养,又可提高其学习效率。

（六）准妈妈的饮食原则

1. 孕早期的饮食

（1）少量多餐,饮食以促进食欲为主。很多准妈妈此时会有不同程度的恶心、呕吐、厌食等早孕症状,饮食上应注意少量多餐的原则,口味要尽量迎合准妈妈的喜好,选择易消化的食物,如粥、面包、馒头、饼干、花生等,可以减轻孕吐。

（2）此时是胎儿脑及神经系统迅速分化时期,所以,准妈妈要注意补充多种维生素（尤其是叶酸、维生素 B_2、维生素 B_6 等）的摄入,多吃新鲜蔬菜和水果,在医生的指导下服用叶酸片。

2. 孕中期的饮食

（1）孕中期是胎儿迅速发育的时期,多数准妈妈在这个阶段会胃口大开,因此应不失时机地调整饮食,保证食品的营养质量,适当增加米饭等主食及鱼、肉、蛋、奶、豆制品等副食,同时还要做好粗细粮的搭配。当然,准妈妈也不能无限制地进食,以免形成巨大儿,或因自身肥胖影响分娩。

（2）食物烹调方法以蒸、焖、煮、煨为主,避免油炸、熏烤、腌制。同时要严格控制食物的品质和烹饪过程,切忌食用未煮熟的肉类。

3. 孕晚期的饮食

（1）补充优质蛋白质,尽量多吃动物性蛋白质和大豆类食物,如畜禽肉、鱼肉、鸡蛋、牛奶、豆腐和豆浆等,这样才能满足胎儿生长需要及孕妇分娩过程中身体消耗及产后泌乳。

（2）补充足量的钙。虽然准妈妈在怀孕的整个过程中都需要补钙,但孕晚期对钙质的需求量明显增加。应多吃富钙食物,如紫菜、虾、牛奶、海带、豆制品、鱼类及骨头汤等。同时,还应多去户外晒太阳,使体内得到更多的维生素 D,促使食物中的钙质在肠道更多地吸收。

（3）在临产前,可以准备一些容易消化吸收、少渣、可口、味鲜的食物,如面条鸡蛋汤、面条排骨汤、牛奶、酸奶、巧克力等,同时注意补充水分,要吃饱吃好,为分娩时积蓄足够的能量。

(七) 冠心病患者的饮食原则

冠心病多发生于 40 岁以上的中老年人,血脂异常、高血压、糖尿病、肥胖、吸烟、体力活动少等是本病的危险因素,冠心病患者的饮食原则有:

1. 控制总热量,保持理想体重。每天热量的摄入,应根据自己的病情、体重、身高进行计算,在控制总热量的前提下,科学、合理地安排好饮食。消瘦患者可适当放宽,保证总热量。肥胖患者必须严格控制饮食,以低热量饮食为主,减轻体重。切忌暴饮暴食,晚餐也不宜吃得过饱,否则容易诱发急性心肌梗死。

2. 减少膳食中的脂肪量,特别是动物脂肪。脂肪摄入量应低于总热量的 20%~50%,其中动物性脂肪应 <1/3。少吃或不吃猪油、蛋黄、鱼子、动物内脏等富含脂肪的食物。

3. 减少胆固醇摄入量。每天食物中胆固醇应控制在 300 毫克以内,如每天一只鸡蛋(胆固醇 200~250 毫克)、瘦肉 60 克或新鲜鱼 100~150 克。动物性食物含胆固醇多,可用豆类及其制品替代,这样既减少了胆固醇摄入量,又提供了优质蛋白。

4. 食用植物油。豆油、菜油、玉米油、花生油等植物油富含不饱和脂肪酸,可防止动脉粥样硬化的发生和发展。

5. 多食新鲜蔬菜和水果。这些食物富含膳食纤维、维生素、矿物质和必要的微量元素,对冠心病的防治有益。每天摄入纤维素应 >15 克,一般平均每天进食 500 克蔬菜即可达到要求。

6. 减少盐的摄入。饮食要清淡,清指少油,淡指少盐,每天盐摄入量应 <6g。

7. 减少糖的摄入。要控制食糖摄入量,少吃糖果和含糖饮料,主食应粗细粮搭配。

8. 适当忌口。不饮酒,不吸烟,不吃有刺激性的食物及调味剂。在烹调方法上,多用清蒸、凉拌、炖、煮等,禁用油炸、煎等。

(八) 尿酸高以及痛风患者的饮食原则

1. 调节饮食及运动强度以维持体重在正常范围。

2. 限制含嘌呤多的食物摄入,每天嘌呤摄入量 <150 毫克。

3. 大量饮水,每天超过 2000 毫升。

4. 多摄入含碱性的植物性食物,如蔬菜、水果等。

5. 蛋白质来源首选含嘌呤低的食物,如牛奶、鸡蛋等。

6. 肥胖者应适当减肥,但别求速瘦,因为快速的减肥可造成大量的酮体产生,反而抑制尿酸排出。

7. 高脂血症者限制脂肪的摄入。

(九) 不同患者应选哪些水果吃

1. 腹泻　宜吃葡萄、石榴、苹果、杨梅等具有收敛作用的水果。
2. 便秘、痔疮　宜吃香蕉、梨、桃、橘子,以利润肠通便。
3. 溃疡、胃酸过多　不宜吃梨、柠檬、杨梅、青梅、李子等含酸较高的水果。
4. 食积、哮喘　不宜吃枣等易生痰、助热的水果。
5. 贫血　不宜吃橙子、柿子等水果,因含较多的鞣质极易与铁质结合。
6. 糖尿病　宜吃富含果胶、能改变胰岛素分泌量的菠萝、杨梅、樱桃等水果。
7. 肝炎　宜吃枣、橘子、西瓜等富含维生素 C 的水果。
8. 急性肾炎　如有肾功能不全或水肿而需要忌盐者,不宜吃香蕉,因香蕉中含有较多的钠盐。
9. 心力衰竭、水肿　不宜吃含水分多的西瓜、梨、菠萝等水果。
10. 高血压、动脉硬化　宜吃山楂、枣、橘子等富含维生素 C 的水果。
11. 心肌梗死、中风　宜吃西瓜、香蕉、橘子、桃等帮助消化的水果;不宜吃柿子、苹果、莲子,因含鞣酸有收敛作用,易引起便秘。
12. 冠心病、高血脂　宜吃柑橘、柚子、山楂、桃、草莓,这些水果富含维生素 C 和尼克酸,具有降低血脂和胆固醇的作用。
13. 呼吸道感染　宜吃梨、枇杷、橙子、柚子、杏、罗汉果等能化痰、润肺、止咳的水果。
14. 发热　宜吃具有生津止渴、解热散毒功效的梨、柑橘等水果。

四、人体所需维生素的主要食物来源

1. 维生素 A　主要存在动物性食物中,动物肝、鱼肝油、鱼卵、全奶、蛋黄等较丰富。有色蔬菜和水果,如菠菜、苜蓿、豌豆苗、胡萝卜、南瓜、西瓜、杏、柿子、芒果等是胡萝卜素的良好来源。
2. 维生素 D　人类机体有自己制造维生素 D 的工厂,只要经常到户外活动、晒晒太阳即可。动物肝脏、蛋黄、乳类、奶油及鱼肝油等均含丰富的维生素 D。
3. 维生素 E　在植物油(特别是麦胚油)中含量丰富,此外,谷物胚芽、绿色植物、大豆等也富含维生素 E。

4. 维生素 B_1　米糠、麦、豆类、坚果类、动物内脏、瘦肉及蛋类等含量较高。谷类的胚芽和表皮含维生素 B_1 最丰富。

5. 维生素 B_2　鳝鱼、动物脏器、奶类、蛋类、蘑菇、绿色蔬菜和豆类等含量较高。

6. 维生素 B_6　谷类、肉类、蔬菜类、水果类、坚果类等含量较高。为减少维生素 B_6 的丢失,在食物制作上要避免长时间加热,在储存上要避免时间过长。

7. 维生素 B_{12}　肉类及内脏、鱼类、贝壳类、蛋类、乳类、蛤类等含量丰富。食物发酵后也含有丰富的维生素 B_{12},如豆腐乳、霉豆腐等。

8. 维生素 C　主要来源于新鲜蔬菜和水果,如青菜、韭菜、青椒、芥蓝、菜花、苦瓜、山楂、猕猴桃、柑橘、鲜枣、草莓、鲜荔枝等。

9. 叶酸　动物的肝脏和肾脏、深色蔬菜、酵母等均能提供足够的叶酸。肉类、蛋类、豆类、谷类、水果等含量也较丰富。

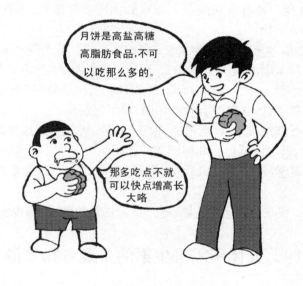

（肖苑云　庄嫚思　林　莹　邹宇华）

212

第十五篇　适量运动

　　世界卫生组织提出现代健康的四大基石是"合理膳食、适量运动、戒烟限酒、心理平衡"。其中"适量运动"被列为健康的第二大基石，说明运动对健康是非常重要的因素，因为生命在于运动，健康来自运动。著名的医学家希波克拉底说："阳光、空气、水和运动，是生命和健康的源泉"。

　　适量运动就是为了提高身体健康素质，个人根据自身的年龄、性别、健康状况和运动能力、场地、器材和气候条件，选择适合于自身的运动方式、运动强度、运动量、运动频率、运动时间，使运动负荷不超过人体的承受能力。

一、运 动 方 式

　　适量运动包括有氧锻炼法、娱乐消遣法、保健养生法、睡前锻炼法。

　　有氧锻炼法是指锻炼者在不负氧债的情况下进行身体锻炼的方法，包括长跑、竞走、游泳、骑自行车、耐力体操及节律操、徒步旅行等。这种锻炼方式其运动负荷适中，可以有效地提高心血管和呼吸机能，促进新陈代谢，并能减少脂肪的积累。

　　娱乐消遣法是指为了寻求生理上的放松，欢度余暇而进行的锻炼方法，包括散步、旅游、郊游、踏青、登山、日光浴等。这种锻炼方式其运动强度不大，令人轻松愉快，具有消除疲劳的特殊功能。这些活动适用于体质较弱者，终身坚持活动能够促进机体的发展，达到增强体质的目的。

　　保健养生法是我国古代流传下来的气功、导引等，都是中华民族的宝贵遗产，在健身强体上流传至今，深受广大锻炼者的喜爱。这种锻炼方法讲究内外统一，神形兼顾，要求身体的外部活动与内在气血运行一致，使身体与卫生保健结合，达到健身祛病，延年益寿的目的。

　　睡前锻炼法也不错，因为睡前身体活动的作用，能在睡眠全过程中得到维持，尤其是做一些加深呼吸的运动，如活动膈肌或扩胸动脉。这种运动能使人体整个系统充氧，处于较好充氧状态的人，不仅睡眠好，而且对解除白天疲劳的速度也会大大加快，使身体得以很好的恢复。

二、运 动 强 度

运动强度是运动时的剧烈程度,是衡量运动量的重要指标之一,是运动处方定量化与科学性的核心问题。常用心率来确定和控制运动强度。

(一)运动强度的分类

按心率确定运动强度的方法有:

1. 年龄减算法(Jungmann 标准)

运动适宜心率 =180(或 170)– 年龄

适用于身体健康者。注意:60 岁以上或体质较差的中老年人用 170。

2. 净增心率计算法 按体质强、中、弱分三组控制运动强度。

强组:运动后心率 – 安静时心率≤60 次 / 分

中组:运动后心率 – 安静时心率≤40 次 / 分

弱组:运动后心率 – 安静时心率≤20 次 / 分

适用于心脏病、高血压、肺气肿等慢性患者。

3. 运动量百分比分级法

计算公式:(运动后心率 – 运动前心率)/ 运动前心率 ×100%

评定:

大运动强度:运动后净增心率达 71% 以上。

中等运动强度:运动后净增心率在 51~70%。

小运动强度:运动后净增心率在 50% 以下。

适用于各人群。尤其适用于高血压、冠心病和年老体弱者。

4. 靶心率法 能获得最佳效果并能确保安全的运动心率。计算公式是:

最大心率 =220– 年龄

心率储备 = 最大心率 - 安静心率

靶心率(最适宜运动心率)= 心率储备 ×75%+ 安静心率

如某大学生 20 岁,安静心率 70 次 / 分,他的最大心率为 220–20=200 次 / 分,心率储备为 200–70=130 次 / 分,靶心率为 130 × 75%+70=167.5 次 / 分。

一般可选择最大心率的 60~85%,约相当于 57~78% 最大吸氧量来进行运动。

举例:40 岁的中年人可以分为 3 个阶段,每阶段锻炼 6~8 周,就可获得安全、最佳效果。

第一阶段:(220–40)× 0.65=117 次 / 分

第二阶段:(220–40)× 0.75=135 次 / 分

第三阶段：$(220-40)\times0.85=153$ 次 / 分

5. 卡沃南法（Karvonen）

运动时心率（次 / 分）=（按年龄预计的最大心率 – 静息时心率）×60%+ 静息时心率

按年龄预计最大心率（国际通用标准）

年龄（岁）	30~39	40~49	50~59	60~69
最大心率（次 / 分）	182	178	167	164

6. 按最大心率储备的 50%~85% 确定运动心率　最大心率储备是指最大心率和安静心率之差。

运动心率（次 / 分）=（最大心率 – 安静心率）×50~85%+ 安静心率

（二）运动量

是否运动得越多，身体就一定越好呢？其实，如果运动不得法，不懂得适可而止，有时候会事倍功半，适得其反。运动有两个目的：加强体能和保持健康。不同年龄、体质、运动目标，有不同的运动量。

1. 选择适合自己年龄的运动

（1）比较简单的方法，就是在运动中达到的最高心跳数，一般来讲是 170-年龄，不超过这个数，运动量就没有超。

（2）在运动停下来后，十分钟以内心跳回到运动以前的基础水平，表示这一次运动的量是合适的。

2. 制订良好的运动计划　良好的运动计划应该包括三种：

（1）有氧运动：骑自行车、慢跑、长距离游泳、竞走等活动都属于有氧运动，有氧运动有助于强健心肺功能和血液循环系统。

（2）伸展运动：日常的伸展运动可以增强身体的柔韧度和灵活度，且可以随时随地进行，如从柜顶拿下一只盒子、弯腰系鞋带等活动。

（3）无氧运动：短跑、举重等短暂的剧烈活动属于无氧运动，能调节和锻炼肌肉。

通过运动负荷，体弱者能逐渐改善自己的适应能力，健康的人能提高适应能力，运动员则能进一步发展自己的适应能力。

对同一个人来说，运动负荷并不是固定不变的，在不同的阶段，都要做到量力、渐进，并根据气候、营养、环境、兴趣等，采用适宜的方式、适当的强度进行锻炼。过少的运动不利，运动过量也有害。媒体上常可以看到年轻的运动员在比赛时突然倒地死亡了，这警示我们，短时间、剧烈的运动，尤其对那些从来没有锻炼过的人是有危害的。加强运动,增强身体素质,改善心脏功能,一定要循序渐进,掌握好"度"。

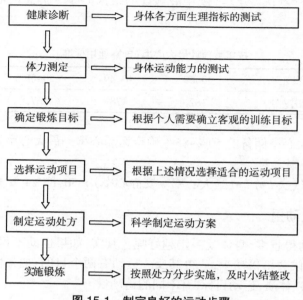

图 15-1 制定良好的运动步骤

(三)运动时间

中老年人健身为目的的运动,以强度小而时间长为好;而对于青少年来说,以短时间反复多次的激烈运动,对增进健康有很好的作用。

运动时间不能一概而定,需要根据运动强度、运动频度、运动目的、年龄和身体条件等而不同。这决定于某种强度的运动刺激对呼吸、循环功能,从运动开始到达到恒常运动所需的时间。

为了给予呼吸、循环系统有效的刺激,使各种生理功能充分发动起来,达到恒常运动的时间轻运动时为 5 分钟左右,强运动为 3 分钟左右。可见,5 分钟以内的运动对呼吸、循环系统的刺激还是不充分的。因此在达到恒常运动以后还需要继续运动一些时间,合计要 10 分钟左右。再加上准备活动和整理活动的时间至少 5~8 分钟。所以,实际所需要的时间为 15~20 分钟。这是比较客观的最低限度。

(四)运动频率

每周锻炼 3~4 次是最适宜的频度。不仅效果可充分蓄积,也不产生疲劳,如果增加频率为每周 4~5 次,效果也相应提高。

表 15-1 运动频率与效果

次/周	效果
1	肌肉痛及疲劳每次都发生,运动后 1~3 天身体不适,且易发生意外损伤。
2	疼痛和疲劳减轻,效果逐渐蓄积,但不显著。
3	隔天运动,效果有蓄积,不产生疲劳。
4~5	效果相应提高。

每个人可以选择适合自己情况的锻炼次数,每周锻炼 3~4 次是最适宜的频度,最低不能少于 2 次。

(五)体质基础和运动效果的特异性

1. 体质基础 锻炼前体质差者,小强度运动也能收到显著效果;锻炼前体质强者,要有更高运动强度的刺激才能见效。

2. 运动效果的特异性 运动效果是有特异性的,根据锻炼目的而选择适合的运动种类和方法很重要。例如,进行自行车运动时只会在自行车上才有特异性发挥;一条腿运动只在运动腿上产生效果。

要明确自己锻炼的目的、意义和方法,知道用什么方法训练身体的什么部位,不要盲从教练、指导者的指示。

(六)适量运动的自我监督

表 15-2 运动自我监督记录表

姓名:		填写日期: 年 月 日		
主观感觉	一般感觉	良好	一般	不好
	运动心情	想训练	愿意训练	不想训练
	睡眠	良好	一般	不好
	不良感觉	肌肉酸痛	头晕 心悸	其他
	食欲	良好	一般 不佳	厌食
	排汗量	较多	一般 有盐迹	盗汗
客观检查	脉搏	次/min	节律齐	不规律
	体重	kg		
其他	运动成绩			
	病伤情况			

注:凡有征象的指标,可在相应表现上打"√"

1. 主观感觉

（1）一般感觉：反映整个机体的功能状况，尤其是中枢神经系统的状况。一般感觉好的人，在运动过程中总是精神饱满，精力充沛，心情愉快，积极性高。但在患病或过度训练时，就会感到精神萎靡不振、疲倦、乏力、头晕或心情易激动等。在进行自我监督时，根据情况可填写为良好、一般或不好。

（2）运动心情：一个身体健康、精神状况良好的人，在参加体育锻炼时，总是心情愉悦，乐于参加。若出现对运动不感兴趣，表现冷淡或厌倦，不服从教师或教练员的指导，情绪容易冲动，可能是教学和训练不当或出现疲劳，也可能是早期过度训练的征象。根据个人的运动心情，可填写为很想训练、愿意训练、不想训练、冷淡或厌倦等。

（3）睡眠：正常的睡眠状态应是入睡快，睡得深，不做或很少做梦。经常参加体育活动的青少年学生和运动员，睡眠应当是良好的。体育活动参加者和运动员出现失眠、睡眠不好的现象，大多是对运动负荷不适应或是过度训练的早期反应。记录时可填写睡眠的时间以及睡眠状况，如良好、一般、不好或失眠、多梦、易醒等。

（4）不良感觉：指运动训练或比赛后的不良感觉，如肌肉酸痛、关节疼痛、四肢无力等。一般来说，在强度较大的训练或比赛后，由于机体疲劳，大部分人会产生一些不良的感觉，但这些现象经过适当休息后就会消失。

如果运动时或运动后除上述不良感觉外，还有心悸、头晕、头痛、气喘、恶心甚至呕吐、心前区或上腹部疼痛等症状，说明机体对运动负荷不适应，或身体功能状况和健康状况不良。在自我监督记录表中，可填写具体的不良感觉。

（5）食欲：经常参加体育活动的人或运动员，由于能量消耗多，一般食欲良好，食量也较大。但健康状况不良或过度训练时，食欲便会减退，食量减少。此外，运动训练刚结束后马上进餐，食欲也是较差的。记录时可填写食欲良好、一般、不好或厌食等。

（6）排汗量：运动时人体排汗量的多少，与运动负荷或运动强度、气温、湿度、风速、训练水平、情绪、衣着量、饮水量以及汗腺的数目等因素有关。如果训练水平较高的运动员，运动时出现大量排汗的情况，可能是过度训练的征象。根据排汗情况，记录时可填写为汗量较多、一般、不多或其他。

2. 客观检查

（1）基础脉搏（清晨）：脉搏的频率与训练水平有密切关系，脉搏逐渐减少为训练水平提高的表现。脉搏可以反映头一天训练情况，也可进一步评定训练水平。①方法：清晨、空腹、静卧，测量30秒或60秒。②部位：桡动脉、颈动脉、心脏。③正常：每分钟60~80次；运动员每分钟44~66次。④评定标准：脉搏逐渐下降或不变，表明机体反应良好；脉搏增加10次/分钟，表明机体反应不良;经常保持较快脉率,持续三天以上,而又无生病发烧等原因,应考虑运动量安排不当或负担量过大。

（2）体重:①初期参加锻炼者的体重变化分为三个阶段:初期下降、中期稳定、后期增加。②运动员一次训练后的体重变化:一般项目体重减轻300~500g;马拉松训练减轻1000~3000g;马拉松比赛减轻2000~3000g。一般经过一昼夜的时间,体重恢复到原来的重量为正常。③体重的测定方法:清晨、空腹、大小便后、赤足、单衣。

（七）适量运动对身体的益处

1. 可增强体质,使得身体保持精力充沛、精神饱满,注意力集中,使人们充满活力地完成每天的工作。

2. 可增加心搏出量,减低安静时的心跳速率,减轻心脏负担,因而增进心肺功能,使人较镇静,较易入睡。

3. 可降低动脉硬化以及心血管疾病的发生率。

4. 可降低交感神经对小动脉的刺激,减低压力所造成的紧张情绪。

5. 可减少肾脏对钠的再吸收率,增加二氧化碳排出量,并使脑部毛细血管扩张,进而达到降低血压的功能。

6. 可增加脂肪的代谢,并且能提高基础代谢率,增加能量消耗,有助于维持理想体重以及帮助减重。

7. 可维持肌肉的质量、弹性和强度,减少骨质疏松症的发生。

（八）运动有关注意事项

1. 劳动不等于运动。劳动不是以锻炼身体为目的,而运动才是以锻炼身体为目的;其次劳动常常是在带有较大心理压力状态下完成的,是身心分离的,而运动则是真正的充分放松心情的状态下进行的,身心合一,两者在心理上有着不同。有的劳动有锻炼身体的作用,而有的劳动则会伤害身体。

2. 持之以恒,提倡终身锻炼。建议最好结伴锻炼,共同督促,共同进步,避免三天打鱼两天晒网。

3. 循序渐进,避免强度突然增加。健身锻炼不要设想在短时间内取得明显成效,更不能寄希望于一劳永逸。

4. 最宜锻炼时间应在下午3点到晚上9点的时间段内。而饱餐后（餐后40分钟以内）、清晨（植物还未进行光合作用,排出的都是二氧化碳）、空气污染过于严重时、患病急性期不宜运动;糖尿病患者不宜空腹运动;极度疲惫时不宜做剧烈运动,以防猝死。

5. 要与自己的年龄、性别、身体状况、生活条件和居住环境等因素相适应。切忌与别人攀比,只要比自己过去有进步就行。

6. 重视运动前的准备和运动后的恢复活动;一开始不要做剧烈的运动,避免过量运动;水分的补给要充足,营养与睡眠要充足;运动中出现任何身体不适要立即停止运动和休息;炎热或酷寒气候要避免运动;运动中注意穿舒服、透气性好的运动鞋和运动衣。

运动对机体就好像是一把双刃剑,它可以对机体产生好的效果,也可产生坏的影响,如同药物一样,根据其用量和用法不同而产生有益或有害的作用。只有正确、适量的运动才有益于身体健康。

三、适量运动的形式

运动量的大小要与能量平衡,与体质相适应。无论哪个年龄段的人都能从运动中得益,并不是所有运动对所有人都合适,关键在于合理安排运动项目,找出自己喜欢的运动方式,有规律地去做。

锻炼后有微汗和轻松舒畅感,脉搏 10 分钟内恢复正常,饮食、睡眠良好,次日体力充沛,说明运动量适当;如果锻炼后大汗淋漓、头昏眼花、胸闷胸痛、心悸气短、饮食和睡眠不佳,脉搏 15 分钟内不恢复甚至整天比前一天快,次日感到周身乏力、缺乏运动欲望,则表明运动量过大;如果运动后身体无发热感,脉搏无明显变化,并在 3 分钟内恢复,说明运动量不足。

在日常生活中做到适量运动并不难。以下列举的是生活中简单、易行的一些锻炼方式及方法:

1. 慢走 慢走这项运动不受时间、地点的限制,男女老幼皆宜。此外慢走对身体很少有副作用,是一项非常实用的健身方式。

(1)建议饭后一小时走最好,空腹饿肚不宜走,天气不好时最好不要走。

(2)最理想的是每天走半小时,30 岁以下的青年人可以每天走,过了 40 岁的人每周应休息 1 次,到了 50 岁每周休 2 天,60 岁以后每两天走 1 次为好。

(3)动作要点:上身直立,脊柱伸直,胸扩展;伸直膝盖,迈开步伐;脚跟先着地,再将身体重心移到脚尖;脚向正前方迈出,摆胳膊。

2. 慢跑 慢跑是有氧健身中最常用的一种方式,也是比较安全的健身方式。

(1)刚开始慢跑者,建议以最慢的速度去跑,采用“持续性走跑”方法,能跑多少就跑多少,最好不要低于 15 分钟。两个星期后,增加 3~5 分钟,直到能完成 30 分钟,坚持一个月。

(2)有一定基础的人,建议以慢速去跑,采用“匀速慢跑”方法,能跑多少就跑多少,最好不要低于 30 分钟。四个星期后,增加到 40 分钟,坚持两个月。

3. 跳绳 通常是每次 30 分钟,一星期 5 次,刚开始学跳绳,一次跳 3~5 分钟也许就气喘吁吁,那就不必非强迫自己跳 30 分钟。动作熟练之后,运动了 30 分钟,可以适量增加时间。

(1)目标:每分钟跳 120~140 次,一小时消耗 600~1000kcal 的热量(跳绳 10 分钟的运动量相当于慢跑 30 分钟)。

(2)入门:开始时可以不用绳子,放一段节奏欢快的音乐,并随着音乐的节奏单腿轮流蹦跳,同时身体从右至左晃动。注意要屈膝,以减缓冲击力。

(3)热身:开始时慢跳 30 秒或只跳 30 下,以后逐步延长时间,直至连续跳 3 分钟。跳绳时,膝盖尽量抬高,身体也要保持柔软。绳甩动时,记住手腕一定要远离身体。

(4)放松:跳完 3 组后,休息 1 分钟。深呼吸,让肩、胳膊及腿部肌肉放松。

(5)耐力:再持续 1 分钟,拿绳不拿绳都可以,膝盖尽量抬高,深呼吸,增强耐力。

四、不同人群的适量运动

(一)0~4 岁——适合宝宝的游戏和运动

1 岁以内,可让宝宝玩伸手抓物、翻身打滚、撕纸、传递积木、放盒子、找物、爬行、玩水、玩沙子、玩拼板等游戏。

1 岁半左右,是孩子开始使用工具的关键期,孩子不再是简单的拿东西、无目的的玩,而是把它当成可以操作的工具。人与动物的一个根本区别就是制造和使用工具,而促进和开发这种使用工具的能力的早期发展,对人的后来智能的发展有着十分重要的作用。这一时期的游戏有:爬阶梯、堆积木、抛球、捡豆子、捉迷藏、跨障碍物、玩球、走斜坡、串项链、老鹰捉小鸡、玩橡皮泥、折手帕、上下楼梯、蹦起来够球、拼插玩具、折纸、投球、接球等。

3 岁前儿童锻炼思维的主要工具是动作,即直觉性思维,运动、游戏对形成直观性思维有极其重要的作用。

4 岁到 4 岁半是形状知觉发展最快的时期,此期可让儿童从事与图形辨别有关的游戏。大小知觉比形状知觉的辨别相对难一些,但发展的时期十分接近,可以在形状知觉训练的基础上增加这方面的内容。

(二)5~17 岁——每天 60 分钟中强度运动

为了提供更多的健康效益,5~17 岁的人每天应该累计至少有 60 分钟中等强度到较高强度的体力活动。日常体力活动以有氧运动为主,孩子的活动不要太温和,强度要大一点,不能做到每天 1 次,至少也要每周有 3 次。增强肌肉的活动主要是力量练习,增强骨骼的活动主要是撞击力的运动。比如走路对脚底的撞击力就不如跑步大。而且户外运动时紫外线照在皮肤上,皮肤内的维生素 D 前体物质就容易转化成维生素 D,促进钙的吸收。

(三)18~64 岁——每周 150 分钟有氧运动

18~64 岁的人每周至少做 150 分钟中等强度的有氧运动,或每周至少有 75 分钟较大强度的有氧运动,或中等和较高强度两种组合的有氧运动。对年轻群体,推荐较大强度的有氧运动;对体质弱一点,或者刚开始运动的人或年龄大的人推荐中等强度。每周 150 分钟,可以每天 30 分钟,每周锻炼 5 天。每天 30 分钟最好一次完成。如果没时间,也可以每次锻炼 10 分钟,累计 30 分钟。为获得更多的健康效益,达到每周 300 分钟中等强度或每周 150 分钟较大强度的有氧运动或中等和较高强度两种活动相当量的组合。每周至少有两天进行大肌群参与的强壮肌肉活动。

(四)65 岁以上——每周 3 天练平衡

老年人与成年人的运动建议基本是一致的。活动能力比较差的老年人,每周至少应该有 3 天做提高平衡能力和防止跌倒的活动。因为随着年龄的增长,肌肉变得比较弱,一些骨关节疾病发病率也会增加,再加上患有慢性病,平衡能力就比较差。所以预防老年人跌倒是运动科学中非常重要的内容。老年人每周至少应有两天进行大肌群参与的强壮肌肉活动。有些老年人体质弱或患有疾病不容易达到推荐标准,对此类人群来说,动比不动好,多动比少动好。而对于坐轮椅的老人而言,多做一些上肢运动也是有益的。

(五)孕期——随意散散步

孕妇进行适量的运动锻炼可以控制体重,稳定情绪,减少身体不适;帮助胎儿大脑发育,宝宝出生后更聪明;有助于自然分娩;降低宝宝以后患肥胖症的风险。

虽然适当的运动对孕妇和胎儿好处很多,但孕妇如果有先兆流产、晚期流产征兆、先兆早产、胎膜早破、前置胎盘、胎盘早剥、妊娠合并心脏病、重度贫血、妊娠高血压疾病、重度子痫前期等高危因素,就不宜运动,需要卧床休息。

适合孕妇的运动有:

1. 散步　散步相对是比较轻松的运动,适合大多数孕妇,因为散步不会对孕妇的腰、腿造成负担,还能锻炼肌肉。另外散步是很好的有氧运动,能给肺部提供比平常多 2~3 倍的氧气,有助于胎儿的成长和大脑的发育。

每天坚持30~60分钟的散步最为合适。散步时要挺起肚子,收紧盆骨和大腿内侧的肌肉,慢慢行走。如果肚子变硬或疼痛,要赶快停下来休息。

注意事项:一定要挑选合脚舒适的鞋,不要到污染大的街道、人多嘈杂的商场等地方去,要到空气好的公园、郊外、干净的水塘湖泊边等地方散步。

2. 瑜伽　孕期瑜伽和普通瑜伽不一样,大多数是躺着或者坐着的,很容易学会,强度也很小。通过练习呼吸,可以让孕妇心情平静,稳定不安、害怕、焦虑等情绪。瑜伽还能缓解孕妇的疲劳,让孕妇盆骨变软,有助于自然分娩。另外如果熟练使用呼吸法,分娩时可以减轻分娩疼痛。

注意事项:要先从简单的动作练起,不要空腹练瑜伽,可以在饭后一个小时后做。如果动作幅度大,觉得疼痛,可以换另一个动作或者休息一会儿。

3. 游泳　在水中游泳会感受不到肚子的重量,能够非常自由地活动。游泳是全身运动,可以锻炼全身的肌肉,另外对心血管也很有益处。

注意事项:可从孕16周开始游泳,一周游1~3次,每次30分钟左右。不要采用蝶泳等有负担的姿势。孕早期和孕晚期不建议游泳。有妊娠中毒症、糖尿病、高血压、流产或早产等情况的孕妇一定要咨询医生,取得同意后方能游泳。另外,一定要在温水的环境下游泳,在入水前要先适应水温,避免温度变化太快太急而刺激子宫。

4. 有氧操　参加专门为孕妇开设的有氧体操课程,可以结交很多新的朋友,而且体操能让孕妇身体变柔软,促进呼吸循环,稳定情绪;体操对全身也有益处,能够均匀刺激骨盆、腰、背等部位,预防腰痛和水肿,使身体活动起来更轻松,有助于自然分娩。

总之,孕妇要尽量避免爬山、慢跑、仰卧起坐、骑自行车、滑冰、跳跃、疾走等过于激烈危险的运动。运动前要做好热身活动,要穿专用的运动装、运动鞋、运动内衣裤等。运动不能过于激烈,心跳要控制在每分钟140次以内。运动前、运动中和运动后都要适当补充水分,多喝白开水,少喝果汁、可乐、茶水等。

（六）高血压患者——健步走为主

大量研究证实,适量运动可明显降低高血压患者的血压,很多临界高血压及1、2级高血压患者甚至可通过控制钠盐摄入和运动疗法达到满意的血压控制。但高血压患者的运动不主张大强度、大运动量,如仰卧起坐、举重、快跑等肢体负荷太重的运动。这是因为人体在进行剧烈运动时可导致交感神经兴奋,血压大幅度升高及心率增快。同时,剧烈运动时大量出汗可导致血液黏滞度增高,易引起脑卒中及心绞痛发作,危及患者的生命。

高血压患者应以小量和中等量有氧运动为宜,以容易坚持为原则,像散步、慢跑、太极拳、气功、游泳、骑车、跳健身舞等,都是不错的选择。这样的运动可能在进行时导致血压轻微升高,但长期坚持后可通过作用于大脑皮质及皮质下的运动中枢,降低交感缩血管神经的兴奋性,使血管扩张,血压下降。

1. 健步走　健步走有如下好处:①有效:仅仅每天走 30 分钟,可以改善血液循环、降低胆固醇和血压,并帮助减肥。②免费:不需要任何的场地和装备,只要一双舒服的鞋子即可。③简单:不需要学习任何技巧,无论在哪儿,都可以随时开始。④乐趣:可以选择和家人、朋友一起进行,锻炼身体的同时,还能增进感情。⑤个体化:根据自己的习惯和作息时间,选择合适的时间、路线、距离。

健步走虽然不需要任何技巧,但注意要点会加倍提高锻炼效率,在不知不觉中塑造更好的形体。健步走的要点是:抬头、目光直视前方;双臂要随着脚步摆动;站姿要挺拔,胸部挺起来;走路的时候注意收缩肚子,可以感觉更精神、更有活力;穿一双合适的鞋;做好热身运动;控制运动强度;慢慢停下来。

维持理想的血压状态是一个长期的过程,只有养成良好的运动习惯并持之以恒,才能保持血压的稳定。假如停止运动两周,体力就会开始下降;停止数月后,运动对血压的控制效果也会随之消失。

2. 太极拳　太极拳对防治高血压有显著作用,适用于各期高血压患者。北京地区的一项调查表明,长期练习太极拳的 50~89 岁老人,其血压平均值为 134.1/80.8 毫米汞柱明显低于同年龄组的普通老人(154.5/82.7 毫米汞柱)。

3. 散步　各种高血压者均可采用,作较长时间的步行后,舒张压可明显下降,症状也可随之改善。散步可在早晨,黄昏或临睡前进行,一般为 15~50 分钟,每天一、二次,速度可按自己的身体状况而定。最好到户外空气新鲜的地方去散步。

4. 气功　气功对高血压患者有明显治疗作用,其近期有效率可达 90% 左右。但高血压患者练气功,需注意不要做动作过猛的低头弯腰,也不要做体位变化幅度过大以及用力屏气的动作,以免发生意外。老年人往往患有多种慢性病,体育锻炼时更应注意,最好在医生指导下进行锻炼。

5. 慢跑或长跑　慢跑和长跑的运动量比散步大,适用于轻症患者。长期坚持锻炼,可使血压平稳下降,消化功能增强,症状减轻。跑步时间可由少逐渐增多,以 15~30 分钟为宜。速度要慢,不要快跑。患有冠心病则不宜长跑,以免发生意外。

(七)糖尿病患者——锻炼全身的肌肉群

糖尿病患者运动时间以餐后 30~60 分钟为宜。运动疗法必须和饮食疗法、药物疗法结合起来,通常先实施饮食及必要的药物治疗,待血糖和尿糖得到适当控制后,再开始运动疗法。运动量要适当,过度疲劳会引起酮症,使病情加重,尤其要避免短时间较剧烈的运动或能引起明显兴奋的运动。运动中易发生低血糖者,可将运动前的胰岛素剂量适当减少,或者在运动前适当增加食物摄入,在运动中宜随身携带饼干和糖果,以防低血糖的发生。运动应该循序渐进,从小运动量开始并逐渐增加,运动应持之以恒。

常见的运动方式有:

1. 原地快走 一般的患者只需原地小步快走,而对于病情较重者则需步速稍慢。注意走时上肢保持正直,手脚协调配合。

2. 触摸脚尖 坐在床上或垫子上,把两腿伸直并且尽量向两侧分开,同时上肢缓慢屈向右侧,将两手尽可能触摸右脚尖,呼气,还原后改为左侧,动作相同。

3. 仰卧屈膝 舒展平躺在床上或垫子上,将两臂自然伸直并放于身体两旁。随后两腿抬起、屈膝,用手于膝盖处抱住双腿,尽量往下牵拉。

4. 前伸臂转肩 把两臂向前伸,两手交叉,再反向用力旋肩。

5. 伸懒腰 平时多注意伸懒腰或环转踝关节等,可以多方面锻炼全身的关节和肌肉,从而使肌肉舒展、有力,体内多余脂肪减少,有助于稳定血糖水平。

6. 走路 除了上述这几种原地动作外,还可简单地通过走路来达到控制血糖的目的。走路的方式可以多样,可先正着走,然后再侧着走,最后倒着走(注意:有人陪伴,防止跌倒)。走的同时,双手也不要闲着,上肢可多做握拳、伸展、摆手、拍掌、旋转手腕等动作,以调动全身的肌肉群。

医学临床发现,糖尿病患者发生心肌梗死时多呈无痛性,其发生率达到30%~42%。故此,"糖友"在运动前就需进行心功能测评,并要注意选择适当的运动处方,同时在运动中严密监测。

(八) 冠心病患者——相对舒缓的有氧运动

对于急性心肌梗死、严重心衰、不稳定心绞痛时期、血压在160/100毫米汞柱以上的患者,不适宜运动。而一般的冠心病患者,可通过运动平板测试,经医生评估后再开"运动处方"。如果不能做平板测试的患者,可通过6分钟步行距离进行评估,再进一步定制方案。

冠心病患者进行运动,一定要遵循循序渐进的原则。一般来说,运动要分"三步"走:要做5~10分钟的准备活动(如关节的拉伸等),接着是15~30分钟的正式运动,之后是10分钟的放松活动,给身体一个缓冲的时间。"三步"加起来的时间为30~60分钟。运动的频率也不一定要天天进行,每周3~5次为宜。

冠心病患者要选择相对舒缓的有氧运动,如慢跑、自行车、游泳、步行等。

1. 步行　在平地上走,运动强度可以因步行的速度而调整,适合大多数冠心病患者。可以一边步行一边调整运动的强度,除平地走步外,上坡、爬楼梯也是步行的方式,不过强度比较大,热量消耗比较多,仅适合心脏功能比较好的患者。

2. 慢跑　强度、热量消耗比步行大,可以改善心脏功能,防止肺组织弹性衰退,预防肌肉萎缩,但病情较重、关节不好的老年患者不适合。

3. 游泳　游泳对心血管系统的改善有相当重要的作用,冷水刺激能促进血液循环,水的压力和阻力对心脏和血液的循环起到特殊的作用,还能提高肺活量。如果冠心病患者对游泳不太擅长,在水中步行也可以。

4. 骑自行车　可以促进血液流动,在加强心脏功能的同时,还通过腿部的运动,把血液从末梢血管输送回心脏,同时强化了微血管组织,形成"附带循环"。下肢功能不好的患者慎用。

5. 打太极拳　打太极拳是比较适宜的运动方法,对心脏的健康有益处。

冠心病患者运动时最好备些救急药,如硝酸甘油、速效的中成药等,若运动过程中出现胸闷、心慌时立刻舌下含服。此外,因为运动途中出汗,容易丢失电解质,运动过后可喝些糖、盐水补充能量。

运动注意事项:①要进行健康检查,确定身体能否运动。②运动时最好有人陪伴进行。③做好准备活动,10分钟左右适宜的准备活动可保护心脏、肌肉和关节,以避免运动损伤。④不要突然停止运动,跑步之后,至少再慢走2分钟。⑤运动强度要根据自身的病情来定,一旦出现胸闷、气促等症状,要马上停止运动,及时到医院就诊。

(九) 儿童青少年适量运动

儿童青少年处在生长发育期,适当的运动锻炼可以增加体质和耐力,提高机体各部位的柔韧性和协调性;促进身体的正常生长发育,预防和控制肥胖;陶冶情操,促进心理健康。

在日常生活中,身体素质的优劣是以各种活动形式表现出来的,如走路和跑步的速度、投掷力量的大小、活动持续时间的长短、关节活动幅度的大小等。儿童青少年运动时如果没有正确的指导,常会出现运动过量的情况,运动过量一般有两种情况:

1. 由于平时没有锻炼的时间,突然超长时间锻炼造成的过度运动。运动过量后,身体会出现一些不良反应,如疲惫不堪、注意力不集中、肌肉酸痛、头昏、食欲不佳、心情烦躁等。运动过量在身体功能方面的表现为体重下降、晨脉或安静时脉搏和呼吸加快、血压上升、心悸、血红蛋白降低、消化功能紊乱等,女孩可能出现月经过多或紊乱。运动过量在运动功能上的表现为运动能力明显下降、训练极易疲劳、动作不协调造成运动创伤、运动后恢复较慢。

2. 由于运动时间过长,不科学的运动方法和姿势不正确造成的运动过量,这种过度运动容易造成斜肩、习惯性脊椎弯曲等健康问题。

2010年世界卫生组织针对儿童青少年身体活动量给出了具体的建议和说明:儿童青少年每天要完成60分钟以上的中等程度的身体活动并可明显加快心率,活动时有气喘,但还能说话,身体微微出汗,如快走、跳舞、家务等。当然不同类型身体活动的强度因人而异,也取决于个人以往的锻炼情况以及相对健康程度。

儿童青少年锻炼时的注意事项:

1. 不必制定太严格的活动时间表,贵在参与和持之以恒,对自己过于苛刻容易流于形式。

2. 不断尝试新的锻炼方式,以获得更全面的锻炼,但也要从自身实际情况出发,并非多多益善。

3. 注意合理均衡饮食营养,尤其是不能忽视进食蔬菜和水果,多摄入各种微量元素。在思想高度紧张和情绪剧烈波动时不宜进行锻炼。

4. 运动量要适量,在不同季节、不同环境下,运动量应作适当调整,一般是每次锻炼时只要全身有汗意,心跳有加快,健身的目的就算达到了。

5. 选择锻炼的地点不可过于偏僻或繁华,附近应有方便的电讯设施,以便必要的联络,应无污染、有绿化、交通安全。

6. 邀请好友或参加集体共同锻炼,这样既可加强友情,也可起到相互监督和鼓励的作用,在必要时还能相互照顾。

7. 运动前应作充分的准备活动,剧烈运动以后,不要马上大量饮水、吃冷饮,也不要立即洗冷水澡,应注意擦汗、保温。

(十) 老年人适量运动

对于老年人,活得长寿很重要,但是拥有良好的健康水平,具备一定的运动素质和能力,能走能动,精神状态饱满,"活得好"更重要。运动可以改善老年人大脑的功能,延缓功能的衰退,起到预防老年痴呆的作用;运动可以提高呼吸和心血管功能,能预防和延缓老年人的呼吸和心血管疾病的发生;运动可使老年人骨关节和肌肉系统能力提高,延缓骨质疏松及老年特有的退行性骨和关节病变;运动可以延缓各种慢性疾病如肥胖症、高血压、糖尿病、心脑血管病等的发生和进展;运动可以增强老年人自身机体的免疫功能,提高对各种疾病的抵抗能力;运动还可以提高心理健康,调整积极的情绪,消除精神压力和孤独感。

老年人适量运动要把握"三五七"原则:"三"指每天步行最好三千米,时间在三十分钟以上;"五"指每周步行五次,只有有规律的健身运动才有效;"七"指运动要适量,运动是否适量最简便的测量方法就是自测脉搏,其公式:运动后的心率 + 年龄 =170 左右为宜,比如 60 岁的人,运动后脉搏在 110 次 / 每分钟较为合适。

老年人锻炼时的注意事项:

1. 进行健康检查,确定身体能够负担每次的运动。

2. 从低而适应的水平开始,逐渐增加运动强度。

3. 如果运动后感到特别疲劳、睡眠不安或肌肉酸痛,即表明运动过量;坚持每周至少三次锻炼,但身体不适时要停止锻炼。

4. 做好十分钟左右的准备活动,避免运动损伤。

5. 不突然停止运动,运动后慢走或休息数分钟。

(十一)上班族适量运动

运动养生,贵在坚持,对于上班族来讲,除坚持常规运动项目外,尚应注意见缝插针,如上、下班尽量坚持步行;上、下楼尽量不坐电梯;坐姿办公时,每隔 1 个多小时,起身活动一下筋骨;回到家里主动做些家务劳动;晚上不要长时围坐牌桌。应坚信养生在动、养心在静,人怕不动、脑怕不用,动静相宜、身壮寿长。

上班族每天坐在办公室里,下班后也多是待在家里,缺乏锻炼。其实就算是在办公室里,也可以从事适当的运动。

上下班时:上班和下班时,如果楼层不是特别高,尽量步行去办公室或者回家,有利于全身血液循环。让你上班会更有活力,下班时也能得到锻炼。

上班时:要多喝水,这样会增加很多运动的时间,倒水和去洗手间,虽然只是短短的几分钟,但适当运动总比一直坐着好。还有坐着的时候一定要注意自己的坐姿,不要老是保持一个姿势,可适当调节一下,不要跷二郎腿。

在办公桌旁:可以尝试做很多简单的运动,只需要花几分钟就可以让身心都得以放松,平时在家里时,可以学习几个简单的易于操作的瑜伽动作,这样在上班中途休息时,可以适当做一下,舒展一下筋骨,活动活动肩颈。

在办公椅上:坐着的时候不要坐得太直,身体可稍微自然向后倾斜,双腿自然落地,小腿与大腿自然弯曲成九十度。一旦有机会离开办公椅就一定要起身,不管是几步路还是仅仅只是站一会儿都是不错的锻炼。

所以无论在哪里,在什么场合,只要有一颗锻炼的心,简单的几个动作也是有帮助的。如能带动其他人一起锻炼,更好。

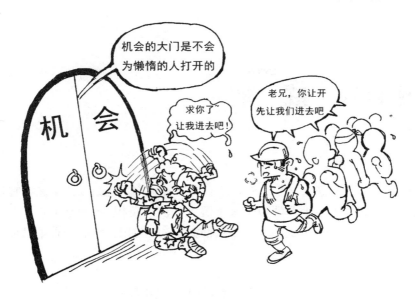

（庄润森　杨剑锋　陈义泉　张宝芳）

第十六篇　戒　烟

我国吸烟人数超过 3 亿,15 岁以上人群吸烟率为 28.1%;7.4 亿非吸烟人群遭受二手烟危害。烟草消费带来了沉重的疾病负担,每年有 100 多万人死于吸烟相关疾病,约 10 万人死于二手烟暴露导致的相关疾病。香烟已成为名副其实的杀手。

一、暂时无法戒烟者

如果你无法那么快就不吸烟,请你在吸烟时注意下列事项,在保护别人的同时更是在保护自己。

(一)要有"烟德"

1. 不在公共场所和工作场所吸烟,不在明令禁止吸烟的场所(如医院、餐馆、学校等)吸烟。支持创建无烟社区、无烟办公室的工作,参与宣传吸烟有害健康的活动。

2. 不在卧室吸烟。

3. 不在孩子面前吸烟,不给孩子递烟,不宠孩子吸烟。

4. 不给自己的宠物吸烟,也不要在宠物和其他动物面前吸烟,宠物和我们一样需要洁净的空气和被尊重。

5. 吸烟时周围若有人应主动避让。不能避让,则在点烟时起码征求一下周围人的意见,"不介意我吸支烟吧?"

6. 不送烟,不敬烟,不劝烟。

7. 不在孕妇及患者面前吸烟。

8. 做好烟头的灭火工作,不乱扔烟头。

(二)吸烟前要洗手

有一份调查表明,中国烟民有 1/3 是接触了钱币后吸烟的,或边点钱边吸烟。不少人根本没有意识到吸烟前也应当像吃饭前一样洗手。

　　传统的过滤嘴卷烟包装方法存在一个缺陷,这就是我们的手指若非接触香烟海绵头,就不能取出香烟。取烟时,手上的污物及细菌就可能转移到吸嘴部位的海绵头上,相互递烟更成为交叉感染各种传染性疾病的媒介。解决的方法是取烟尽量弹出或顶出烟,不要用未洗的手取夹过滤嘴。

(三)吸烟时留意环境

1. 不在厕所里吸烟,因为厕所空气质量差、手也脏。
2. 不要边吃饭边饮酒边吸烟。
3. 不在森林及易燃物多的地方吸烟,以免造成火灾。

二、测试你戒烟动机

　　戒烟主要取决于戒烟的动机和戒烟的技巧。只有具备强烈的戒烟动机,戒烟才能成功。在开始戒烟行动之前,我们先做一个小测试。通过了测试,证明你已经树立了正确的戒烟的动机,可以开始进入行动期了。

　　我们给吸烟的"害处"打个分:

害处	完全不同意	不太同意	有点同意	同意	完全同意
吸烟会留下难闻的烟味	1	2	3	4	5
吸烟对我非常有害	1	2	3	4	5
如果不吸烟,我将更精力充沛	1	2	3	4	5
吸烟损害皮肤	1	2	3	4	5
吸烟使我口气难闻	1	2	3	4	5
对香烟的依赖性使我困扰	1	2	3	4	5
香烟损害我自己的身体	1	2	3	4	5
吸烟花费了我很多钱	1	2	3	4	5
我吸烟常妨碍他人	1	2	3	4	5
我吸烟危害了他人的健康	1	2	3	4	5
以上各项总得分:					

　　我们再来给吸烟的"好处"打分:

好处	完全不同意	不太同意	有点同意	同意	完全同意
吸烟能够帮助我松弛神经	1	2	3	4	5
感觉紧张时,吸烟能让我平静	1	2	3	4	5

续表

好处	完全不同意	不太同意	有点同意	同意	完全同意
吸烟能帮我度过困境	1	2	3	4	5
吸烟有助于我思考	1	2	3	4	5
吸完烟以后,我更容易集中精力	1	2	3	4	5
我喜欢吸烟的姿势	1	2	3	4	5
吸烟的确是一种享受	1	2	3	4	5
我喜欢用手指夹着香烟的感觉	1	2	3	4	5
我爱吸烟	1	2	3	4	5
以上各项总得分:					

用吸烟的害处得分减去好处得分,如果你的得分小于20,那你就低估了吸烟的害处,高估了吸烟的好处,为了取得进步,你需要改变你的态度,进一步了解烟草的危害。当你真正认识了烟草的危害之后,你的戒烟之路已经成功地走了一半。

用吸烟的害处得分减去好处得分,如果你的得分大于或等于20,你对吸烟的看法和已经决定戒烟的人(准备戒断)相同,对你而言,是该积极准备戒烟的时候了。

三、开 始 准 备

1. 确定开始戒烟的日期 从这一天开始完全戒烟,一口也不再吸。

2. 创造一个有助于戒烟的环境 扔掉家里、汽车及工作场所的烟及烟灰缸,禁止别人在你家吸烟。

3. 回顾以往的戒烟经历 从中找出哪些是对自己有帮助的,哪些是导致复吸的原因,以便在这次的戒烟过程中汲取经验教训。

4. 寻求帮助 告诉配偶、家庭成员、朋友、同事和密切接触的人,自己已经戒烟了,希望得到他们的支持配合;在医生那里寻求戒烟方法,戒烟药物。

5. 戒烟承诺书 与自己签一份戒烟协议,并保留一份给支持者,这样不仅可以获得他人的鼓励,还可以让人予以监督,使戒烟更容易。

四、开 始 行 动

在你准备好了之后,就开始行动吧。首先要坚定戒烟的决心。许多戒烟者认为,这个坚定的承诺对他们而言是决定戒烟成功或失败的重要因素。

吸烟不仅是一种不良习惯,更是一种慢性成瘾性疾病,其治疗成功需要一个过程。特别是作为成瘾性疾病的治疗,既需要充分的治疗前的心理准备,更需要治疗成功后复发的预防。因此,成功戒烟可分为三步进行:

第一步:确定自己已做好准备,进入戒烟状态。

从认识吸烟的危害到成功戒烟,需要经历多个时期。Prochaska 等人根据吸烟者的戒烟意向,将其改变过程分成 5 个连续的时期:①思考前期(不想戒):仍在吸烟,还未有戒烟的动机,没有认真考虑过戒烟,可能会在往后六个月内思想有所改变。②思考期(考虑戒烟,但不是近期):仍在吸烟,已经有戒烟的动机,认真考虑于往后六个月内有所改变,但还未设定戒烟日;③准备期(计划近期戒烟):准备采取行动,认真计划于一个月内停止吸烟;④行动期(努力戒烟):已开始戒烟,并有一段时间不吸烟,但不到六个月;⑤维持期(已戒断一段时间):持续成功地不吸烟六个月以上。如果在维持期间开始规律吸烟,则进入复吸期。在成功戒烟前,吸烟者可能会在打算戒烟和采取戒烟行动之间有长时间的往返。如果有环境因素的影响,如公共场所控烟、疾病原因、医务人员的积极干预等,能使吸烟者提前进入行动期。

第二步:制定目标戒烟日,寻求帮助。

进入行动期后,应该给自己制定一个日子,从那天开始不吸一支烟。同时创造一个有助于戒烟的环境,扔掉家里、汽车或工作场所的烟和烟灰缸,禁止别人在你家吸烟。让亲友知道自己的戒烟承诺,有助于获得他们的鼓励和监督,使戒烟更容易。

吸烟者往往有这样的经历:突然停烟后(特别是烟瘾较重的人),会出现很多不适,如头晕头疼、口干咳嗽、烦躁不安、注意力不集中、有想吸烟的冲动等,在医学上称为"戒断综合征"。如何克服这些症状?目前戒烟有科学的方法,有专门药物,在专业医生及机构(如戒烟门诊)的帮助下,戒烟会变得轻松,且成功率会大大提高。

第三步:时刻提醒自己,预防复吸。

在成功戒烟六个月后,你可以认为自己已经真正告别了烟草。但仍应该经常提醒自己,不要复吸。诱发复吸的原因常常是遇到开心或不开心的事,也有可能是亲朋的盛"烟"难却。提前做好心理准备,被诱惑的机率就小。一旦复吸,也不要气馁,因为在戒烟的过程中,复吸是常见现象,特别是烟瘾重者,总是要经历这个过程。

五、戒烟中常见的问题

吸烟者或多或少都曾有试图减少甚至永远放弃吸烟的想法。然而戒烟的过程是如此漫长,对吸烟者来说,要克服烟草带来的诱惑,要经历或长或短的心路历程,会有很多困惑及疑问。医生在进行戒烟专业辅导时,不仅要了解吸烟者的吸烟习惯,还要更多的倾听,并给予合理的解释。咨询是针对每位吸烟个体进行的,但往往也有一些共性的问题。

(一)你是否已经做好戒烟的心理准备

1. 你要为自己戒烟吗?□□
2. 戒烟是你的第一件要做的事吗?□□
3. 你曾经是否戒过烟?□□
4. 你相信吸烟危害你的健康吗?□□
5. 开始戒烟虽然很难,你是否有决心戒烟?□□
6. 你的家人、同事或朋友愿助你一臂之力戒烟吗?□□
7. 除了健康的理由,你有其他理由戒烟吗?□□
8. 如果你烟瘾复发,你会有耐心鼓励你自己再尝试吗?□□

如果回答"是"有4个以上,说明你已经准备好戒烟了。祝你成功!如果答案不到4个以上,你戒烟的时机尚待与专家商量。

(二)你的烟瘾有多严重

可以通过以下问题评估你烟瘾的大小:

项目	结果	评分
晨起后多久吸第一支烟	5分钟之内	3
	6~30分钟	2
禁烟场所不吸烟是否困难	是	1
	否	0
什么时候不吸烟最困难	清晨	1
	其余时间	0
每天吸烟支数	11~20支	1
	>20支	2
晨起5小时内吸烟是否比其他时间多	是	1
	否	0
患病时是否在吸烟	是	1
	否	0

如果你的总分 >5 分属于中度以上尼古丁依赖,在戒烟过程中如果有药物(包括尼古丁替代治疗)帮助,戒烟会更轻松。

(三)戒烟后会生病吗

突然戒烟,有时会出现戒断综合征,也就是老百姓所说"生病",主要源于两个方面:①因尼古丁水平突然下降导致的易怒、焦虑、坐立不安、失眠或睡眠障碍、肠胃不舒服或胃肠道功能紊乱、头痛不适、抑郁等。②因长期吸烟躯体对高尼古丁水平已处于适应状态,突然撤掉后,出现一些生理状态不适应,包括血压及心率出现波动,肌肉及骨骼出现不适等。

对尼古丁高度依赖的人,出现上述症状的几率会较多,此时如果有医生的指导,并有相关药物的辅助治疗,可以完全避免这些现象的出现。

(四)烟瘾来了怎么办

每次烟瘾来时,不要立刻拿起烟抽,你可以忍耐一下,观察烟瘾持续的时间,一般每次烟瘾持续的时间为 3~5 分钟,熬过这段时间,烟瘾就过去了。并且随着每次克服烟瘾的努力,烟瘾持续的时间会缩短,烟瘾来临的时间间隔会延长。为了克服烟瘾,你可以通过喝水、深呼吸、转移注意力、吃零食、运动等来克服。

(五)戒烟后体重会增加吗

由于烟草中的尼古丁有抑制食欲的作用,对舌头上味蕾有一定的破坏作用,并且能增加机体的基础代谢,再加上吸烟使胃肠道黏膜血管收缩,影响营养的吸收,因此,戒烟时如果没有专业指导及药物的辅助,不少人在戒烟后会出现体重的增加。但如果在戒烟前有专业辅导,并针对不同的烟草成瘾度进行干预,提前注意运动及营养的控制,体重完全可以控制在正常范围内,不至于影响整个戒烟的过程。

(六)复吸了怎么办

复吸有各种各样的诱因,如遇到特别高兴或特别悲伤的事情均可产生复吸。因此,戒烟的时间应安排在本人情绪比较稳定的时间开始,同时避免聚会及大量饮酒,一般来说,"烟酒不分家",饮酒后自控能力会降低,容易复吸。

由于烟草依赖是一种成瘾性疾病,因此复发不可避免,也是一种常见现象。当吸烟者第一次进入戒烟门诊时,在咨询的过程中,医生要告诉吸烟者,戒烟过程中,复吸是可以理解并值得原谅的。否则,吸烟者一旦复吸,他会觉得不好意思再次进入戒烟门诊。经过戒烟门诊正规治疗的人,一旦复吸,第二次进入戒断的状态很容易,而且,他会总结复吸的经验,为下一次预防复吸作准备。

在完全戒烟后,偶尔吸一支烟,不算复吸。但在整个戒烟过程中,我们要求"不能吸一支烟",特别是在戒烟的前三周,一旦允许自己吸一支烟,可能会吸第二支、第三支……对完全戒断极为不利。

(七)戒烟是突然戒断还是慢慢戒断比较好

在制定目标戒烟日(完全不吸一支烟)后,建议突然戒断比较容易成功。在有帮助及替代品的前提下,这样做安全且成功率高。如果没有帮助或替代药物,建议逐渐减少烟量,到每天几支烟时,制定目标日期,然后突然戒断。

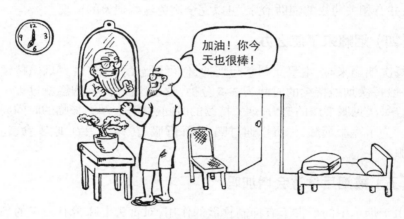

好的习惯 应该坚持到老

(方 磊 邹宇华)

第十七篇　减　肥

肥胖不仅是影响一个人外观和形象的"面子"问题,更是成为全球性的健康问题。据统计,肥胖患者死于糖尿病、心血管病等的概率是正常人的3.83倍。肥胖者还会因不被社会认可而产生自卑、焦虑、抑郁等不良心态。世界卫生组织已将肥胖列为继心血管病和癌症之后威胁人类健康的第三大敌人。

一、衡量肥胖的标准

要想知道自己是否肥胖,首先要知道何为标准体重。

1. 标准体重公式

标准体重(kg)= 身高(cm)–105 或

标准体重(kg)=[身高(cm)–100]×0.9(适合中国人)

例如,一个身高170cm的男子,他的标准体重应该是:170(cm)–105=65(kg)。凡是超过标准体重10%者为偏重,超过20%以上者为肥胖,低于10%者为偏瘦,低于20%者为消瘦。

2. 儿童标准体重公式

1~6个月婴儿:标准体重(g)= 出生体重(g)+ 月龄 ×700(g)

7~12个月婴儿:标准体重(g)=6000(g)+ 月龄 ×250(g)

1~12岁儿童:标准体重(kg)= 实足年龄 ×2+8

3. 体质指数

体质指数(BMI)= 体重(kg)/ 身高(m)^2

4. 成人肥胖程度衡量方法

(1)体重指数(BMI)

体重过轻:<18.5

正常:18.5–23.9

超重:24.0–27.9

肥胖:≥28

（2）腰围:是反映中心性肥胖的指标,肥胖的判断标准如下:

男性≥85cm(相当于 2 尺 6 寸)

女性≥80cm(相当于 2 尺 4 寸)

二、人为什么会胖

肥胖主要是由于人体能量摄入和消耗失衡而造成的,即能量的摄入大于能量的消耗,结果造成能量在体内以脂肪的形式储存下来,经过一段时间后体重明显增加,形成肥胖。

（一）饮食因素

饮食因素可谓是引起肥胖的关键因素,有人会问"为什么我每天就吃那么一点点,可还是胖了?"殊不知,能量摄入的多与少不单是用食物的数量去衡量,还与食物的种类、烹饪方式及摄入食物的速度快慢等因素有关。

（二）环境因素

环境因素主要包括人的社会环境和生活环境等,如果一个人身边的家人、朋友甚至整个社会的人们都普遍喜爱高脂肪、高热量饮食,以胖为美,那他的饮食和生活方式就会随之适应,因而发胖的可能性就大。与此同时,在竞争越来越激烈的当下,一些人特别是年轻人喜欢用暴饮暴食的方式去缓解紧张、焦虑等负面情绪,这样的生活方式也倾向于使人发胖。

（三）遗传因素

遗传因素对肥胖的影响是多方面的:①遗传影响体重指数、皮下脂肪厚度及内脏脂肪,且对内脏脂肪影响尤为重要。②遗传不仅影响肥胖的程度,并且对脂肪的分布类型也有很强的影响。③过度喂养后的肥胖,即过度喂养后的体重增加敏感性是由遗传因素决定的。④遗传可影响个体的基础代谢率、食物的热效应和运动的热效应,即能量的支出受遗传因素的影响,个体能量支出的差异可达 40% 以上。⑤个人体力活动的多少也显著受到遗传因素的影响,家庭中父母热爱运动,其子女喜欢运动的几率也大大增加。

（四）年龄因素

随着年龄的增长,人的代谢率和活动能力及强度都会有所下降,因此,即便是同样的饮食量也会使人发胖。

（五）性别因素

男性无论是在休息、运动还是劳动时机体的代谢率都比女性高,且男性本身具有的骨骼和肌肉也比女性多,因此需要更多的热量来维持。另外,女性在绝经后,代谢率会降低,体重也会随之加快。因此,性别也是决定一个人发胖的重要因素。

（六）运动量

持续性的大运动量能帮助人们控制或者降低目前体重,但间断性的运动,即使运动量再大,那也只会增大食欲,让体重上升地更快。

（七）其他因素

除上述所提因素外,使用某些药物、肠道问题等,也会引起肥胖。

三、肥胖有何危害

1. 儿童时期肥胖,不仅易患呼吸道、消化道疾病,还容易长成弓形腿和平足。过度肥胖还会影响智力和身心的正常发展。

2. 进入中老年后,肥胖除了导致体型变样外,还会导致抵抗力下降,从而诱发糖尿病、高血压、动脉硬化、冠心病、胆结石或中风等疾病。

3. 肥胖者易患某些癌症,如结肠癌、直肠癌、乳腺癌、子宫癌等。

4. 体重过度增加能使关节（如脊椎、髋、膝、踝关节）的负担加重,导致关节和软骨的过度磨损。

5. 肥胖者易疲劳、性功能低下或性腺不发育;女性则易月经不调、闭经或丧失生育能力。

6. 肥胖及其并发症会导致医疗保健费用增加、生活质量下降、甚至早亡。

7. 肥胖者还会因不被社会认可而产生自卑、焦虑、抑郁等不良心态,严重者还会对工作和学业失去信心。

四、你的体重是否"反弹"

请统计下列问题中,你回答"是"的数量。

"是"的统计结果:①三个以下者:目前你的生活方式大致没有问题。②四个至八个者:必须改善目前的生活方式,否则体重容易"反弹"。③九个至十五个者:属于体重容易"反弹"者,要注意。④十六个及以上者:不改变现在的生活方式,非常容易变成易胖难瘦的体质,且容易罹患各种疾病!

序号	问题	是或否	序号	问题	是或否
1	一天三餐不规律		13	不经常运动	
2	经常在外用餐		14	不喜欢走路	
3	常吃甜食、夜宵		15	在家时总是闲着不做事	
4	很挑食		16	外出时常以车代步	
5	常常边吃东西、边工作或看电视		17	肩膀常酸痛	
6	常喝果汁		18	容易便秘	
7	喝咖啡或红茶时一定加糖		19	抽烟	
8	常喝酒		20	家中有胖子	
9	用吃零食来缓解焦虑		21	神经质	
10	吃东西的速度很快		22	没有特别的嗜好	
11	常和朋友一起吃吃喝喝		23	人际关系不好	
12	经常睡眠不足				

五、减肥的方法

减肥离不开两大原则:减少热量摄入,增大热量消耗。

根据自身状况,参考表 17-1 和表 17-2,制订一个循序渐进和能够保证实施的运动加控制饮食的组合方案。最开始时强度不宜太大,可以尝试一种方法之后,再加另一种方法去做。循序渐进,减重速度以 6 个月内使体重减少原体重的 5%~10%,或每周减少 0.5~1 千克为宜,不能急于求成。

表 17-1　每 100 克可食部分食物的热含量简表

食物名称	热量(千卡)	食物名称	热量(千卡)
谷类:		鲜果类:	
籼米	350	橘	53
粳米	347	苹果	62
糯米	347	梨	40
标准粉(小麦粉)	352	桃	32

食物名称	热量（千卡）	食物名称	热量（千卡）
豆制品类：		柿	48
黄豆芽	92	荔枝	64
绿豆芽	30	枇杷	29
豆腐（南方）	41	香蕉	90
豆腐（北方）	70	甘蔗	53
根茎类：		菌及藻类：	
甜薯（红薯）	127	鲜蘑菇	25
马铃薯（土豆）	78	黑木耳	304
芋头	78	海带	262
白萝卜	26	紫菜	230
胡萝卜	34	鲜豆类：	
茭白	23	毛豆	134
瓜及茄类：		豌豆	80
西红柿（番茄）	13	蚕豆	90
茄子	22	四季豆	31
辣椒	24	水产类：	
南瓜	29	黄鱼	78
冬瓜	10	带鱼	139
黄瓜	13	青鱼	125
西瓜	21	鳙鱼（花鲢）	69
家禽类：		鲤鱼	115
肥猪肉	829	鲫鱼	62
瘦猪肉	330	鳜鱼（桂鱼）	106
猪肾（猪腰）	105	墨鱼	64
猪肝	128	黄鳝	83
肥瘦牛肉	270	海鳗	94
肥瘦羊肉	367	河虾	75
家禽类：		河蟹	82
鸡	104	乳制品及代乳制品：	

续表

食物名称	热量（千卡）	食物名称	热量（千卡）
鸭	134	人乳	65
鹅	144	牛乳	67
干豆类：		乳儿糕	374
黄豆	411	蛋类：	
绿豆	332	鸡蛋	166
赤豆	319	鸭蛋	186
蚕豆	316	松花蛋	182
叶菜类：		油脂及调味品：	
大白菜	25	猪油	891
卷心菜	24	植物油	900
菠菜	18	白糖	397
莴苣菜	11	酱油	76
韭菜	30	干果及硬果类：	
芹菜	20	干红枣	309
空心菜	28	桂圆	282
苋菜	34	花生米（生）	546

表 17-2　各种运动（含活动）消耗热量（千卡）表（以半小时为单位）

运动项目（含活动）	女子（体重 54 千克）	男子（体重 72 千克）
羽毛球	180~220	220~260
棒球	160~200	200~240
篮球	300~400	400~600
自行车（慢骑）	100~120	120~140
自行车（快骑）	200~230	280~320
保龄球	80~120	100~140
划船	100~150	130~180
爬楼梯	130~160	180~190
做饭	60~90	80~110

运动项目（含活动）	女子（体重54千克）	男子（体重72千克）
跳舞（慢）	100~130	130~170
跳舞（快）	200~400	250~500
洗盘子	60~90	80~110
穿衣服	30~50	35~60
开车	50~60	60~75
清扫	80~100	80~110
柔软操（慢）	140~170	180~220
柔软操（快）	200~250	250~350
足球	250~300	300~400
种花	120~140	140~180
高尔夫球	100~140	130~170
排球	200~350	300~400
曲棍球	250~350	200~400
骑马	140~160	160~200
烫衣服	60~80	70~90
漫步	200~250	250~300
长曲棍球	250~350	350~400
静坐	15~20	20~25
办公	70~130	90~150
油漆	130~150	150~180
弹钢琴	80~120	90~150
擦车	80~120	90~150
阅读	15~20	20~25
划船比赛	300~400	400~500
锯木	250~300	300~400
针线活	25~30	30~35
唱歌	35~40	40~60

续表

运动项目(含活动)	女子(体重54千克)	男子(体重72千克)
滑雪	200~300	250~350
跑步	300~400	400~500
足球	250~350	350~400
站立	20~25	25~30
游泳	200~300	300~400
桌球	150~180	200~250
网球	180~220	250~280
打字	80~100	90~110
拉提琴	70~100	90~130
散步	80~100	90~120
快走	140~160	160~180

（一）饮食减肥法

1. 少吃 控制食欲,坚持每餐只吃八分饱。一个星期之后,胃就会自然而然地缩小,与此同时食欲也自然而然地下降。而对于一些有很好胃口的肥胖者,则可以通过药物治疗来降低食欲。不提倡采取饥饿疗法。

2. 会吃 是指挑选热量较少的食物吃,因为相同重量的不同食物提供的热能可以相差很大。一些所谓"喝凉水都长肉"的人,往往是表面上没吃多少东西,但摄入的热量并不少。

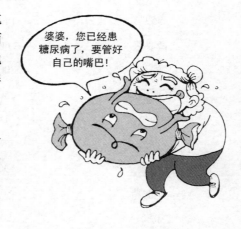

婆婆,您已经患糖尿病了,要管好自己的嘴巴!

表17-3是2两食物所提供的热量。油类、猪肉、火腿、坚果类零食、油炸食品、酒类等均含有很高的热量,减重的人应注意少吃;而谷类、鸡肉、鱼肉、蔬菜水果等食物所含热量相对要少得多,减肥期间可以优先选择。例如,一个人为了减肥,晚上"不吃饭",仅仅就着2两花生米(炒干花生米仁)喝一瓶啤酒。殊不知其热量摄入与0.7千克米饭相当,如此减肥是不可能奏效的。因此,想要控制体重的人必须学会选择食物。

表 17-3　每 100 克（2 两）食物所提供的热量（千卡）

食物举例	热量（千卡）	倍数热量是同等重量米饭的倍数
主食		
谷类（大米、面粉、玉米面等）	350	3 倍
馒头	225	2 倍
米饭	115	1 倍
油条	316	3 倍
零食（热量一般都很高）		
桃酥	513	4~5 倍
花生仁（干）	590	5 倍
葵花籽	628	5~6 倍
油类	900	8 倍
鱼肉类		
猪五花肉	600	5~6 倍
火腿	520	4~5 倍（含大量脂肪,不宜多吃）
瘦猪肉	330	3 倍（瘦猪肉仍含 8%~30% 左右的脂肪）
鸡肉	120	1 倍（以蛋白为主,且含大量水分）
鱼	100	1 倍（以蛋白为主,且含大量水分）
酒类		
白酒 2 两	220~350	3 倍（吃酒席者容易发胖的原因之一）
啤酒 1 瓶（630 毫升）	270	2 倍（吃酒席者容易发胖的原因之一）

注:蔬菜（菜叶）每 100 克的热量仅为 20kcal 左右,水果的热量为 50 千卡左右。

3. 三餐合理　三餐的热量搭配对控制体重也非常重要。早晨不吃饭,致使上午无精打采,热量消耗很少,中午晚上多吃又导致热量的蓄积。因此早晨不吃饭对控制体重极为不利。合理的搭配应该是:早餐 30%~35%、午餐 35%~40%、晚餐 20%~25%。

4. 控制吃饭速度　细嚼慢咽可促进食物的消化吸收,能使饮食中枢产生饱腹感,只要摄入较少的食物就可以产生比较饱的感觉,有助于减肥。而"狼吞虎咽"常常在感觉吃饱之前已经摄入了过多的食物,而且过多的热量摄入常常导致餐后倦怠乏力,使得肥胖更容易发生。

此外,减肥者还应注意,每天要规律睡眠 7~8 小时,切忌贪睡,因为睡眠时代谢率最低,能量消耗最少,胆固醇和脂肪的合成量大增。少食多运动,但是贪睡也会是长胖的主要成因。

(二)运动减肥法

运动减肥离不开增大热量消耗。了解热量摄入和消耗的对应关系对控制体重非常重要。散步 2 小时、蛙泳 38 分钟和体操 1 小时 34 分钟都可消耗 300千卡,相当于 2 两白酒或油条、1 两花生仁或五花肉的热量。表 17-4 是几种常见活动的能量消耗。

表 17-4　几种常见活动的能量消耗

活动量	活动项目	能量消耗 (千卡)	运动时心率 (次 / 分)
极轻	睡眠、静卧	35	<80
	卧位看电视、看书、写字、玩牌、聊天、编织、修鞋	49	
家务	烹调、扫地	94	80~100
	购物、擦地、熨衣服	121	
轻度	台球、立位、跳舞(慢)	82~119	
	乒乓球、游泳(20 米 / 秒)	133	
	太极拳、走(中速)、跳舞(剧烈)	168~172	
	羽毛球	146~178	
中度	慢跑、爬山、网球、旱冰、少林拳	224~240	100~120

最有效的耗能运动是有氧运动。有氧运动是指有充分氧气供给的运动,由糖和脂肪充分氧化提供能量,运动中或结束后没有大量的血乳酸堆积,耗能效率最高。有氧运动的特点是:持续时间长(通常在 30 分钟以上)、运动量中等(呼吸心跳适度增加、心率一般在 100~140 次 / 分、运动中能完整说一句话、有少量出汗、感觉不太累或有点累)。40 分钟以上的有氧运动可有效动员机体脂肪,可使腰腹部脂肪显著减少。

1. 健步走　坚持每周 5 天,每天 1 次,每次在 45 分钟内走 5 千米的路程,这样做可在 6 个月内减去 10 磅体重。若在 45 分钟内走 6.5 千米,则体重下降得更快。采用这种减肥方法可能会增加食欲,因此,散步之前或之后,可以吃一些低脂肪的食品或新鲜水果,多喝水,以补充因出汗减少的体内水分。

2. 固定训练法　除了走 45 分钟法,还可进行其他效果更佳的固定锻炼法:跑步,每周5次,每次45分钟,每分钟170m的速度,可在3个月内减少10磅;跳舞,每周6次,每次1小时,可在4个月内减少10磅;游泳,每周4小时,可在4个月内减少10磅;骑自行车,每周4次,每次1小时,每小时15公里的速度,可在5个月内减少10磅。注意:如果以前没有进行过固定的锻炼,开始时要少做一些,以防身体受伤。如果运动量过大,会增加食量,这样也达不到减肥的目的。

另外,在上班乘公交车时如果坐着,可并拢双腿从地面抬起(抬起的时间可逐步延长)5~10cm左右,将鞋底悬着,这能够锻炼腹肌。站立时可抓住车内吊环,双腿前后交叉,将后腿全力向前推出,这对训练前脚大腿有效。

(三) 力量训练法

力量训练能增强肌肉。肌肉越多,新陈代谢就越快。每周进行3次45分钟的举重锻炼,可在10个月内减少10磅体重。为避免弄伤身体,应请教练帮助选择适当的重量和制订适宜的锻炼计划。锻炼前后要做伸展运动,以保持身体的灵活性,举重的重量和次数可逐步增加。

(四) 两种减肥方式的比较

减少能量摄入、增加运动耗能是控制体重的基本手段,两种方法同时进行则效果最佳。单独控制饮食可能对健康不利。

表 17-5　单独控制饮食与控制饮食结合有氧运动对健康指标的影响

指标	单独控制饮食	控制饮食 + 运动
肺活量	降低	改善
肌肉	损失	增加或保持
脂肪	丢失少	丢失多
营养缺乏	容易发生	一般不发生
胰岛素敏感度	降低	改善
肌肉和韧带力量	降低	改善
体力	下降	改善、耐力提高
精神状态	压力大	改善、对减肥有信心
静息代谢率	下降	保持或增加
血清 HDL-C 水平	下降	提高

六、不可不知的事项

（一）健康减肥有标准

世界卫生组织规定的健康减肥的标准是不腹泻，不乏力，不反弹。但目前有不少商业广告宣传快速减肥的"秘方"。实际上，快速减肥会引起机体蛋白质分解，损坏身体健康。不仅减肥成果不容易保持，反弹率极高。而且，容易导致身体严重透支，营养不良，从而诱发各种意想不到的疾病。

（二）外出用餐要减少

中国人在餐桌应酬时，大多数情况下，都会多点一些菜肴，大家没吃完，才觉得今天这一顿吃好了。但实际上常常每一个人都已吃多了、吃撑了。一般情况下，在外就餐大多比较肥腻、热量高。而且美食当前，难免会产生"今天多吃点、下次少吃点"的妥协心理。这都会导致热量超标。

（三）节约有度为健康

李绅的诗"锄禾日当午，汗滴禾下土。谁知盘中餐，粒粒皆辛苦。"让无数人懂得要珍惜粮食。的确，节约是一种美德，但这种美德在就餐时要区别对待。一旦碰到有吃不下的饭菜，最好的选择是低温保存到下一顿再吃；其次是干脆扔掉，或喂鸡喂猪；最不可取的是将剩余的食物都硬撑吃进肚里。这样做会导致发胖，引发多种慢性病，最终造成看病支出的巨大浪费和健康的损失。

（四）控制零食靠毅力

现今零食的种类层出不穷，令很多人爱不释手，因零食大多是高糖高脂的食物，吃得过多，容易肥胖。有些人放学、下班回家后，往往"摊"在沙发上，一边看电视，一边往嘴里送糖果、瓜子、牛肉干、薯条、花生，喝多糖的碳酸饮料，久而久之想不胖也难了。多数肥胖者都有胃口好，爱吃零食的习惯。不控制零食，减肥很难奏效。

（五）药物减肥需慎重

减肥不是件容易事，一些人寄希望于减肥药物。再加上一些减肥广告夸大其词，使心急的减肥之人误以为光吃减肥药就能恢复苗条的身材。于是，不信医生信小报，随便根据广告，找点药来吃，殊不知，减肥药物都可能有各种副作用。常用的食欲抑制剂可引起轻度的失眠、口干、头晕、抑郁、乏力、便秘、恶心等；有的则可能引起血压高和心动过速；还有的可能引起药物性肝损害、腹泻、脂溶性维生素吸收不良等副作用。泻药可引起机体脱水，严重时还会导致电解质紊乱。对于那些成分不明、作用机制不清、疗效安全未经权威医疗机构临床研究、验证的保健品或减肥药，误服后会对身体产生极为严重的危害。

（六）家庭协助不可少

家庭成员的参与对肥胖者控制体重影响很大。家庭成员一起采取饮食和运动干预，不仅有利于自身健康，对肥胖者也是极大的鼓励。此外，家庭成员作为监督者，也有利于肥胖者在减肥过程中的自律。

七、减 肥 误 区

1. "不吃早餐就能减肥"　很多年轻人因要减肥，常不吃早餐。这不仅会使人有饥饿感和不舒服感，长期如此还会使人们的学习或工作效率降低，甚至会降低人的抵抗力，罹患各种疾病。不吃早餐，到午餐或者晚餐会因为太饿而容易吃得过饱，这样的饮食方式对于减肥者来说是极其不利的，因为此时的胰岛素会不断地分泌，所吸收的糖很容易成为脂肪，造成皮下脂肪增多。

2. "节食是唯一的减肥途径"　人体都是具有其生理规律的，如果人为地忽略生理上有食欲而节食，那么机体就会不断的消耗体内的糖元，久而久之会出现脱水症状。虽然以这样的方式能在初始阶段达到体重减轻的目的，但是从健康的角度看，是有害的。因为限制能量的摄入，会导致营养不良，各脏器功能减退，抵抗力下降。

3. "不摄入脂肪有利于减肥"　脂肪在人体内扮演着不可或缺的重要角色，人体吸收一些必须维生素（脂溶性维生素）和营养素的过程都需要在一定量脂肪的参与下进行。同时脂肪可转变成胆固醇，而胆固醇是合成维持生命的多种激素的成分，这也就是那些长期通过节食法减肥的年轻女性月经不调、闭经、甚至发生子宫功能性出血等现象的原因所在。此外，如果选择性地摄入含单一非饱和性脂肪的食用油，如橄榄油、菜籽油等，不仅不会让减肥功亏一篑，而且能起到降低低密度脂蛋白的作用，是减肥健美的理想食用油。

4. "要减肥就不能喝水"　无论是正常人还是需减肥者，饮水不足都会引起体内新陈代谢的紊乱，尤其对与减肥者来说更是不利于减轻体重的，因为当体内水分不足时，体内的脂肪组织就不能进行充分的代谢，只能留在体内作为水分的补偿，且此时人体也会用体内其他部分的水分作为补偿，这两种补偿方式都会使体重增加。因此对于减肥者来说，饮水不足不仅会对减肥起反作用，而且还会对健康造成严重的损害。同时，因不断失水，会使人变得苍老，皮肤干燥而缺乏弹性。

5. "只要运动就能达到减肥的目的" 运动是减肥过程中的必经之路,但并不是只要运动就能达到减肥的目的。首先,减肥不是强度越大效果越好,而是持久的小强度有氧运动或心率维持在 100~124 次 / 分钟的长时间运动才能使人消耗多余的脂肪,达到最佳减肥效果。其次,运动减肥持续的时间也有讲究,实践证明,只有运动持续时间超过 30~45 分钟,人体内的脂肪才能被动员起来与糖元一起供能。最后,也是最重要的一点,想要达到减肥的目的,单纯的靠运动是不够的,还要从饮食上进行合理的调控,只有这样才能收获一个持久稳定"不反弹"的减肥结果。

6. "空腹运动有损健康" 很多人认为空腹运动对健康是有损害的,但相关研究表明,饭前 1~2 小时(即空腹)进行一些适度运动是有助于消耗体内多余的脂肪利于减肥的,这些运动包括:步行、跳舞、慢跑、骑自行车等。因此空腹运动不但不会损害健康,而且此效果更优于饭后运动。

7. "只吃菜不吃主食就能减肥" 一些人认为,之所以胖,是因为主食摄入过多,只要少吃甚至不吃主食,就能控制体重,同时为保证营养,多吃些菜(包括肉菜)就可以了。这种现象在女性颇为普遍。其实不同菜中可能含有大量的油脂、蛋白或淀粉。从表 17-3 中可以看出,2 两馒头米饭所提供的热量并不高,远远低于 2 两猪肉,更低于 2 两油脂。多吃菜少吃主食很容易使总热量摄入超标。另外,平衡膳食要求谷类所提供的热量应该占到总热量的一半以上。

8. "减肥越快越好" 许多人确定减肥目标时,过于盲目急躁,如每天减 2kg,或者一个月减 15kg 等。殊不知,减肥速度太快,会有损肌肉组织,导致皮肤松弛,反弹也快,越减肥,越肥胖,不符合世界卫生组织规定的匀速减肥原则——每周减肥 0.5~1 千克。

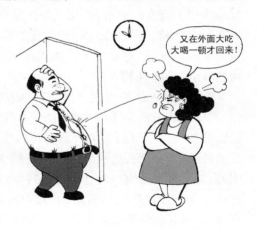

（王 艳 邹宇华）

第十八篇　健康心态

　　健康是人们追求的永恒目标,健康也是人们不可多得的资源。心理健康是健康的一个重要组成部分,同时心理健康也影响着我们的躯体健康和社会适应状态。良好的心态不仅影响着人们身体的健康、事业的成功、家庭的幸福,还影响着社会的和谐。

　　世间所谓健康长寿的生活方式各式各样,五花八门:有人早睡早起,有人晚睡晚起;有人喜欢吃素,有人偏爱吃肉;有人不喝茶,有人就爱喝茶……但所有健康长寿的老人都有一个共同点,那就是心胸开阔、性格随和、心地善良,没有一个健康老人心胸狭隘、脾气暴躁、小肚鸡肠、喜钻牛角尖。

一、什么是健康心态

　　健康心态是指一个人能够恰当地评价自己、应对日常生活中的压力、有效率地工作和学习、对家庭和社会有所贡献的一种良好状态。健康心态第一个重要标志是热爱生活,珍爱生命,感觉生活充满了乐趣和阳光。这种对生活的热情,不仅表现为积极工作,勤奋学习,热心家务,还表现在注重体形的健美锻炼与面容的修饰。健康心态的第二个标志是情绪稳定,即不管面对怎样的逆境,遭受怎样的打击都能保持愉快的心境、充沛的精力和奋发向上的朝气。健康心态的第三个标志是有较强的适应能力。无论是生活在喧嚣的城市,还是生活在边远山区;无论是坐在办公室中处理公务,还是在田间、工厂劳动,都能迅速依环境的变化调整生活的节奏,使身体迅速适应新的环境需要,不至于给健康带来不良影响。

二、健康心态的重要性

　　在现实生活中,心理平衡是相对的,心理不平衡才是绝对的。能否适时作出相应的调整,持久而稳定地保持心态的相对平衡,是每一个人需要深思的。

（一）健康心态是健康长寿的基础

保持一颗年轻的、宽容的、快乐的心，是健康长寿的关键。目前我国居民死亡的主要疾病是心脑血管疾病和癌症。这些疾病都有一个慢性的过程，需要几年、十几年甚至几十年发展才会产生相应的危害。而心态不平衡，不仅会促使这些慢性疾病加快发展，甚至会立马产生危害，置人于死地。

气死人的事情从古至今均有发生。我国三国时代的周瑜，聪明有才干，但气量小，总喜欢和诸葛亮比。屡次与诸葛亮较量后，都失败了，在36岁时被诸葛亮活活气死，发出了"既生瑜，何生亮"的感叹。《北京晚报》曾报道说有一个人，晚上饭后到外面散步，看马路对面有人下棋，他就过去给人支招。但下棋的人不听他的，这让他很生气："我给你支招，你还不理我。"随后继续看，越看越着急，因为下棋的人棋艺不高，越下越输，他替下棋人着急啊，眼看要输了，他又支招，那位还是不听，他是气上加气，当时围观的人挺多，大家发现这位看客脸色越来越难看，突然面部肌肉一阵痉挛，身体一歪倒在地上。随被送到医院，一检查没气了。结果输棋的人没事，看棋的倒先给气死了。

消极、悲观的心理情绪同样也害人不浅。2003年SARS流行期间，报纸上刊登山西太原一名35岁的农民李某，因患重感冒，用体温计一量，发现自己发热达39℃，不由吓得胆战心惊，"莫非我得了'非典'？"这个可怕的字眼立刻笼罩在他的心头。当天夜晚，他看到县电视台播出隔壁县一小学家属楼，有一从太原返乡的疑似病人，高热39℃左右，被隔离监护住进了县医院，其家人及整个一幢楼全部被封锁、隔离的报道。看后，李某更加深信自己确实得了非典。由于担心无法治愈，加之害怕遭到隔离，最终仍会被非典夺去性命，李某竟瞒着家人偷偷服了鼠药，走上了不归路。而隔壁县那位疑似病人经过观察，高热渐退，很快被取消了隔离。

乐观、积极、向上的情绪会让我们充满自信，帮助我们克服一生中的各种磕磕绊绊，为健康长寿的人生打下坚实的基础。

（二）健康心态是最好的抗癌武器

早在20世纪80年代，科学家在对多位80岁以上的老人进行尸体解剖研究时，发现超过四分之一的老人尸检表明体内明确存在实体瘤，但他们的死因都不是癌症。而且，生前他们都不知道自己患有癌症。换言之，就是80多岁的老人有很多人身上已患有癌，但癌症可以与他们相安无事，静静地"呆"在他们的体内，癌细胞与人体和平共处，不出现任何症状。是什么影响我们身体内癌细胞的发展方向呢？经过长期的研究证实：不同的心理状态是影响体内癌细胞发展的关键。恐惧、焦虑、抑郁等负性情绪，会极大地削弱人体免疫功能，促进癌症的发生、发展;而乐观的精神、良好的情绪、积极的心态可以增强机体免疫能力,抑制癌症的发生和发展。

北京曾表彰过一批抗癌明星,按照病程发展,预计他们只能活一年半载的,但结果是他们活了十年八年还好好的。医生也奇怪,癌细胞转移那么厉害,他们怎么还活得那么好呢? 原来这些癌症患者喜欢到当地公园活动,还成立了"抗癌俱乐部",每天早晨相邀到公园跳舞、聊天,天天一块儿乐呵呵的。在问他们是如何战胜癌症时,没有一个人回答说是用好药延长寿命的。他们都这样说:心情愉快,对未来充满希望,对疾病毫无畏惧。

心态健康的人一般不容易得病,即便得了病也好得快。心理的力量是强大的,有时强大得超乎你的想象。中央电视台曾经报道,一位记者患了晚期鼻咽癌,在医生宣判"死刑"后,他毅然放弃了放疗、化疗,只身扛起摄像机,跑到大山里,去拍他魂牵梦绕的"角怪"———一种类似青蛙,嘴上长角的小动物。在随后的4~5年间,他不辞辛苦,风餐露宿,跋山涉水,为的就是找到角怪并记录其珍贵的生长史。当他找到角怪,并与其成为朋友,每天充满惊喜和欢乐去拍摄时,全然忘了自己是癌症患者这件事。几年后,奇迹发生了,他的肿瘤不见了,人能吃能睡,头发也重新长了出来,精力变得充沛,健康回来了。这是怎么回事? 唯一的理由就是,他根本忘记了肿瘤的存在,全身心做自己喜欢的事情,心情愉悦,靠机体内在的力量战胜了癌症。

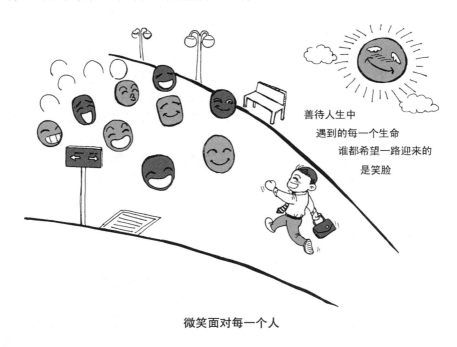

善待人生中

遇到的每一个生命

谁都希望一路迎来的

是笑脸

微笑面对每一个人

良好的心态还是抵抗疾病最有力的武器,但如果我们自己的心理防线崩溃,那防病的大堤也会轰然倒塌。几年前,上海某著名中学教德育的王老师,平时非常热心做学生思想工作,且广受好评,曾多次获得市区优秀教师与优秀辅导员称号。虽然他患胃癌3年,但治疗、预后都不错。年前去做复查,自我感觉良好,各项指标均正常,主刀医师也很满意。但他去B超室检查时,做B超的年轻医师,一边做一边说"你这个病很容易复发转移"。之后这位医师在肝内发现了有异常回声,就直截了当地说:"你肝内可能转移了。"王老师愣了一下,一声不响地走了。他回到学校整理杂物,回到家中和老母亲说要出一次"长差",打点行装,连妻子都不说一声就走了。亲友同事到处寻找,媒体也以学生的口吻呼吁:"王某老师,我们想您,希望您回来……"可他却永远消失了。

所以不管是癌症还是其他严重疾病,战胜他们最有效的武器是良好的心态,而药物还是次要的。

(三)健康心态是迈向成功幸福的桥梁

心态对人的学习、生活、工作、健康都有重要的意义。心态变则意识变,意识变则行为变,行为变则性格变,性格变则命运变,也就是说心态决定了我们的命运。积极向上、乐观平和的心态能使人精力倍增,从而提高学习、工作的效率与效果,增强信心和希望;反之,消极处世、悲观浮躁的心态不仅影响健康,还会使人颓丧消沉,处理事情的能力大打折扣,从而降低学习、工作的效率与效果,甚至使人丧失信心和希望。

美国有对孪生兄弟出生于贫困家庭,妈妈是酒鬼,爸爸是赌徒,所以他们家非常贫穷,后来两兄弟长大后,弟弟无恶不作,进了监狱。记者采访弟弟,弟弟说:"都是我父母害的,都是父母的错,我到现在这个地步,都怪父母不好"。记者又去采访哥哥,哥哥是一个很成功的企业家,他对记者说:"我之所以能成功,是因为我的父母"。同样是一个悲惨的家庭,弟弟会沦为赌徒,哥哥会变成企业家,决定他们命运的不是外在的世界,而是内在的心态。

雨后,一只蜘蛛艰难地向墙上已经支离破碎的网爬去,由于墙壁湿润,它爬到一定的高度,就会掉下来,它一次次地向上爬,一次次地又掉下来……第一个人看到了,他叹了一口气,自言自语:"我的一生不正如这只蜘蛛吗? 生活忙忙碌碌而无所得。"于是,他日渐消沉。第二个人看到了,他说"这只蜘蛛真蠢,为什么不从旁边干燥的地方绕一下爬上去? 我以后可不能像它那样愚蠢。"于是,他变得聪明起来。第三个人看到了,他立即被蜘蛛屡败屡战的精神感动了。于是,他变得坚强起来。不同的心态决定他们会有不同的人生道路。

古时候有位秀才第三次进京赶考,住在一个以前住的店里。考试前两天他做了两个梦:第一个梦是梦到自己在墙上种白菜;第二个梦是下雨天,他戴了斗笠还打伞。这两个梦似乎有些深意,秀才第二天赶紧去找算命的解梦。算命者一听,连拍大腿说:"你还是回家吧,你想想,高墙上种菜不是白费劲吗?戴斗笠还打雨伞不是多此一举吗?"秀才一听,心灰意冷,回店收拾包袱准备回家。店老板非常奇怪,问:"不是明天才考试吗,今天你怎么就回乡了?"秀才如此相告,店老板却乐了:"呦,我也会解梦的。我倒觉得,你这次一定要留下来。你想想,墙上种菜不是高种吗? 戴斗笠打伞不是说明你这次有备无患吗?"秀才一听,更有道理,于是精神振奋地参加考试,居然中了个探花。良好的心态可以使人产生乐观、向上的力量,从而迈向成功。

有这样一个老太太,她有两个儿子,大儿子是染布的,二儿子是卖伞的,她整天为两个儿子发愁。天一下雨,她就会为大儿子发愁,因为不能晒布了;天一放晴,她就会为二儿子发愁,因为不下雨二儿子的伞就卖不出去。老太太总是愁眉紧锁,没有一天开心的日子,弄得疾病缠身,骨瘦如柴。一位智者告诉她,为什么不反过来想呢? 天一下雨,你就为二儿子兴奋,因为他可以多卖伞了;天一放晴,你就为大儿子兴奋,因为他可以晒布了。在智者的开导下,老太太以后天天都是乐呵呵的,身体自然健康起来了。

人人都渴望幸福,幸福与不幸福并不是由个人财产的多寡、地位的高低、职业的贵贱决定的,而是取决于我们是否拥有健康的心态。健康的心态就像阳光,引导我们走向光明、成功、幸福的人生。

三、如何保持健康心态

俗话说:人生不如意事十有八九。在现实生活中不如意的事总是难免的,每一个人都无一例外地要面对他人、面对环境、面对社会,人生的多变、工作的不顺心、生活的不如意、他人的误解等等,都会使人心态失去平衡,产生抱怨、牢骚、愤怒,导致心情烦躁、怨天尤人、悲观失望,似乎人生跌入了低谷,意志随之消沉。但抱怨、牢骚、愤怒本身并不能消除自我心中的苦闷,消除的唯一办法只能是不断地进行自我调整,找到适合自己的基点,在适应环境的基础上,求得生存的空间和改变的时机。

(一)改变一下态度

我们改变不了事情本身,就改变对这个事情的态度,因为发生的事情对一个人的伤害远不如他对这个事情的看法更严重。态度变了,心态就变了,事情也就变了。

有一个少妇满怀悲愤去投河自尽,被正在河中划船的老艄救上船。艄公问:"你年纪轻轻的,为何寻此短见?"

少妇哭诉道:"我结婚两年,丈夫就遗弃了我,接着孩子又不幸病死。你说,我活着还有什么乐趣?"

艄公又问:"两年前你是怎么过的?"

少妇说:"那时候我自由自在,无忧无虑。"

"那时你有丈夫和孩子吗?"

"没有。"

"那么,你不过是被命运之船送回到了两年前。现在你又自由自在,无忧无虑了。"

少妇听了艄公的话,心里顿时产生了一条活路,便告别艄公,轻松地跳上了对岸。

不同的态度也会产生不同的处理事情的方式。

古时候有两个秀才去赶考,路上遇到了一口棺材。一位说:"真倒霉,碰上了棺材,这次考试死定了。"另一位想:"棺材,升官发财,看来我的运气来了,这次一定能考上。"在答题时,两人的努力程度就不一样,结果后者考上了。回家后他们都跟自己的夫人说,那口棺材可真灵啊。

所以,我们的幸福感强不强,生活质量高不高,与我们的心态是密切相关的。当我们不能左右天气时,可以改变心情;当我们不能选择容貌时,可以展现笑容;当我们改变不了事实时,可以改变态度。一个人不可能样样顺利,但可以事事顺心。改变态度是获得良好心态的有效方法。

(二)学会享受过程

花朵不会为枯萎而伤感,因为它曾绽放过;火柴不会为熄灭而哭泣,因为它曾燃烧过;飞蛾不会为死亡而畏惧,因为它曾追求过;流星不会为陨落而遗憾,因为它曾灿烂过。它们都懂得享受,只有享受过程,才能精彩每一天!

有一个年轻人看破红尘,每天什么也不干,懒洋洋地坐在树底下晒太阳。

一位老人问他:"年轻人,这么大好的时光,你怎么不去赚钱?""没意思,赚了钱还得花光。"

老人又问:"你怎么不结婚?"年轻人答:"没劲,弄不好还得离婚。"

老人又说:"你怎么不交朋友?"年轻人叹道:"没意思,交了朋友弄不好会反目成仇。"

老人给年轻人一根绳子,说:"干脆你上吊吧,反正人都得死,还不如现在死了算了。"

年轻人一惊,"我不想死。"老人说:"生命是一个过程,不是一个结果。你懂吗?"

老人的话一语中的,年轻人听罢幡然醒悟。

瓦伦达是美国一个著名的高空走钢丝表演者,在一次重大的表演中,不幸失足身亡。他的妻子事后说:"我知道这次一定要出事,因为他上场前总是不停地说,这次太重要了,不能失败,绝不能失败;而以前每次成功的表演,他只想着走钢丝这件事本身,而不去管这件事可能带来的一切。"

事物往往会这样:如果你太注重成功或失败,结果往往会失败。但只要你注重事物本身的特点及过程,专心致志地把它做好,你就会收到意想不到的效果。

我们应该怎样享受生命过程呢？首先,把注意力放在积极的事情上,养成一种习惯,发现生活中美好的一面。比如,今天下雨,道路拥挤,司机都着急,有的人甚至直骂。但我们可以想:下雨天空气湿润有益健康,行车慢可以多看看风景。其次,学会欣赏、享受每个瞬间,因为生活真好,工作真好,能享受阳光真好,有吃有喝真好,老伴健康真好……一缕阳光从天上照下来,总有照不到的地方。我们的眼睛如果只盯在黑暗处,抱怨世界黑暗,那只能感叹"生不逢时"了。

（三）好好珍惜现在

珍惜现在,就要对自己当前的现状满意,要相信每一个时刻发生在你身上的事情都是最好的,要相信自己的生命正以最好的方式展开。有人说,我对我的现状不满意,怎么办？那就请你换一种看法解释现状。你抱怨现状不好,是因为你没看到比你更坏的情况。

有一个人的感叹值得我们深思:"当我没有鞋子穿的时候,我觉得自己是世界上最不幸的人,所以我哭泣。但是,当我遇到他——一个没有脚的人的时候,我才发现,原来我不是最不幸的,因为至少我还有脚。"

一位企业家在商场上有着惊人的成就。当他处在事业巅峰时,在一个傍晚陪同他的父亲到一家高贵的餐厅用餐,现场有一位琴艺不凡的小提琴手正在为大家演奏。这位企业家在聆听之余,想起当年自己也曾学过琴,而且几乎为之疯狂,便对他父亲说:"如果我从前好好学琴的话,现在也许就会在这儿演奏了。""是呀,孩子,"他父亲笑着说"不过那样的话,你现在就不会在这儿用餐了。"

我们常为失去的机会或成就而嗟叹,但往往忘了现在所拥有的。一定要懂得珍惜现在,不要让过去的不欢和将来的忧愁像强盗一样抢走你现在的愉快。

一位年轻人背着一个大包裹千里迢迢跑来找无际大师,说:"大师,我是那样的孤独、痛苦和寂寞,长途的跋涉使我疲倦到极点;我的鞋子破了,荆棘割破双脚;手也受伤了,流血不止;嗓子因为长久的呼喊而黯哑……为什么我还不能找到心中的阳光?"

大师问:"你的大包裹里装的什么?"年轻人说:"它对我可重要了。里面是我每一次跌倒时的痛苦,每一次受伤后的哭泣,每一次孤寂时的烦恼……靠了它,我才能走到您这儿来。"

于是,无际大师带年轻人来到河边,他们坐船过了河。上岸后,大师说:"你扛了船赶路吧!""什么,扛了船赶路?"年轻人很惊讶,"它那么沉,我扛得动吗?""是的,孩子,你扛不动它。"大师微微一笑,说:"过河时,船是有用的。但过了河,我们就要放下船赶路,否则,它会变成我们的包袱。痛苦、孤独、寂寞、灾难、眼泪,这些对人生都是有用的,它能使生命得到升华,但须臾不忘,就成了人生的包袱。放下它吧! 孩子,生命不能太负重。"

随后年轻人放下包袱,继续赶路,他发觉自己的步子轻松有力,比以前快得多。

在人生的征途上,放下包袱,好好珍惜现在,我们的路才能走得更轻松更遥远。

(四)常怀感恩之心

当我们拥有感恩之心时,心中就会充满了爱,也就会更愿意去帮助别人和更容易得到别人的帮助,生活就会感到幸福。

美国的罗斯福总统就常怀感恩之心。据说有一次家里失盗,被偷去了许多东西,一位朋友闻讯后,忙写信安慰他。罗斯福在回信中写道:"亲爱的朋友,谢谢你来信安慰我,我现在很好,感谢上帝:因为第一,贼偷去的是我的东西,而没有伤害我的生命;第二,贼只偷去我部分东西,而不是全部;第三,最值得庆幸的是,做贼的是他,而不是我。"对任何一个人来说,失盗绝对是不幸的事,而罗斯福却找出了感恩的三条理由。

有位朋友乘船去英国,途中忽然碰到狂风暴雨的袭击,船上的人都惊慌失措,朋友却看到一位老婆婆非常镇静地在祷告,眼神显得十分安详。风浪过后,朋友十分好奇地问这位老婆婆:"你为什么一点都不害怕呢?"老婆婆说:"我有两个女儿,大女儿戴安娜已经进了天堂,小女儿玛利亚就住在英国。刚才风浪大作的时候,我就向上帝祷告:假如接我往天堂,我就感谢上帝让我能看见戴安娜;假如留我在船上,我就感谢上帝让我去看玛丽亚。不管往那儿,我都可以和我心爱的女儿在一起,我都非常感谢上帝的安排,又怎么会害怕呢?"

感恩就是对别人所给予的帮助表示感激,感恩就是不要为自己没有的斤斤计较,感恩也是一种包容、一种体谅。用我们最大的耐心去包容去宽容,让一切不美好的事物在我们的影响下变得美好,变得快乐,变得生动。要学会感恩,为自己已有的而感恩。感恩挫折,它让我们更加坚强;感恩暴风雨,它让我们懂得彩虹的美好;感恩阳光,它让我们快乐地呼吸着;感恩上苍,它让我们如此健康地生活……

(五) 经常换位思考

换位思考就是一种设身处地为他人着想、理解至上的处理人际关系的思考方式。

第二次世界大战期间,美国空军降落伞的合格率为99.9%。这就意味着从概率上来说,每一千个跳伞的士兵中会有一个因为降落伞不合格而丧命。军方要求,厂家必须让合格率达到100%才行。厂家负责人说,我们竭尽全力了,99.9%已是极限,除非出现奇迹。军方改变了检查制度,每次交货前从降落伞中随机挑出几个,让厂家负责人亲自跳伞检测。从此,奇迹出现了,降落伞的合格率达到了百分之百。

春秋战国时期,燕国有个叫赵礼的人,他有一块在路边的田。靠他田边的这段路比较低洼,下了雨就要积水,道路泥泞,难以行走。过路人只好踏着他的田走过去。这使赵礼非常生气,于是他在田头上插了一个"禁止通行,违者罚银两"的牌子。但行路人似乎视而不见,依然从他的田地里穿行。他一气之下,便在低洼路面和田地中间挖了一条让人跨不过去的沟。没想到,这不仅没能堵住行人踩地,反而由于行人要绕大弯子而踩踏了更大面积的田地。为此,他常常与行人争吵不休,总令自己气得寝食不安。过了些时候,他的心慢慢地平静了下来,开始了换位思考,觉得行人总是要走这条路的,谁也不愿意走泥泞小道,如果把这条低洼的路修好,行人不就不从田里过了吗?于是,他排除了路面上的积水,挑土填平了低洼路面,修了一条平坦的小路。打那以后,行人再也不踩他的田了。

有两个妇人在聊天,其中一个问道:"你儿子还好吧?""别提了,真是不幸哦!"这个妇人叹息道:"他实在够可怜,娶个懒的要命的媳妇,不煮饭、不扫地、不洗衣服、不带孩子,整天就是睡觉,我儿子还要端早餐到她的床上呢!""那女儿呢?""那她可就好命了。"妇人满脸笑脸,"她嫁了一个不错的丈夫,不让她做家事,全部都由先生一手包办,煮饭、洗衣、扫地、带孩子,而且天天早上还端早点到床上给她吃呢"。同样的状况,从不同角度就会产生不同的心态。

当我们碰到不如意事时,不妨换位看一看,或站在对方的角度想一想,其心态和感知就不一样了。

(六) 记住境由心生

我们眼中景物的好坏与我们的心情好坏有很大关系。一个哲学家讲过:

"生活像镜子,你笑它也笑,你哭它也哭。"在不同人的眼中,世界也会变得不同。其实星星还是那颗星星,世界依然是那个世界。你用欣赏的眼光去看,就会发现世上有很多美丽的风景;你带着满腹怨气去看,你就会觉得地球上一片混乱。

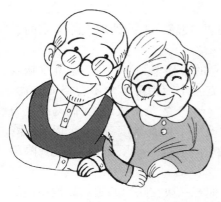

一位武士问一位老禅师:"师父,请问什么是天堂?什么是地狱?"老禅师轻蔑地看了他一眼,说:"你这种粗俗、卑鄙的人,根本不配与我谈天堂。"武士被激怒了,嗖地拔出刀,把刀架在老禅师的脖子上,说糟老头,我要杀了你!老禅师平静地说:"这就是地狱。"武士明白了,愤怒的情绪是地狱,于是把刀收回壳中。老禅师又平静地说:"这就是天堂。"武士大彻大悟,立马跪下说:"谢谢师父指点。"

宋代大文豪苏轼非常喜欢谈佛论道,和佛印禅师关系很好。有一天他登门拜访佛印,问道:"你看我是什么?"佛印说:"我看你是一尊佛。"苏轼闻之飘飘然,佛印又问苏轼:"你看我是什么?"苏轼想难为一下佛印,就说道:"我看你是一坨屎。"佛印听后默然不语。于是苏轼很得意的跑回家,见到苏小妹,向她吹嘘自己今天如何一句话噎住了佛印禅师。苏小妹听了直摇头,说道,"哥哥你的境界太低,佛印心中有佛,看万物都是佛。你心中有屎,所以看别人也就都是一坨屎。"

世间万事万物,可用两种心态去看它,一正一负,天堂与地狱,仅一步之遥,它完全决定于你自己的看法。好的心态可使人欢快进取,有朝气,有精神,天天快乐,幸福无比。消极的心态则使人沮丧,难过,没有主动性,天天如同生活在地狱般不知所措。学会为小事高兴,就会有更大的高兴的事情出现。如果你把别人看成是魔鬼,你就生活在地狱里;如果你把别人看成是天使,你就生活在天堂里。要时刻记住境由心生。

（七）学会适时弯曲

韩信,忍受胯下之辱,才有了日后的叱咤风云;勾践,一时俯首称臣,才实现了越国的复兴大业。河流,自知不可横跃山峰,所以绕山而走,方能到达大海;小草,自知不可俯视大树,所以落地生根,才会芳香天涯。人生不可能一帆风顺,面对我们无法改变或克服的现状时,适时的弯曲和调整方向,才能前行,到达彼岸。

在加拿大魁北克山麓,有一条南北走向的山谷,呈现着一个独特的景观:

西坡长满了松柏、女贞等大大小小的树,东坡却如精心遴选过了的一般——只有雪松。这一奇景异观曾经吸引不少人前去探究其中的奥秘,但却一直无人能够揭开谜底。

1983年冬,一对婚姻濒临破裂而又不乏浪漫习性的加拿大夫妇,准备做一次长途旅行,以期重新找回昔日的爱情。两人约定:如能找回就继续生活,否则就分手。当他们来到这个山谷时,下起了大雪。他们只好躲在帐篷里,看着漫天大雪飞舞。

不经意间,他们发现由于特殊的风向,东坡的雪总比西坡的雪下得大而密。不一会儿,雪松上就落了厚厚的一层雪。然而,每当雪落到一定程度时,雪松那富有弹性的枝丫就会向下弯曲,使雪滑落下来。就这样,反复地积雪,反复地弯曲,反复地滑落,无论雪下得多大,雪松始终完好无损。其他的树则由于不能弯曲而很快就被压断了。西坡的雪下得很小,不少树都没有受到损害。

妻子若有所悟,对丈夫说:"东坡肯定也长过其他的树,只不过由于不会弯曲而被大雪摧毁了。"丈夫点头之际,两人似乎同时恍然大悟,旋即忘情地紧拥热吻起来。丈夫兴奋地说:"我们揭开了一个谜——对于外界的压力,要尽可能去承受;在承受不了的时候,要像雪松一样弯曲一下,这样就不会被压垮。"一对浪漫的夫妇,通过一次特殊的旅行,不仅揭开了一个自然之谜,而且找到了一则人生真谛。

在家庭生活中,吵吵闹闹难绝迹,磕磕绊绊总会有。要懂得适可而止,不可抓住对方的小辫子不依不饶,要学会给对方留面子。跟对方过不去,也就是跟自己过不去,不要赢了暂时的口角而输了幸福。

（八）懂得控制情绪

几乎人人都知道心态平衡的重要性,都会安慰别人说"想开点",但一旦面临具体的事情,很多人又不能自拔,就像人们常说的,说起别人的事情来都好说,一旦和自己的切身利益联系在一起,就很难真正做到心平气静了。最好的情绪调节员是自己,掌握一些情绪调节的方法,对于我们保持良好的心态至关重要。正所谓"知而不行,等于不知"。人的情绪控制能力与学识高低并无直接关系,情绪调节的方法非常普通,只要在日常生活中多加实践,就能很好地调节我们的情绪。

1. 宣泄法　当你对生活环境感到极端厌倦、压抑时,应适当地发泄一下内心的积郁,使不快情绪彻底宣泄。你可以开怀大笑,也可以在无人处大声喊叫或嚎啕大哭,还可以向好朋友及与此事无关的人倾诉,诉说完后会感到一身轻松。

2. 角色互换法 在心理上将自己与他人调换位置,设想自己是对方或是其他比你受伤害更重的人,将心比心地思考,摆正自己与他们的位置,找出自己在此次事件中应负的责任,这样就学会了理解别人,尊重别人,也不会再钻牛角尖。

3. 自我激励法 当自己被消沉、失望、自暴自弃等不良心理笼罩时,不妨对自己说:"你难道就这样没出息吗?""一点小灾难就会把你击倒吗?"然后再作出积极的回答。通过一些富于挑战性和刺激性的言语,激发起自尊心和自信心,增强克服困难的信心和勇气,把自己从不健康的心理状态中拔出来。

4. 转移目标法 有意识地将注意力转移到别的方面去,如在心情烦闷、焦虑不安时,去参加各种文体活动,或将心思集中到劳动或学习中去,以使自己从中获得乐趣和满足,排遣心中的忧闷和烦恼。

健康的心态能使人理智,使人充实,使人豁达,使人"提得起、放得下"。让我们热爱生活,品味生活,享受生活,活出人生精彩吧。

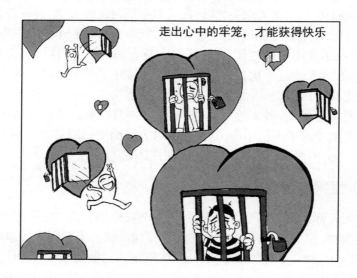

四、能够改变一生的96句话

1. 一桩完美的婚姻是存在于瞎眼妻子和耳聋丈夫之中的。

2. 一个人的快乐,不是因为他拥有的多,而是因为他计较的少。

3. 生气,就是拿别人的过错来惩罚自己。

4. 只有一个时间是最重要的,那就是现在。因为它是我们唯一有所作为的时间。

5. 择善人而交,择善书而读,择善言而听,择善行而从。

6. 处事不必求功,无过便是功。为人不必感德,无怨便是德。

7. 当事情无法摆脱,那就勇敢地面对。既然帷幕已经拉开,那就愉快地演出。

8. 当你感到事情不顺的时候,不要一味埋怨运气不好,要让运气变好,首先应该让自己的心情变得愉快。

9. 宁可清贫自乐,不可浊富多忧。

10. 敢对自己下狠心,不为后退找借口,人不逼自己一把,永远不会知道自己有多优秀。

11. 势不可使尽,福不可享尽,便宜不可占尽,聪明不可用尽。

12. 滴水穿石,铁杵成针,不是力量大,而是功夫深。

13. 平生不做皱眉事,世上应无切齿人。

14. 须交有道之人,莫结无义之友。饮清静之茶,莫贪花色之酒。开方便之门,不多是非之口。

15. 责人之心责己,恕己之心恕人。

16. 人间自有公道在。一个人不论贫富贵贱,有良心,就会安心一生。否则,难免背上心灵的十字架,死不瞑目。

17. 天道酬善,地道酬勤,世道酬和,业道酬精,人道酬诚。

18. 人生至恶是善谈人过,人生至愚是恶闻己过。

19. 善有善报,恶有恶报。诸恶莫做,众善奉行。莫以善小而不为,莫以恶小而为之。

20. 婆媳和谐相处要诀:视婆婆为母亲,不以母亲的优点对比婆婆的差距。把儿媳当女儿,忌用女儿的长处寻找儿媳的不足。

21. 傻子自以为聪明,但聪明人知道他就是个傻子。

22. 世上有两件事不能等:一为行孝,二为行善。

23. 存平等心,行方便事,则天下无事。怀慈悲心,做慈悲事,则心中太平。

24. 方向比速度更重要,态度比能力更重要,方法比知识更重要,行动比构想更重要。

25. 智者知幻即离,愚者以幻为真。

26. "恶",恐人知,便是大恶。"善",欲人知,不是真善。

27. 宁可人负我,切莫我负人。处世须三思,第一莫欺心。

28. 在没有观众的时候,需要孤芳自赏的勇气与死心塌地的坚持,才会等待发光的一刻。

29. 走正直诚实的道路,会有一个问心无愧的归宿。

30. 五官刺激,不是真正的享受;内心安详,才是追求之根本。

31. 人为善,福虽未至,祸已远离;人为恶,祸虽未至,福已远离。

32. 有志者事竟成,破釜沉舟,百二秦关终属楚;苦心人天不负,卧薪尝胆,三千越甲可吞吴。

33. 成功在于有心,当把"自我满意"作为做事的态度和要求时,成功就不太遥远了。

34. 积金遗于子孙,子孙未必能守;积书于子孙,子孙未必能读。而积阴德于冥冥之中,此乃万世传家之宝训也。

35. 世上没有白吃的苦。每吃一份苦,就会为自己未来的成功积攒一点儿本钱,也会为自己的身体健康奠定一点儿基础。

36. 你可以很容易知道一个苹果里面有多少粒种子,但是你很难知道一粒种子可以结出多少个苹果。

37. 越称赞,一些事愈加值得你称赞;越抱怨,有些事愈让你不满而更加抱怨。

38. 罗马的凯撒大帝,威震欧亚非三大陆,临终前告诉侍者说:"请把我的双手放在棺材外面,让世人看看,伟大如我恺撒者,死后也是两手空空。"

39. 与朋友交往最好的效果是:快乐有人分享,痛苦有人分担,迷惘有人指点,困难有人帮忙,忧伤有人安慰,气馁有人鼓励。

40. 妻贤夫祸少,子孝父心宽。儿孙自有儿孙福,莫为儿孙做远忧。

41. 静坐常思己过,闲谈莫论人非。能受苦乃为志士,肯吃亏不是痴人。敬君子方显有德,怕小人不算无能。退一步天高地阔,让三分心平气和。欲进步需思退步,若着手先虑放手。如得意不宜重往,凡做事应有余步。持黄金虽为珍贵,知安乐方值千金。事临头三思为妙,怒上心忍让最高。

42. 征服世界,并不伟大。能征服自己,才是世界上最伟大的人。

43. 能把自己的欲望降到最低点,把自己的理性升华到最高点,就是圣人。

44. 学德的孩子不变坏,学悟的老人不痴呆,学行的少年永不败。

45. 即使受伤也要好好活着,这是送给自己最好的礼物。

46. 诽谤别人,就像含血喷人,先污染了自己的嘴巴。

47. 恨别人,痛苦的却是自己。

48. 如果道德败坏了,趣味也必然会堕落。

49. 忍耐,表现在外,是低头下视,平心静气;表现在内,是蕴藉隐忍,厚积薄发。

50. 改变自己,是自救;影响别人,是救人。

51. 天堂与地狱的感知并无明确的界限,都是由自己来建造,由心态来彰显。

52. 谁人背后无人说,哪个人前不说人。一个人从出生之日到死亡之时,都有他人在议论。

53. 一年之计在于春,一日之计在于晨,一家之计在于和,一生之计在于勤。

54. 成功,不是一个人的第一,而是所有人的超越。

55. 落难需要忍耐,忍耐孕育希望。忍耐是一种毅力,一种品格,更是希望诞生的酵母。

56. 见己不是,万善之门。见人不是,诸恶之根。

57. 学一分退让,讨一分便宜;增一分享受,减一分福泽。

58. 历史无法选择,现实可以把握,未来能够开辟。

59. 善人行善,从乐入乐,从明入明。恶人行恶,从苦入苦,从冥入冥。

60. 改变别人,不如先改变自己。原谅别人,也就是善待自己。

61. 世间最浪漫的事,就是陪着心爱的人在一起慢慢变老的人生路上,收藏点点滴滴的酸甜苦辣,共同回忆岁月长河中的欢笑和泪水。

62. 苦口常为良药,逆耳必是忠言,改过能添智慧,护短心内非贤。

63. 你目前拥有的,都将随着你的死亡而成为他人的,那为何不现在就布施给真正需要的人呢?

64. 人之所以痛苦,往往在于追求错误的或得不到的东西。

65. 人生最大的敌人是自己,最后悔的愚蠢是欺骗,最危险的境地是贪婪,最烦恼的事是争名利,最大的破产是绝望,最重的罪过是杀生。

66. 心有一切有,心空一切空;心正一切正,心邪一切邪;心安一切安,心乱一切乱;心悟一切悟,心迷一切迷。一切由心造,无心自解脱。

67. 寡言养气,寡事养神,寡思养精,寡念养性。

68. 每个人的内心,都有善与恶两种力量在交织。让善良之火燃烧,就能战胜罪恶之火。

69. 感激伤害你的人,因为他磨练了你的心志;感激欺骗你的人,因为他增进了你的智慧;感激中伤你的人,因为他砥砺了你的人格;感激鞭打你的人,因为他激发了你的斗志;感激绊倒你的人,因为他强化了你的双腿;感激斥责你的人,因为他提醒了你的缺点;感激遗弃你的人,因为他教导你该自立。

70. 凡夫迷失于当下,后悔于过去。圣人觉悟于当下,解脱于未来。

71. 明知山有虎,莫向虎山行。人不劝不善,钟不打不鸣。

72. 上苍是公平的,它安排的每一步都有其深意,所有今日之苦都会成为未来幸福之基础。所以,当你想流泪时,请先微笑;能够微笑,未来才有希望。

73. 以一颗平平常常的心,做好平平凡凡的事,享受平平淡淡的生活,度过平平安安的一生,这就是成功。

74. 人生可能平淡,甚至黯淡,而信念则是照亮人生的一盏明灯,是一个健全的心灵最不可或缺的成分。

75. 寒山问拾得:世人有人谤我、欺我、辱我、笑我、轻我、贱我,我当如何处之? 拾得曰:只要忍他、避他、由他、耐他、不要理他,再过几年,你且看他。

76. 自卑者之所以自卑,是因为他常常拿自己的短处去和别人的长处相比。要想改变这一点其实很容易:只看你所有的,不看你没有的!

77. 恶是犁头善是泥,善人常被恶人欺。铁打犁头年年坏,未见田中换烂泥。

78. 不惜光阴过时悔,黑发不学白发悔,酒色赌博致祸悔,安不将息病时悔,官行贿赂致罪悔,富不勤俭贫时悔,不孝父母老时悔,遇难不帮有事悔,动不三思临头悔,盲目草率错时悔。

79. 你能把“忍”功夫做到多大,你将来的事业就能成就多大。

80. 有一种人只做两件事:你成功了,他妒嫉你;你失败了,他笑话你。

81. 人越是得意的事情越爱隐藏,越是痛苦的事情越爱小题大作。

82. 是非以不辩为解脱,烦恼以忍辱为智慧,办事以尽力为有功。

83. 人生的意义不在于拿一手好牌,而在于打好一手坏牌。

84. 伤人之语,如水覆地,难以挽回。

85. 三人行,必有我师;三剑客,必有一强;三角恋,必有一伤。

86. 话多不如话少,话少不如话好。得理要饶人,理直气要和。

87. 人有两只平行的眼睛,所以应当平等看人;人有两只分在两边的耳朵,所以不可偏听一面之词;人虽只有一颗心,然而有左右两个心房,所以做事不但要为自己想,也要为他人想。

88. 不要为打翻的牛奶而哭泣。如果事情已经够糟糕了,就不可再用悲伤、抱怨等把它变得更糟。心若在梦也就在,重新开始一次,相信你会把它做得更好!

89. 节欲戒怒,是保身法;收敛安静,是治家法;随便自然,是省事法;行善修心,是出世法。守此四法,结局通达。

90. 君子量大,小人气大;君子不争,小人不让;君子和气,小人斗气;君子助人,小人伤人。

91. 远水难救近火,远亲不如近邻,近邻不如对门。街坊理应多来往,相助不忘邻里亲。

92. 逢人且说三分话,未可全抛一片心。画虎画皮难画骨,知人知面不知心。

93. 凡夫转境不转心,圣人转心不转境。

94. 多门之室生风,多言之人生祸。

95. 墙有逢,壁有耳。好事不出门,恶事传千里。

96. 包容既不是懦弱,也不是忍让,而是察人之难,补人之短,扬人之长,谅人之过;它不会嫉人之才,鄙人之能,讽人之缺,责人之误。包容是肯定自己,也承认他人,是一种善待生活,善待别人的境界,也是一种修养和美德。

五、诗词的启示

1. 赵朴初的《宽心谣》

日出东海落西山,喜也一天,忧也一天;恩恩怨怨随风卷,天也无边,地也无边;茫茫四海人无数,早也忙碌,晚也忙碌;人生似鸟同林宿,退也一步,进也一步;功禄财气顺自然,来也罢了,去也罢了;为人处世眼界宽,高也和善,低也和善;遇事不钻牛角尖,人也舒坦,心也舒坦;居室好歹不高攀,大也栖身,小也栖身;旧衣新衫不挑拣,好也御寒,赖也御寒;夫妻厮守互慰勉,贫也相安,富也相安;少荤多素日三餐,粗也香甜,细也香甜;领取薪金有几许,多也无怨,少也无怨;不义之财不可取,进也是祸,出也是祸;花开能有几时红,爱也分分,恨也分分;喜逢好友聊聊天,古也谈谈,今也谈谈;早晚操劳勤锻炼,忙也乐观,闲也乐观;莫为体态费心悬,胖也美观,瘦也美观;邻里亲朋广积善,老也不嫌,少也不嫌;骨肉亲情常祝愿,朝也平安,夕也平安;心宽体健养天年,不是神仙,胜似神仙。

2. 民间流传的《十不足诗》

终日奔忙为了饥,才得饱食又思衣。冬穿绫罗夏穿衫,堂前缺少美貌妻。娶下三妻并四妾,又怕无官受人欺。四品三品嫌官小,又想面南做皇帝。一朝登了金銮殿,却慕神仙下象棋。洞宾与他把棋下,又问哪有上天梯。若非此人大限到,上到九天还嫌低。

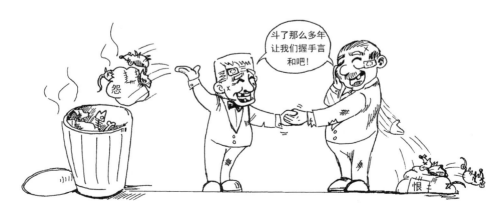

3. 苏轼的《念奴娇·赤壁怀古》

大江东去,浪淘尽,千古风流人物。故垒西边,人道是,三国周郎赤壁。乱石穿空,惊涛拍岸,卷起千堆雪。江山如画,一时多少豪杰。遥想公瑾当年,小乔初嫁了,雄姿英发。羽扇纶巾,谈笑间,樯橹灰飞烟灭。故国神游,多情应笑我,早生华发。人生如梦,一尊还酹江月。

4. 张英的《观家书一封只缘墙事聊有所寄》

千里修书只为墙,让他三尺又何妨。万里长城今犹在,不见当年秦始皇。

(邓韶英　邹宇华)

第十九篇　病前征兆

很多疾病在突发前都有一些身体上的先兆,但常常没有引起足够的重视。为了防微杜渐,让我们来认识一下身体的不良感受,看看它们在诉说着什么。

一、癌症十大危险信号

1. 乳腺、皮肤、舌或身体其他部位出现经久不消或逐渐增大的肿块。
2. 疣或黑痣明显变化(如颜色加深、增大、痒、脱毛、渗液、溃烂、出血)。
3. 持续性消化不良和食欲减退。
4. 吞咽食物时鲠噎感、疼痛、异物感或上腹部疼痛。
5. 耳鸣、听力减退、鼻塞、鼻出血,抽吸咳出的鼻咽分泌物带血,头痛、颈部肿块。
6. 月经期不正常的大出血,月经期外或绝经后不规则的阴道出血,接触性出血。
7. 持续性嘶哑,干咳,痰中带血。
8. 不明原因的大便带血及黏液,腹泻、便秘交替,血尿。
9. 久治不愈的伤口、溃疡。
10. 原因不明的较长时间体重减轻。

二、胃癌早期信号

1. 胃部疼痛。经常感觉上腹不适、膨胀、有沉重感,服用一般胃药有可能缓解。
2. 食欲不振、消瘦、乏力。
3. 经常有恶心和呕吐的现象出现。
4. 黑便。特别是无胃病史的人一旦出现黑便应立即引起警惕。
5. 上腹有深压痛,常常是早期胃癌的唯一体征。

三、大肠癌早期信号

40 岁以后,大肠癌患病危险性会上升,因此,40 岁以上的人群最好每年排查一次大肠癌,主要包括每年一次的指检、每年一次的隐血试验和 3~5 年一次的肠镜。

1. 便血。通常是黏附在大便的表面,颜色有鲜红有暗红,而且大便表面还会有一些鼻涕样的黏液。

2. 大便习惯改变。可出现便秘、腹泻、大便次数明显增多、里急后重感等。

3. 腹痛。主要是便前、便后有隐隐的腹痛。

4. 腹部有肿块。

5. 出现食欲不佳、贫血、消瘦、发热、无力等全身症状,通常属于中晚期表现,但在早期也会出现。

四、高血压早期信号

高血压是中老年常见病,近年来有年轻化的趋势。早期高血压信号有:

1. 枕后头胀痛。高血压的机械作用使血管异常扩张,刺激动脉壁的痛觉感受器,引起头痛。

2. 阵发性眩晕。主要是长期血压升高导致血管弹性变差,管壁变硬,加之动脉粥样樱花,若合并高血脂,血粘度增高,均会影响血流通畅。长此以往,人体始终得不到足够的血氧供应,诱发眩晕。

3. 胸闷不舒畅。这是由于患者的心脏受高血压的影响发生了功能变化。如果长期随血压升高,总有一天会疲惫不堪,致使左心室扩张或心肌缺血和心律失常。如此恶性循环,会出现胸闷心悸、呼吸困难等严重情况。

4. 肢体麻木不仁。高血压患者因血管舒缩功能紊乱或动脉硬化等原因,会引起肢体局部供血不足,特别是长期高血压得不到良好控制就容易损伤脑血管,激发脑血管意外,出现肢体麻木。

一旦患者没有任何原因出现头晕、头痛或上述其他症状,都要考虑血压情况,最好及时测量血压,警惕和预防高血压的发生。一旦发现高血压倾向,应及早作进一步检查,以便明确诊断,接受早期治疗。

五、脑血管疾病早期信号

脑血管病虽然起病急骤,但很多患者在发病前 1~2 天或几小时,都有一些早期信号,医学上称为"中风先兆"。这时如能及时识别,并进行积极有效的治疗,多能使患者转危为安,防止脑血管病的发生。脑血管疾病的先兆症状有哪些呢?

1. 突然口眼歪斜,口角流涎,说话不清,吐字困难,失语或语不达意,吞咽困难,一侧肢体乏力或活动不灵活,走路不稳或突然跌倒。

2. 突然出现剧烈的头痛,头晕,甚至恶心呕吐,或头痛头晕的形式和感觉与以往不同,程度加重,或由间断变成持续性。

3. 面、舌、唇或肢体麻木,也有的表现眼前发矇或一时看不清东西,耳鸣或听力下降。

4. 意识障碍,表现精神萎靡不振,老想睡觉或整日昏昏沉沉。性格也一反常态,突然变得沉默寡言,表情淡漠,行动迟缓或多语易躁,也有的出现短暂的意识丧失。

5. 全身疲乏无力,出虚汗,低热,胸闷,心悸或突然出现打呃、呕吐等。

上述症状,不一定每个患者均有表现,但只要有上述先兆症状出现,就要特别警惕。此时,应让患者保持安静,及时卧床休息,避免精神紧张,尽量少搬动,最好就地治疗。必要时,应在患者平卧的情况下送医院诊治。

六、肾脏疾病早期信号

1. 泡沫尿增多,这些泡泡是尿中的蛋白质产生的,如果经检测尿蛋白呈阳性就是肾脏病出现的征兆。

2. 尿色发红或尿液检查红细胞增多。

3. 夜尿次数增多也是肾脏病到来的信号,如果一夜之间排尿超过 3 次就要引起注意。

4. 眼睑和下肢经常水肿,这可能是肾炎的早期表现。

5. 血压增高,高压超过 140mmHg,低压超过 90mmHg。

另外,尿频、尿急、尿痛等都是慢性肾脏病的早期信号。

如果发现以上症状,可以通过尿常规、尿蛋白(或白蛋白)定量、血肌酐和肾超声检查进行排查。

七、阿尔茨海默病征兆

1. 记忆力下降,影响日常工作和生活。表现为老年人非常容易忘记最近发生的事情,而且事后很难再回想起来;记不住新认识的人;忘记和老朋友约好的事情;重复问问题,但是记不住答案,甚至忘记自己其实已经问了很多遍;

对提醒工具产生依赖;需要家人帮忙提醒。

2. 难以胜任家务。以前能轻松熟练完成的事情,现在做得不如以前好,有时越搞越糟,甚至帮倒忙。

3. 语言表达困难。阿尔茨海默病最早期的语言下降表现为语言丰富性减退,如过去说话很幽默,可以用很多、很形象的词形容心情和场景,但现在说得都很简单,不如以前精彩和生动。如果对于一些常用的物品都叫不上名字时,表明病情比较重了。

4. 时间和地点定向力障碍。最早期的表现是记不住时间,再往后发展,会记不住地址,甚至不知道自己家在哪里。

5. 判断力下降。比如重复买一些东西,而不能判断这些东西是有用还是没用。

6. 抽象思维障碍。解决问题能力下降,推理困难,复杂关系不能理解。

7. 将东西放错地方。将物品放在不合适的地方,放后又找不到;找不到又容易出现疑心,怀疑被别人偷走。对别人不信任,猜疑心特别重。

8. 情绪或行为改变。如抑郁、焦虑,情绪不稳,易激怒、发脾气,幻觉、妄想等。

9. 性格改变。与以前相比判若两人,只以自我为中心,不关心其他家里人,很自私、暴躁、固执。

10. 主动性丧失。患者社交活动减少,做事很被动,缺乏主动性。经常终日无所事事,在家里无目的地晃来晃去。

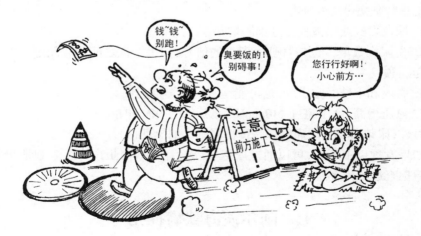

我们在追逐金钱的同时
别忽视了身边更重要的东西

(罗念慈　邹宇华)

第二十篇　生活安全技能

生活中,既有阳光明媚,也有危难临头。常怀危机意识,常备应急技能,我们就会多一分从容。

一、现场心肺复苏术

临床上心跳、呼吸骤停是很严重的一种状况,如得不到及时地抢救复苏,4~6 分钟后会造成患者脑部和其他重要器官组织不可逆的损害,甚至死亡。有效的现场心肺复苏能使患者立即恢复自主呼吸和心跳,赢得抢救时机。研究证实:心跳呼吸骤停后 4 分钟内进行现场心肺复苏,50% 能被救活;4~6 分钟开始进行复苏,仅 10% 可以救活;超过 6 分钟者,存活率仅为 4%;而 10 分钟以上开始复苏者,几乎无存活可能。而实际上,送医院抢救的患者中,只有极少数患者进行了现场心肺复苏,大部分只是打通 120 急救电话后盲目等待救护车的到来,白白浪费了宝贵的抢救时间,使许多本应能够抢救成功的患者最后死亡。因此,有必要普及现场心肺复苏术,使更多的人正确掌握现场心肺复苏的方法。

(一)心肺复苏术步骤

现场心肺复苏术关键的环节包括胸外心脏按压、开放气道、人工呼吸,具体步骤如下:

1. 意识的判断　用双手轻拍患者双肩,问:"喂! 你怎么了?"判断有无反应意识。

2. 判断呼吸及脉搏　观察患者胸部起伏 5~10 秒判断有无呼吸,同时用中指和食指从气管正中环状软骨划向近侧颈动脉搏动处,有无搏动。判断时间不要超过 10 秒。

3. 呼救　如果患者没有呼吸和脉搏,应立刻呼救,为争取时间,可请旁人拨打 120 急救电话求救。如现场只有自己时,应立即进行心肺复苏 1~2 分钟后再打电话。

4. 将患者置于复苏体位 如患者是俯卧或侧卧位,迅速跪在患者身体一侧,一手固定其颈后部,另一手固体其一侧腋部(适用于颈椎损伤)或髋部(适用于胸椎或腰椎损伤),将患者整体翻动,成为仰卧位,即头、颈、肩、腰、髋必须同在一条轴线上,同时转动,避免身体扭曲,以防造成脊柱脊髓损伤。患者应仰卧在坚实的平面,头部不得高于胸部,以免脑血流灌注减少而影响心肺复苏的效果。

5. 胸外心脏按压 两乳头连线中点(胸骨中下 1/3 处),用左手掌跟紧贴患者的胸部,两手重叠,左手五指翘起,双臂深直,用上身力量用力按压 30 次(按压频率 100~120 次 / 分,按压深度至少 5cm,但不要超过 6cm)。

6. 开放气道 确认口腔无分泌物,无假牙。如气道有异物,应从患者背部双手环抱于患者上腹部,用力、突击性挤压。清除异物后,施救者站立或跪在患者身体一侧,用一手小鱼际放在患者前额向下压迫;同时另一手拇指与食、中指分别放在两侧下颌角处向上托起,使头部后仰,气道即可开放。

7. 人工呼吸 深吸气后用自己的嘴严密包绕患者的嘴,同时用食、中指紧捏患者双侧鼻翼,缓慢向患者肺内吹气两次。如口腔严重损伤,不能口对口吹气时,可口对鼻吹气。吹气过程中,应始终观察患者胸部有没有起伏。吹气时见到患者胸部出现起伏即可。吹气时如果胸部没有起伏或感觉阻力增加,应该考虑到气道未开放或气道内存在异物阻塞。

8. 持续 2 分钟的高效率的心肺复苏 以心脏按压、人工呼吸约 30∶2 的比例进行,以心脏按压开始送气结束为 1 个周期,连续操作 5 个周期。周围如有 AED(自动除颤仪)尽快使用 AED 进行心肺复苏。

9. 判断复苏是否有效 听是否有呼吸音,同时触摸是否有颈动脉搏动,每次判断不要超过 10 秒钟。

10. 如果还没恢复呼吸和脉搏,应该继续复苏,直到专业急救人员到达现场。

11. 把患者交给医院医生进行进一步生命支持。

(二)胸外心脏按压的方法

1. 操作时根据患者身体位置的高低,站立或跪在患者身体的任何一侧均可。必要时,应将脚下垫高,以保证按压时两臂伸直、下压力量垂直。

2. 按压部位 按压部位原则上是胸骨下半部,常用以下定位方法:施救者以靠近患者下肢的手(又叫定位手)的中指沿患者的肋缘自下而上移动至肋缘交会处,伸出食指与中指并排,另一手掌根部置于此两指旁,再以定位手叠放于这只手的手背上,手指相扣,腕部紧贴患者皮肤,手指跷起不要压到胸肋。

3. 按压姿势 两肩正对患者胸骨上方,两臂伸直,肘关节不得弯曲,肩、肘、腕关节成一垂直轴面;以髋关节为轴,利用上半身的体重及肩、臂部的力量垂直向下按压胸骨。

4. 按压深度 一般要求按压深度至少 5 厘米,但不要超过 6 厘米,约为胸廓厚度的 1/3,可根据患者体型大小等情况灵活掌握,按压时可触到颈动脉搏动效果最为理想。

5. 按压频率 100~120 次 / 分钟。

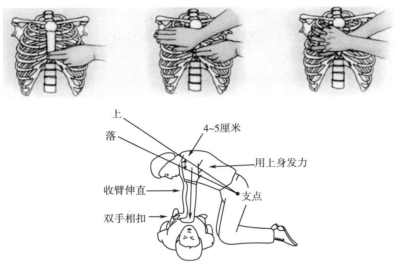

图 20-1 胸外按压图解

(三)胸外心脏按压的注意事项

1. 确保正确的按压部位,既是保证按压效果的重要条件,又可避免和减少肋骨骨折的发生以及心、肺、肝脏等重要脏器的损伤。

2. 双手重叠,应与胸骨垂直。如果双手交叉放置,则使按压力量不能集中在胸骨上,容易造成肋骨骨折。

3. 按压应稳定地、有规律地进行。不要忽快忽慢、忽轻忽重,不要间断,以免影响心排血量。

4. 不要冲击式地猛压猛放,以免造成胸骨、肋骨骨折或重要脏器的损伤。

5. 放松时要完全,使胸部充分回弹扩张,否则会使回心血量减少。但手掌根部不要离开胸壁,以保证按压位置的准确。

6. 下压与放松的时间要相等,以使心脏能够充分排血和充分充盈。

7. 下压用力要垂直向下,身体不要前后晃动。正确的身体姿势既是保证按压效果的条件之一,又可节省体力。

8. 最初做胸外心脏按压与口对口吹气 4~5 个循环后,检查一次生命体征;以后每隔 4~5 分钟检查一次生命体征,每次检查时间不得超过 10 秒钟。

注:未经训练的非专业施救者在不掌握现场心肺复苏术的情况下,可对患者进行单纯胸外按压(Hands-Only)式心肺复苏,直到自动体外除颤器或有参加过训练的施救者赶到。

二、止 血 法

人体难免会发生各种创伤,有些创伤可能会导致突发性的出血。血液是维持生命的重要物质,如果出血量超过人体血液的 20%(800ml),将出现乏力、头晕、口渴、面色苍白等急性贫血症状。如果出血量超过人体血液的 40%(1500~1600ml),将出现休克,危及生命。因此,创伤现场及时有效地止血,是挽救生命、降低死亡率的重要保障措施。

止血的方法有包扎止血法、加压包扎止血法、指压止血法、加垫屈肢止血法、填塞止血法、止血带止血法。一般的出血可以使用包扎、加压包扎法止血;四肢的动、静脉出血,如果使用其他的止血法能止血的,就尽量不要用止血带止血。

(一)止血操作要点

1. 为了防止感染及传播疾病,不要徒手止血,尽可能戴上医用手套,如条件所限,可用纱布、干净布片、塑料袋、餐巾纸为隔离层。如果必须用裸露的手进行伤口处理,在处理完成后,用肥皂清洗手。

2. 脱去或剪开衣服,暴露伤口,检查出血部位。

3. 根据伤口出血的部位,采用不同的止血法止血。

4. 不要对嵌有异物或骨折断端外露的伤口直接压迫止血。

5. 不要去除血液浸透的纱布,而应在其上另加纱布并保持压力。

6. 肢体出血应将受伤区域抬高到超过心脏的高度。

7. 止血带在万不得已的情况下方可使用。

(二)包扎止血法

表浅伤口出血,出血量少时可用包扎止血法。

1. 创口贴止血 将创可贴的一边先粘贴在伤口的一侧,然后向对侧拉紧粘贴另一侧。

2. 纱布包扎 将纱布覆盖在伤口上,纱布要有足够的厚度,覆盖面积要超过伤口至少 3cm。可选用不粘伤口、吸收性强的纱布。

3. 就地取材　选用洁净的三角巾、手帕、纸巾、清洁布料等包扎止血。

（三）加压包扎止血法

加压包扎止血法适用于全身各部位的小动脉、静脉、毛细血管出血。用纱布或其他洁净的毛巾、手绢、三角巾等覆盖伤口，加压包扎达到止血目的。

1. 直接加压法　通过直接压迫出血部位而达到止血。操作要点：

（1）伤员卧位，抬高伤肢（骨折除外）。

（2）检查伤口有否异物。

（3）如果无异物，用纱布覆盖伤口，纱布要超过伤口至少 3cm，如果纱布已被血液浸湿，再加上另一纱布（如果找不到干净的纱布时，可选用干净的毛巾、手帕、衣服、被单等代替，尽量减少伤口感染的机会）。

（4）用手施加压力直接压迫，或用绷带、三角巾等包扎。

2. 间接加压法　适用于伤口有异物的情况。

（1）将伤员处于卧位。

（2）检查伤口有无异物，如扎入身体导致外伤出血的剪刀、小刀、玻璃片。

（3）保留异物，并在伤口边缘将异物固定。

（4）用绷带加压包扎。

（四）指压止血法

指压止血法即用手指压迫伤口近心端的动脉，阻断动脉血运，能有效地达到快速止血目的。指压止血法用于出血多的伤口。

1. 操作要点

（1）准确掌握动脉压迫点。

（2）压迫力度要适中，以伤口不出血为止。

（3）只能临时和短时间应急时使用，应尽快换用其他止血法。

（4）保持伤处肢体抬高。

2. 常用指压止血法

（1）上臂、前臂出血：将患肢抬起，在上臂中段内侧压迫肱动脉。

（2）手掌出血：出血量少时，把自己的手指屈入掌内，紧握拳头止血；出血量较多时，同时压迫桡动脉和尺动脉止血。

（3）手指出血：用另一手的拇指和食指捏住受伤手指指根两侧止血。

（4）下肢出血：大腿和小腿出血，都可在大腿根部按压股动脉。用拇指以较大的力量下压，另一只手的拇指压在前一个手指上，以增加压力，同时让伤员屈起下肢。小腿及以下严重出血时，可在腘窝中部摸到腘动脉搏动后用拇指向窝深部压迫。

（五）加垫屈肢止血法

加垫屈肢止血法适用于无骨折和关节损伤的四肢出血,如前臂、小腿部位损伤出血。可在腋窝、肘窝、腹股沟或腘窝加垫(如布卷、棉垫卷等),然后用绷带或三角巾将肢体固定于屈曲位置止血。

（六）填塞止血法

填塞止血法一般用于腔道器官出血,如鼻腔、外耳道、阴道、肛门等部位。从伤口深处填起至出口处,松紧度以出血停止为宜,不能用力过度,避免加重损伤。一般用布料而不用棉花填塞。

（七）止血带止血法

四肢较大血管出血,采用其他止血法无效时,可选用止血带止血法。

1. 橡皮止血带使用方法　左手拿橡皮带、后头约16cm要留下;右手拉紧环体扎,前头交左手,中食两指挟,顺着肢体往下拉,前头环中插,保证不松垮。如现场又无橡胶止血带时,可在现场就地取材,如毛巾、围巾、布带、绷带等,禁止使用电线、细绳索。

2. 使用止血带时应注意的问题

（1）止血带应放在伤口的近心端。上臂和大腿都应绑在上1/3的部位。上臂的中1/3禁止上止血带,以免压迫神经而引起上肢麻痹。

（2）扎止血带前,先要用毛巾或其他布片、棉絮作垫,止血带不要直接扎在皮肤上;紧急时,可将袖口或裤脚卷起,止血带扎在其上。

（3）要扎得松紧合适,过紧易损伤神经,过松则不能达到止血的目的。一般以不能摸到远端动脉搏动或出血停止为止。

（4）结扎时间过久,可引起肢体缺血坏死。因此要每隔1小时放松2~3分钟;放松期间,应用指压法暂时止血。寒冷季节时应每隔30分钟放松一次。结扎部位超过2小时者,应更换比原来较高位置结扎。

（5）要有上止血带的标志,注明上止血带的时间和部位。用止血带止血的伤员应尽快送医院处置,防止出血处远端的肢体因缺血而导致坏死。

三、催　吐　法

食物中毒往往是急性的。万一发生了食物中毒,最好的急救方法就是马上催吐。对神志清醒的口服毒物的人,只要胃内尚有毒物,除服食强腐蚀性毒物者外,都可进行催吐。

催吐通常使用硬羽毛、压舌板、匙柄、筷子、手指等搅触咽弓和咽后壁使之呕吐。此法简单易行奏效迅速,亦能在家庭中应用。如因食物过稠不能吐出、吐净,可让患者先喝适当的温开水或淡盐水(250~500ml),然后再促使其呕吐,如此反复行之,直至吐出液体变清为止。

催吐时注意:①当呕吐发生时,患者头部应放低,危重患者可将头转向一侧,以防呕吐物吸入气管,发生窒息或引起肺炎。②服腐蚀性毒物及惊厥尚未控制的中毒者不宜催吐。有严重心脏病、动脉曲张、食道静脉曲张、溃疡病等不宜催吐。

四、正确拨打 120 急救电话

有急病拨打"120"几乎人人皆知。可是拿起电话后,如何用最简洁的话语让急救人员准确了解各种信息。并不是每个人都能做到的。

1. 拨打"120"后,有些地区的急救系统会听到循环语音提示"您已进入120 急救系统,请不要挂机",说明电话已接通。如果同时呼救的电话较多,电脑会对所有呼救电话进行排序,需要等候一段时间,这时千万不要立即挂机。直到电话人工接听后,呼救才被受理。如果等候时间过长导致电话自动断线,需立即重新拨打。

2. 简要说明患者的大致病情及年龄、性别。讲清患者主要症状,如昏倒、从楼上摔下、跌倒、呼吸困难、吐血、车祸等。如果是群体事件,要说出大致受伤人数、伤势、性别及年龄分布,以便医护人员做好相应准备。

3. 详细说明患者所在位置,最好提供附近比较醒目的标志物,避免走错路,浪费抢救时间。

4. 提供联系方法或患者身边的固定电话等,派人在约定地点等候救护车,及时保持联络。

5. 等候救护车到达时,要做到:①观察患者情况,做些简单处理和自救。如突发心脏病,可舌下含服速效救心丸。若发现呼吸、心跳停止,要立即作现场心肺复苏,直到救护人员赶到为至。②准备去医院必需的物品,如患者病历卡、医保卡、现金等。③搬走过道上阻碍伤病员搬运的各种物品,以便更快搬运患者。

6. 若拨打"120"后患者病情缓解。不需前往医院急救,求助人应告知急救中心。以免浪费卫生急救资源,延误他人抢救时机。

五、游　泳　安　全

游泳是一项常见的体育运动,同时游泳又是风险较高的运动,稍有不慎,就可能发生溺水死亡事故。溺水是造成青少年非正常死亡的主要原因之一。因此,游泳安全必须引起各界人士的高度重视。

(一)预防溺水

1. 不要独自一人外出游泳,不要私自到江、河、湖、水库等地游泳。若有危险警告,则不能在此处游泳。选择好的游泳场所,对场所的环境要了解清楚。

2. 不会游泳者或平时四肢容易抽筋者不要到深水区游泳。

3. 游泳时不能太饿、太饱。以免透支体力或引起消化不良。

4. 要做好下水前的准备,先活动身体,以防抽筋,同时提高对水温的适应性。镶有假牙者,应将假牙取下,以防呛水时假牙落入食管或气管。

5. 不要贸然跳水和潜泳,更不能互相打闹,以免呛水或溺水。不要在急流和漩涡处游泳,更不要酒后游泳。

6. 在游泳中如果突然觉得身体不舒服,如眩晕、恶心、心慌、气短等,要立即上岸休息或呼救。

7. 有开放性伤口、皮肤病、眼疾、感冒、虚弱等不宜游泳,雷雨天不宜游泳。

(二)落水自救方法

如果不习水性而不慎落水,或游泳过程中发生抽筋现象,落水者应做到:

1. 镇定并呼救 落水后应保持镇定并大声呼救。胡乱举手挣扎反使身体下沉、呛水而淹溺。

2. 仰泳露鼻 放松全身,可采取头向后仰、面部向上的仰泳法,使口鼻露出水面进行呼吸,身体下沉时,可将手掌向下压。

3. 深吸浅呼 吸气要深,呼气要浅。

4. 缓解抽筋 若出现抽筋现象,用手握住痉挛肢体的远端,反复做屈伸运动。

5. 保存体力 会游泳者在落水自救的过程中,应注意防止或缓解抽筋,并保存体力。

(三)救助溺水者要领

1. 巧用绳竿 发现溺水者后,可充分利用现场器材,如绳、竿、木板、救生圈等救人。

2. 背后托举 下水救人时,应绕到溺水者的背后或潜入水下,用手从其左腋下绕过胸部,然后握其右手,以仰泳姿势将其拖向岸边,也可以在其背后抓住腋窝拖带上岸。

3. 防止抓抱 下水救人时,不要从正面接近,防止被溺水者抓、抱。如果被抱住,应放手自沉,溺水者便会放开。

4. 清除口鼻里的堵塞物　溺水者被救上岸后,使其头朝下,立刻撬开其牙齿,用手指清除口腔和鼻腔内杂物,再用手掌迅速连续击打其肩后背部,让其呼吸道畅通,并确保舌头不会向后堵住呼吸通道。

5. 倒出呼吸道内积水。

方法一:施救者单腿跪地;另一腿屈起,将溺水者俯卧置于屈起的大腿上,使其头足下垂。然后颤动大腿或压迫其背部,使其呼吸道内积水倾出。

方法二:将溺水者俯卧置于施救者肩部,使其头足下垂,施救者作跑动姿态就可倒出其呼吸道内积水。清理积水的同时,先要用手清除溺水者的咽部和鼻腔里的泥沙及污物,以保持呼吸道畅通。注意倒水的时间不宜过长,以免延误心肺复苏。

6. 如出现呼吸、心跳停止,要迅速实施心肺复苏。

7. 谨慎下水　施救者若不熟水性或不了解现场水情,不应轻易下水,应呼救或报警。未成年人不宜下水救人。

（四）几种自救处置要领

1. 水草缠身自救法　如果游泳者不幸被水草缠住或陷入淤泥时首先要镇静,切不可踩水或手脚乱动,否则就会使肢体被缠得更紧,或在淤泥中越陷越深。静下来后,游泳者再用仰泳方式顺原路慢慢退回。或平卧水面,使两腿分开,用手解脱。一旦自己无法摆脱时,应及时呼救。

2. 身陷漩涡自救法　有漩涡的地方,一般水面常有垃圾、树叶杂物在漩涡处打转,一旦发现,应尽量避免接近。如果已经接近,切勿踩水,应立刻平卧水面,沿着漩涡边,应快速地游过。漩涡边缘处吸引力较弱,不容易卷入面积较大的物体,所以身体必须平卧水面,切不可直立踩水或潜入水中。

3. 过度疲劳自救法　过度疲劳后游泳或游泳过度,都容易造成抽筋或溺水。若觉得寒冷或疲劳,应马上游回岸边。如果离岸甚远,或过度疲乏而不能立即回岸,就仰浮在水上以保留力气并立即呼叫同伴前来协助回到岸边。如果没有人来,就继续浮在水上,等到体力恢复后再游回岸边。

六、家居消防安全

据公安部消防局统计,2015年上半年,全国住宅火灾63 881起,死亡754人,窒息、烧灼是致死主因,居民住宅的火灾起数和死亡人数分别占全国火灾总数的31.9%和68%。而从引发火灾的直接原因看,因违反电气安装使用规定引发的火灾最多,共52 901起,占总数的26.4%,其次是用火不慎引发的火灾,共 34 665 起,占总数的 17.3%,此外,吸烟引发的火灾占总数的 5.8%。

(一)防范措施

1. 装修得当 首先,室内的装修材料尽量采用不燃或难燃材料。其次,电路方面,根据家中使用的电器总功率选择好电源导线的型号、截面和电源漏电保护开关。无论是明线还是暗线,都要穿套管加以保护,并请持证电工操作,不可私自乱拉乱接导线。另外,如果家中安装了防盗窗,最好在防盗窗上开一个小门,以便紧急情况下逃生。

2. 安全使用电器 按说明书规范使用,电器故障或老化要及时维修、更换。禁止在一条线路上使用多个大功率电器,以免造成电气线路短路。电器使用完毕后及时关闭电源,不可长期处于通电状态。使用电熨斗、电吹风等电热设备时应随时有人照看,如中途离开做其他事情,要断开电源,并将其放在安全的地方。

3. 预防厨房火灾 使用煤气、液化气时,要有人看管,做到点火后不离人。煤气灶旁切勿存放汽油、煤油等易燃液体和木柴、纸盒等可燃物。液化气瓶要远离火源、热源,钢瓶严禁卧放,严禁随意倾倒液化气残液。

4. 定期检查电路及燃气管道 家中的电源线不能有破损,要及时检查线路,更换老化电线。经常检查燃气胶管是否老化、燃气是否泄漏,瓶装液化气胶管一定要用专用管道,不能随意用其他塑料管代替。

5. 养成安全习惯 要养成离家或睡觉前检查家中电器是否断电、燃气阀是否关闭、明火是否熄灭的良好习惯;家中最好不要存放汽油等易燃易爆物品。吸烟后要及时掐灭烟头,放入烟缸内或丢进存有水的容器内。

6. 管好火种 不要在极度疲乏的情形下躺在沙发或床上吸烟,不要乱扔烟头或其他引起火灾的火种。家中点蚊香或点烛烧香时,要做好看护,不到蚊香、香烛燃尽,人员决不离开;点燃的蚊香和香炉、烛台要远离窗帘、床单等可燃物。

7. 不要在阳台及走道堆杂物 楼梯通道是生命的通道,切勿在走廊、楼梯口等处堆放杂物,要始终保持通道的畅通;家中阳台不可当成杂物间,否则,如遇燃放烟花爆竹或楼上扔下的烟头等飞来的火种,阳台就成为火灾蔓延的媒介。居民住宅区不得违章搭建,防止侵占消防车通道。

8. 预防小孩玩火 要教育儿童不要玩火,不要把打火机或火柴给儿童当玩具,更不要让儿童玩弄燃气灶具的开关。提醒他们规范用电、用气,及时督促、帮助清除家中各类隐患。

9. 预防烟花爆竹引起火灾 在城市地区已经大范围禁止燃放烟花爆竹,但是农村地区还存在燃放烟花爆竹的习俗。市民在购买、燃放时要牢记安全第一的宗旨。要到有销售许可证的正规商店购买贴有有效防伪标志的烟花爆竹,在允许燃放的时间和区域内按说明书安全文明燃放。不要让未成年人单独燃放烟花爆竹。不要购买大量烟花存放家中。

10. 出租房屋注意防火　租赁的房屋不得擅自改变使用性质;出租的住宅不得用作储存烟花爆竹、打火机等易燃易爆物品的仓库;出租的住宅不得开设私人旅馆和浴室。

11. 储备简易器材　家中应常备灭火器、毛巾、手电筒、逃生绳等家庭防火器材。灭火器用来扑灭家中小火,毛巾用于逃生时捂住口鼻,防止烟雾侵害,手电筒可以用来照亮逃生道路、发出求救信号,安全绳是紧急时楼房逃命的重要工具。要经常检查,确保灭火器处于有效期,手电筒能正常使用。有条件的家庭也可配备防毒面具、烟雾报警器、缓降器等器材。

12. 做好灭火逃生预案　全家一齐行动,根据家中环境、所住楼层拟定切实可行的灭火逃生预案。至少半年进行一次家庭消防知识学习,熟悉逃生线路、组织逃生演练。

(二)几种常用灭火方法

1. 油锅起火　油锅起火时千万不要用水往锅里浇,因为冷水遇到高温油会形成"炸锅",使油火到处飞溅。有多种方法可以有效扑灭油锅火灾:①用锅盖盖住起火的油锅,使燃烧的油火接触不到空气,油锅里的火便会因缺氧而立即熄灭。②用手边的大块湿抹布覆盖住起火的油锅,也能与锅盖起到异曲同工的效果,只是要注意到覆盖时不能留下空隙。③如果厨房里有切好的蔬菜或其他生冷食物,可沿着锅的边缘倒入锅内,利用蔬菜、食物与着火油温度差,使锅里燃烧着的油温度迅速下降。当油达不到自燃点时,火就自动熄灭了。

2. 电气火灾　一般电气线路、电器设备的火灾,切断电源是第一要务,然后才考虑扑救措施。只有当确定电路或电器无电时,才可用水扑救,在没有采取断电措施前,千万不能用水、泡沫灭火剂进行灭火,因为水是导电的导体,着火电器上的电流可以通过水、泡沫等导体电击救火的人。对于电视机、微波炉等电器火灾,在断电后,用棉被、毛毯等覆盖住着火的电器,防止电器着火后爆炸伤人,再把水浇在棉被、毛毯上,才能彻底进行灭火。

3. 煤气瓶起火　煤气瓶着火时,可在煤气出口的背面,用灭火器将明火熄灭,再使用湿毛巾包住(徒手容易烫伤)并拧紧阀门即可。如果没有灭火器,可先用湿毛巾覆盖瓶身并包住阀门口处,火会因缺氧熄灭,熄灭后再拧紧阀门。为防止回火发生爆炸的危险,市民最好先让明火完全熄灭,再拧紧泄气阀门,由于罐内压强较大,阀门口的火源是进不了罐内的(原理如打火机)。

（三）火场逃生方法

发生火灾时，很多人的第一反应就是逃离现场。其实纵观很多灾情均是由小火引起的，开始时火势并不大，但是由于缺乏灭火常识或缺乏灭火设备，没有人灭火，导致火势越来越大，愈发不可收拾。因此，着火的第一时间应该先灭火，这样可以将损伤降到最低。当然，倘若火势太大，控制不住，应该选择逃生。

逃生的方法因火场上的火势大小、被围困人员所处的位置和使用器材不同而有所不同。概括起来讲，主要有如下几种：

1. 立即离开危险区　一旦发现自己处在火场最危险地区、生命受到威胁时，要立即停止一切工作，争分夺秒，设法脱险。脱险时，要观察、判断火势情况，明确自己所处环境的危险程度，以便采取相应的逃生措施和方法。

2. 选择简便安全的通道和疏散设施　选择逃生路线，应根据火势情况，优先选用最简便最安全的通道和疏散措施。如楼房着火时，首先要选用安全楼梯、室外疏散楼梯、普通楼梯、消防楼梯等，特别是防烟楼梯、室外疏散楼梯，更为安全可靠，在火场逃生时应充分利用。若以上通道被烟火封锁，可考虑利用阳台、窗口、屋顶、落水管、避雷针等脱险。

3. 使用简便防护器材　火场上的烟雾含有许多有毒有害的粒子，因此逃生时要注意隔开浓烟，可用湿毛巾、湿口罩捂住口鼻，若无水时，使用干毛巾、干口罩也可以，在穿过烟雾区时，要将口鼻捂严，还要尽量贴近地面行进或爬行。

如果出口被烟火封住，冲出险区有危险，可以将身上浇冷水，或者用湿床单、湿棉被等将身体裹住，有条件的可穿上阻燃服，然后快速冲出危险区。

4. 自制简易救生器材　当各个通道全被烟火封锁，难以冲出时，千万要保持冷静，并想方设法自制简易救生器材逃生。高楼层着火时，可利用各种结实的绳带，或将被褥、床单、窗帘布等撕成长条，拧成绳，并打结。然后将其拴在牢固的窗框、床架或室内其他牢固物件上，再沿绳缓缓滑到地面或下层的安全区域，若情况紧急，低楼层或不高的地方，地面十分柔软，可以跳下逃生，但地面硬时，要先抛掷一些棉被等铺垫，以减少伤害，但在高楼层处千万不能跳楼，否则伤亡情况严重。

5. 寻求暂时避难　在所有通道均被烟火严密封锁又无人救助的情况下，应积极寻找暂时的避难场所。利用设在电梯间、走廊末端等避难间或卫生间，躲避烟火的侵害，应关闭迎火的门窗，打开背火的门窗，若发现有烟进入室内，要赶紧把窗户关上，用手巾等织物堵住漏烟的门窗缝隙，向高温处或地面洒水，坚持到逃生机会的到来。

（四）平房起火如何逃生

1. 睡觉时被烟呛醒,应迅速下床俯身冲出房间。不要等穿好了衣服才往外跑,时间就是生命。

2. 如果整个房间起火,要匍匐爬到门口,最好找一块湿毛巾捂住口鼻。如果烟火封门,千万别出去! 应改走其他出口,并随手把你通过的门窗关闭,以延缓火势向其他房间蔓延。

3. 如果你被火围困在屋里,应用水浸湿毯子或被褥,将其披在身上,尤其要包好头部,用湿毛巾蒙住口鼻,作好防护措施后再俯身向外冲,这样受伤的可能性要小的多。

4. 千万不要趴在床下、桌下或钻到壁橱里躲藏,也不要为抢救家中的贵重物品而冒险返回正在燃烧的房间。

（五）楼梯被火封锁后怎么办

1. 可以从窗户旁边安装的落水管道往下爬,但要注意检查管道是否牢固,防止人体攀附上去后断裂脱离造成伤亡。

2. 将床单撕开连结成绳索,一头牢固地系在窗框或其他固定物上,然后顺绳索滑下去。

3. 如因火势封堵无法下楼,可以到楼房的平屋顶暂时避难。

4. 从突出的墙边、墙裙和相连接的阳台等部位转移到安全区域。

5. 到未着火的房间躲避,大声呼救求援。

6. 跳楼往往凶多吉少,是最不可取的逃生方式。但如果被困二层楼,迫不得已则可采取双手趴住窗户或阳台边缘,将双脚慢慢下放,双膝微屈往下跳。

（六）楼内房间被火围困时怎么办

楼房发生火灾后,要尽量冲出火场或设法转移。火势猛烈,实在无道路逃离时,可采用下述方法,等待救援。

1. 坚守房门,用衣服将门窗缝堵住。同时,不断向门、窗泼水。

2. 不断向床、桌椅、被褥等可燃物上泼水。

3. 不要躲在床下、柜子或壁橱里。

4. 设法通知消防人员前来营救。要俯身呼救,如喊声听不见,可以用手电筒照射,或挥动鲜艳的衣衫、毛巾或往楼下丢东西等方法引起营救人员注意。

（七）身上衣服着火怎么办

1. 立即扑倒在地来回打滚或跳入身旁的水中,不要盲目乱跑,也不能用手扑打。

2. 如果衣服容易撕开，可以用力撕脱衣服。

3. 营救人员可向着火人身上泼水，帮助撕脱衣服，但不可将灭火器对着人体直接喷射，以防伤人。

（八）公共、娱乐场所着火如何逃生

1. 看清地形。进入影剧院、商场、网吧，首先要观察安全门的位置，了解紧急救生路线。这样，万一发生危险，可以从容脱险。

2. 辨明方向。烟火起，莫惊慌，公共、娱乐场所的墙上、地下、安全出口门上一般都有逃生方向或位置的明显标示，应辨明方向，认准安全门、安全出口、避难间的位置，选好逃离现场的路线。

3. 沿着疏散通道往外走，千万不要拥挤、盲从，更不要来回跑。如果烟雾太大或突然断电，应沿着墙壁摸索前进，不要往座位下、角落里乱钻。

4. 不要往舞台上跑，因为舞台可燃物多，安全疏散出口密度小，而且还要爬梯，很危险。

（九）列车、公交车着火如何逃生

1. 列车着火后应及时通知列车员迅速拉下设置在车厢连接处的紧急制动阀，使列车停下来，并开启车门让旅客疏散至车下或其他安全车厢，车停后也可打开窗户逃离车厢。空调车厢无可开启窗户的，可利用车厢两头窗户边上专门设置的锤子或其他硬物击碎车窗逃生。

2. 公交车着火应让驾驶员及时将车靠边停，并打开车门和车窗逃生，空调车在后排窗户边上设置有专门锤子，可击碎车窗逃生。

（十）山林着火如何逃生

1. 辨别风向、风力以及火势的大小，选择逆风或侧风的安全逃离路线。

2. 如果风大，火势猛烈，并且距人较近，可以选择崖壁、沟洼处暂时躲避，待风势较弱、火势较小时再脱身。

3. 如果着火地点距离人较远，则应选择逆风方向或与风向垂直的两侧撤离。

4. 不要顺风跑，因为风速、火速要比人快。

（十一）逃生时的注意事项

1. 发生火灾时第一时间要报警。

2. 生命第一重要，千万不要因为寻找贵重财物而耽误逃生时间。

3. 楼房起火时,不能乘普通电梯逃生,因为起火很容易断电,或者使电梯轿箱受热变形卡壳而使逃生失败。

4. 不能在浓烟弥漫时直立行走,否则极易呛烟和中毒。

5. 在室内发现外部起火,开启房门时,须先触摸门板,若发现发热或有烟气自门缝窜入,就不能贸然开门,而应设法寻求其他通道,若发现不热,要缓缓开启,并在一侧利用门扇作掩护,防止烟气熏倒或热浪灼烧。

6. 逃生时,每过一扇门窗,应随手关闭,以防止烟火沿通道蔓延。

7. 逃生者若身上着火,应迅速将衣服脱下或撕下,或就地翻滚把火扑灭,但要注意不要滚动过快,切记不要带火迎火跑动。若附近有水池、河、塘等,要迅速跳入水中,以灭去身上的火。

8. 逃出火场危险区后,受害者必须留在安全地带,不要重新进入火场,以免发生危险,如有情况,应及时向救助人员反映。

9. 服从公安消防队的指挥。

七、燃 气 安 全

目前我国城市居民生活用最常见的燃气有三种:第一种是人工煤气,一般用管道输送。它是用煤炼制而成,主要成分是一氧化碳、氢、甲烷。为了安全,人工煤气中加入一种臭味,以便泄漏时被人们发现。第二种是天然气,一般用管道输送。它是蕴藏在地层中天然生成的可燃气体。主要成分是甲烷,送往用户时也加入特殊臭味。第三种是液化石油气,一般用瓶装。它是石油炼制过程中的一种产品,在常温下施加一定的压力,变成液体,它的主要成分为丙烷和丁烷。

如果人工煤气泄漏,或天然气及液化石油气不完全燃烧,将产生一氧化碳,一氧化碳被人和动物吸入后与血液中的血红蛋白结合(比氧与血红蛋白的结合能力强,造成一定程度的缺氧)能引起中毒。而如果天然气及液化石油气大量泄漏,在室内积聚过多,空气中氧含量将减少,人就会窒息。同时,以上三种燃气均为易爆气体。接二连三的燃气中毒及爆炸事故敲醒生命的警钟,希望我们每个人都能做到安全使用燃气,避免生命、财产的损失。

（一）预防燃气中毒

预防燃气中毒及爆炸的关键措施在于预防燃气泄漏、不完全燃烧、燃气瓶爆裂。

1. 预防燃气泄漏

（1）应该由天然气或液化石油气公司指定的专业施工人员对燃气管线、

进行施工改造。

（2）应该到指定的或正规的商店购买专用软管和与其匹配的软管卡扣、减压阀等。

（3）软管与硬管及燃器具的连接处一定要使用专用的卡扣进行固定,不应该随便使用铁丝进行缠绕固定或没有任何的固定措施。

（4）软管不宜太长,不宜拖地,并且整根软管铺设后不能有受挤压的地方。

（5）定期检查和更换软管,防止软管受到意外挤压、摩擦和热辐射而老化破损。

（6）使用完后,要随手关闭管道上或钢瓶上的阀门。

2. 预防不完全燃烧

（1）如果发现家中的燃气器具有故障,应该及时找厂家进行检修,不能带故障使用。

（2）燃气热水器应安装在室外通风良好的地方,使燃气完全燃烧,避免产生一氧化碳中毒之意外。

3. 预防液化石油气钢瓶爆炸

（1）注意定期检查钢瓶使用期限。

（2）严格按有关规定使用液化石油气钢瓶,不得倾倒使用和用热水浸泡,更不得进行加热,残液不得自行处理。

（3）放置于通风良好且避免日晒场所,避免受猛烈震动。

（4）钢瓶上不可放置物品,以免引燃。

（5）家中有老人和小孩的,尽量不要让他们亲自更换液化石油气钢瓶。

（6）如遇钢瓶着火,要用浸湿的被褥、衣物捂盖灭火,灭火后再关闭阀门,以免回火引起爆炸。

（二）如何查知燃气外泄

怀疑家中燃气管有漏气时,禁止用火柴或打火机点火测试,应用以下方法检查有无泄漏。

1. 嗅觉　家用燃气漏气出时会有臭味。

2. 视觉　燃气外泄,会造成空气中形成雾状白烟。

3. 听觉　会有"嘶嘶"的声音。

4. 触觉　手接近外泄的漏洞,会有凉凉的感觉。

（三）燃气泄漏后的应急措施

1. 当闻到家中有轻微燃气异味时,要进行仔细辨别和排除,如果确定是自己家有轻微泄漏的话,首先要立即开窗开门,形成通风对流,降低泄漏出的燃气浓度,并关闭各截门和阀门。

2. 在开窗通风的同时,要保持泄漏区域内电器设备的原有状态,避免开关电器,比如开灯、开排风扇、开抽油烟机和打电话等,以免产生电火花和电弧,引爆燃气。

3. 如果检查发现不是因燃器用具的开关未关闭或软管破损等明显原因造成的燃气泄漏,就要立即通知物业部门进行检修。

4. 如果是刚回家就闻到非常浓的燃异味,要迅速大声喊叫,用最快方式通知周围邻居"有燃气泄漏了",好让大家注意熄灭明火,避免开关电器。同时,要离开泄漏区,在燃气浓度较低的地方迅速打电话给119,并说明是哪种燃气泄漏。

（四）燃气中毒的急救措施

1. 迅速关闭气阀,将门窗打开通气,使中毒者尽快脱离现场。

2. 将中毒者衣领、裤带松开,头放平,使其呼吸不受阻碍。

3. 注意保暖,避免受凉而导致肺部感染加重病症。

4. 口内若有呕吐物,用手指裹洁净的布轻轻擦拭,以免进入咽腔造成窒息。

5. 中毒者出现高热,可用冰袋或毛巾冷敷。

6. 中毒较轻者可喝少量醋或酸菜水,使其迅速清醒。

7. 若中毒者面色青紫,四肢冰凉,呼吸停止,应立即进行人工呼吸。

8. 若中毒者心脏已停止跳动,在进行人工呼吸时还应与胸外心脏按压同时配合。同时拨打120急救电话。

八、用 电 安 全

电能是一种方便的能源,它的广泛应用形成了人类近代史上第二次技术革命,有力地推动了人类社会的发展,给人类创造了巨大的财富,改善了人类的生活。但如果在生产和生活中不注意安全用电,将会带来灾害。触电可造成人身伤亡,设备漏电产生的电火花可酿成火灾。因此,我们必须掌握基本的安全用电技能,万一发生触电、或因电气使用不当引起火灾时,能做到自救及互救。

（一）安全用电注意事项

1. 预防短路及漏电　短路和漏电都会使电线温度突然升高,漏电还会产生火花,这些均能成为火灾的火源。短路是由于输电线路使用过久,绝缘层老化、破裂,失去绝缘作用,导致两线相碰;或者是由于乱拉乱接电线,使电线的"外套"机械损伤而引起的。漏电是由于电线绝缘或其支架材料的绝缘性能不佳,以致导线与导线或导线与大地之间有微量电流通过而引起的。

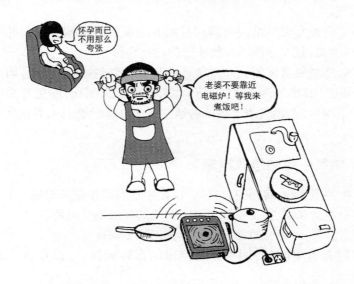

（1）入户电源线避免过负荷使用,破旧老化的电源线应及时更换,以免发生意外。

（2）入户电源总保险与分户保险应配置合理,使之能起到对家用电器的保护作用。

（3）接临时电源要用合格的电源线、电源插头、插座要安全可靠。损坏的不能使用,电源线接头要用胶布包好。

（4）严禁私自从公用线路上接线。

（5）线路接头应确保接触良好,连接可靠。

（6）房间装修,隐藏在墙内的电源线要放在专用阻燃护套内,电源线的截面应满足负荷要求。

（7）家用电器接线必须确保正确,有疑问应及时询问专业人员。

（8）家庭用电应装设带有过电压保护的调试合格的漏电保护器,以保证使用家用电器时的人身安全。

2. 预防触电

（1）不用手或导电物(如铁丝、钉子、别针等金属制品)去接触、探试电源插座内部。

（2）不用湿手触摸电器,不用湿布擦拭电器。

（3）使用电动工具如电钻等，须戴绝缘手套。

3. 预防电器过热

（1）使用电熨斗、电烙铁等电热器件，必须远离易燃物品，用完后应切断电源，拔下插销以防意外。

（2）家用电热设备，暖气设备一定要远离煤气罐、煤气管道，发现煤气漏气时先开窗通风，千万不能拉合电源，并及时请专业人员修理。

（3）家用电器或电线发生火灾时，应先断开电源再灭火。

（二）触电急救

进行触电急救，应坚持迅速，就地，准确，坚持的原则。首先，要将触电者与带电体分离。其次，如果触电者出现心脏呼吸骤停现象，应实施心肺复苏术。同时及早与医疗部门联系，争取医务人员接替救治。

1. 发生触电事故，要立即切断电源。如电源开关太远，可以站在干木凳上用不导电的物体，如木棒、竹竿、塑料棒、衣服等将触电者与带电体分开。不要将带电体碰着自己和他人身体，避免触电现象再发生。触电者痉挛紧握电线时可以用干燥的带木柄的斧头或有绝缘柄的钢丝钳切断电线。抢救触电者一定要及时，不能拖延一分一秒，因为触电时间越长，危害越大，生命越危险。发现有人触电，惊慌失措，直接用手去拉触电者，用剪刀剪电线，都是错误的，这样做会使救人者自己触电。

2. 判断触电者神志。触电者如神志清醒，应使其就地躺平，严密观察，暂时不要站立或走动。触电伤员如神志不清，应就地仰面躺平，且确保气道通畅，同时判断呼吸及脉搏。

3. 对于呼吸及脉搏停止者，迅速实施心肺复苏，同时拨打120急救电话。

九、台风防范

台风是突发性强、破坏力大的自然灾害之一。台风中心附近的风速可达100米/秒以上，狂风可摧毁大片房屋和设施。台风风暴潮可致使海浪冲破海堤，海水倒灌。台风还可以引起暴雨，继而引起洪涝、堤坝溃决、泥石流灾害等。

（一）台风预警信号及防御指南

台风预警信号分四级，分别以蓝色、黄色、橙色和红色表示。

1. 台风蓝色预警信号　蓝色为24小时内可能或者已经受热带气旋影响，沿海或者陆地平均风力达6级以上，或者阵风8级以上并可能持续。防御指南：

（1）政府及相关部门按照职责做好防台风准备工作。

（2）停止露天集体活动和高空等户外危险作业。

（3）相关水域水上作业和过往船舶采取积极的应对措施，如回港避风或者绕道航行等。

（4）加固门窗、围板、棚架、广告牌等易被风吹动的搭建物，切断危险的室外电源。

2. 台风黄色预警信号　黄色为24小时内可能或者已经受热带气旋影响，沿海或者陆地平均风力达8级以上，或者阵风10级以上并可能持续。防御指南：

（1）政府及相关部门按照职责做好防台风应急准备工作。

（2）停止室内外大型集会和高空等户外危险作业。

（3）相关水域水上作业和过往船舶采取积极的应对措施，加固港口设施，防止船舶走锚、搁浅和碰撞。

（4）加固或者拆除易被风吹动的搭建物，人员切勿随意外出，确保老人小孩留在家中最安全的地方，危房人员及时转移。

3. 台风橙色预警信号　橙色为12小时内可能或者已经受热带气旋影响，沿海或者陆地平均风力达10级以上，或者阵风12级以上并可能持续。防御指南：

（1）政府及相关部门按照职责做好防台风抢险应急工作。

（2）停止室内外大型集会、停课、停业（除特殊行业外）。

（3）相关水域水上作业和过往船舶应当回港避风，加固港口设施，防止船舶走锚、搁浅和碰撞。

（4）加固或者拆除易被风吹动的搭建物，人员应当尽可能待在防风安全的地方，当台风中心经过时风力会减小或者静止一段时间，切记强风将会突然吹袭，应当继续留在安全处避风，危房人员及时转移。

（5）相关地区应当注意防范强降水可能引发的山洪、地质灾害。

4. 台风红色预警信号　红色为6小时内可能或者已经受热带气旋影响，沿海或者陆地平均风力达12级以上，或者阵风达14级以上并可能持续。防御指南：

（1）政府及相关部门按照职责做好防台风应急和抢险工作。

（2）停止集会、停课、停业（除特殊行业外）。

（3）回港避风的船舶要视情况采取积极措施，妥善安排人员留守或者转移到安全地带。

（4）加固或者拆除易被风吹动的搭建物，人员应当待在防风安全的地方，当台风中心经过时风力会减小或者静止一段时间,切记强风将会突然吹袭,应当继续留在安全处避风,危房人员及时转移。

（5）相关地区应当注意防范强降水可能引发的山洪、地质灾害。

（二）台风来临前的防范措施

1. 物质准备 准备适量的水及食物、蔬果,并确保冰箱里的食物新鲜。准备好蜡烛、手电筒,以备风中停电时使用。检查煤气及电路,防范火灾。门窗玻璃用胶带粘好,准备好胶合板、塑料板、毛毯等,以备加固窗户。

2. 房屋加固 强风会吹落高空物品,要及时搬移屋顶、窗口、阳台处的花盆、悬吊物等;检查门窗、室外空调、护栏、遮雨棚等是否牢固,必要时进行加固。

3. 疏通排水 及时清理排水管道,保持排水畅通,避免房屋浸水。住一楼的居民,可把电器等物品搬到高处。

4. 安全转移 居住在海岛、危房、地势低洼、山区易滑坡地带的群众,在水库泄洪口、海上作业、海上渔排作业的群众,在台风来临前,要及时转移到安全地带。

（三）台风期间的防范措施

1. 台风期间,尽量不要外出。如果不得不外出时,应弯腰将身体紧缩成一团,穿上紧身合体的衣裤,以减少受风面积;戴上头盔,避免砸伤。

2. 在户外时,避免在临时建筑物、广告牌、铁塔、大树等附近避风避雨。

3. 船舶在航行中遭遇台风袭击,应主动采取应急措施,及时与岸上有关部门联系,弄清船只与台风的相对位置。还应尽快动员船员将船只驶入避风港,封住船舱。

4. 强台风过后不久,一定要在房子里或原先的藏身处呆着不动。因为台风的"风眼"在上空掠过后,地面会风平浪静一段时间,但绝不能以为风暴已经结束。通常,这种平静持续不到1个小时,风就会从相反的方向以雷霆万钧之势再度横扫过来,如果你是在户外躲避,此时就要转移到原来避风地的对侧。

十、暴恐袭击防范

当今世界并不太平,暴力恐怖袭击时有发生。恐怖分子使用爆炸、枪击、刀砍、劫持,甚至化学、生物、核与辐射等方式和手段进行破坏活动,已严重影响到社会的安宁和公民的安危。当遭遇暴力恐怖袭击时,一定要冷静,要掌握自救的三个准则——一跑二躲三战斗：①能逃就跑，生命至上，不可贪财恋物；②跑不了就躲，就装死；③跑不了和没处躲，面对凶残暴徒，就要奋起绝地反击。与其坐以待毙，不如拼死一搏。

（一）遇到枪战

1. 第一要务是"趴下"。
2. 快速掩蔽，快速降低身体姿势，利用一切可利用的元素作为掩体。
3. 选择密度质地不易被穿透的掩蔽物，不要尝试与子弹赛跑。挡子弹的物体有墙体、立柱、大树干、汽车前部发动机及轮胎等。不挡子弹的物品有木门、玻璃门、垃圾桶、灌木丛、花篮、柜台、场馆内座椅、汽车门等。有些物体质地密度大，但体积过小，不足以完全挡住自己的身体，起不到掩蔽的作用，如路灯杆、消防栓等。

（二）被劫持

1. 保持冷静，不可大喊大叫，不要反抗，相信政府会来解救自己。
2. 与劫持者不对视、不对话，趴在地上，动作要缓慢。
3. 尽可能保留和隐藏自己的通信工具，及时把手机改为静音，适时用短信等方式向警方（电话110）求救，短信主要内容为自己所在位置、人质人数、恐怖分子人数和手中器械等。
4. 注意观察恐怖分子人数、头领、讲话的语言和方言，便于事后提供证言。
5. 在警方发起突击的瞬间，尽可能趴在地上，在警方掩护下脱离现场。

（三）遇到炸弹袭击

1. 迅速"趴下"。
2. 寻找掩体，降低爆炸所带来的伤害，还可以防止吸入过多有毒烟雾。
3. 观察有无二次爆炸及二次伤害，切忌惊慌乱跑，成为袭击者的目标，或受到二次伤害。
4. 身上着火不要奔跑，就地打滚或用厚重衣物压灭。
5. 不要因贪恋财物浪费逃生时间。

十一、地震自救与互救

（一）避险措施

在发生破坏性地震的地区，从地震发生到房屋倒塌，一般有十几秒的时间,人们应根据所处环境,在瞬间冷静地做出避险的抉择。

1. 楼房避险　可选择躲避在三角空间,即大块倒塌体与支撑物构成的空间,它往往是人们得以幸存的相对安全地点。室内易于形成三角空间的地方是炕沿下、坚固家具附近、内墙墙根、墙角、厨房、厕所、储藏室等开间小的地方。楼房避险千万不要跳楼,也不能使用电梯。

2. 平房避险　迅速跑出户外空旷处。如果来不及跑出户外,参照上述楼房避险措施。

3. 户外避险　跑到空旷外,远离高压线及石化、化学、煤气等有毒工厂或设施。如果正在开车,应当紧急停车,并离开车辆。

4. 学校避险　教室里正上课的学生,要在教师的指挥下迅速抱头、闭眼,躲在各自的课桌下;在操场,可原地不动蹲下,双手保护头部;在室外,注意避开教学楼及附近高大建筑物。

5. 野外避险:要避开山脚、陡崖,以防山崩、滚石、泥石流等。要避开陡峭的山坡、山崖,以防地裂、滑坡等,遇到山崩、滑坡,要向垂直于滚石前进方向跑,逃离滚石流,也可躲在坚实的障碍物下,或蹲在地沟、坎下,特别要保护好头部。

6. 在公共场所避险:在车站、剧院、教室、商店、地铁等场所,要保持镇静,就地择物躲藏,伏而待定,然后听从指挥,有序撤离,切忌乱逃生。

（二）震后自救

自救是指被压埋人员尽可能地利用自己所处环境,创造条件及时排除险情,保存生命,等待救援的过程。

被埋者应首先保障呼吸畅通,设法将双手从压塌物中抽出来,清除头部、胸前的杂物和口鼻附近的灰土,移开身边的较大杂物;闻到煤气、毒气时,用湿衣服等物捂住口、鼻;不要使用明火(以防有易燃气体引爆);避开身体上方不结实的倒塌物和其他容易引起掉落的物体;扩大和稳定生存空间,用砖块、木棍等支撑残垣断壁,以防余震发生后,环境进一步恶化;设法脱离险境。

如果找不到脱离险境的通道,尽量保存体力,用石块敲击能发出声响的物体,向外发出呼救信号,不要哭喊、急躁和盲目行动,这样会大量消耗精力和体力,尽可能控制自己的情绪或闭目休息,等待救援人员到来。如果受伤,要想法包扎,避免流血过多。如果被埋在废墟下的时间比较长,救援人员未到,或者没有听到呼救信号,就要想办法维持自己的生命,尽量寻找食品和饮用水,必要时自己的尿液也能起到解渴作用。

（三）震后互救

互救是指灾区幸存人员对亲人、邻里和一切被埋压人员的救助。

1. 救助被埋压人员时注意搜听被埋压人员的呼喊、呻吟或敲击的声音。

2. 根据房屋结构,先确定被埋压人员位置,再行抢救,不要破坏被埋压人员所处空间周围的支撑条件,以免引起新的垮塌,使埋压人员再次遇险。

3. 抢救被埋压人员时,不可用利器刨挖,首先应使其头部暴露,迅速清除口鼻内尘土,使新鲜空气流入,再行抢救。在挖扒中如尘土太大应喷水降尘,以免被埋压者窒息。

4. 对于埋在废墟中时间较长的幸存者,首先应输送饮料和食品,然后边挖边支撑,注意保护幸存者的眼睛,不要让强光刺激。

5. 对于颈椎和腰椎受伤人员,切忌生拉硬拽,要在暴露其全身后慢慢移出,用硬木板担架送到医疗点;危重伤员,应尽可能在现场进行急救,然后迅速送往医疗点或医院。对于埋压过久者,不应暴露眼部和过急进食,对于脊柱受伤者请求专业医务人员处理。

(四)灾难发生时的心理自救

当遭遇暴恐袭击、球场骚乱、车祸、火灾、地震、风暴等突发事件时,若能保持良好的心理状态,及时采取自救行为或逃离现场,常能获救,或避免死亡。如果我们在灾难或事故现场,该怎么做呢?

1. 保持理智和清醒 人在面临灾难时,不同的人心理反应是不一样的,心理素质较好的人,也会感到紧张害怕,但大脑清醒,肌肉有力,反应敏捷,行动有目标;心理素质不好的人,如平时胆小怕事者,见灾难临头会目瞪口呆,不知所措,不知赶快逃离,最终遭遇危险。人对突发事件的反应方式,既与个体特征有关,也与训练有关,平时加强人们对突发事件的应付能力的训练,特别是对心理素质较差的人进行这种训练,是非常有益的。灾难发生时,当你回过神来要逃生时,如果你身边的人仍然恐慌万状、呆若木鸡怎么办? 这时如果可能,你应当轻声提醒他:"没关系,别紧张,我们要马上离开这里。"这会大大缓解当事人的恐慌。

2. 正确判断,果断决策 事故发生后可先进行几秒钟的思考,对危险的来源、性质和正确应对方式迅速作出正确判断。例如,球场骚乱,若毫无目的地随人群奔跑,往往是挤死人的重要原因,正确的方法是尽快逃离人群。若已被卷入人群中,应双手抱胸,两肘朝外,以此姿势来保护肺和心脏不遭挤压。

3. 坚定信心,忍痛自救 汽车相撞,飞机失事,乘客可能已受伤流血。此时一面要迅速止住出血,一面要忍痛从汽车或飞机里爬出来,争分夺秒,跑离现场 100~200 米以外,自救行为要一直进行到获救为止。

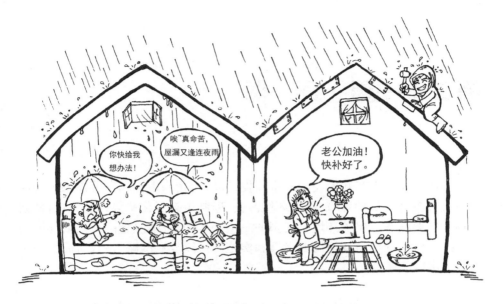

　　心理上有高度的生存期望,常常能使人忍受巨大的伤痛和极困难的处境,奇迹般地活下来。要坚信自己能自救或获救,动员全身的巨大储备能力,有效应对当前的灾难,等待生命的转机。

(何文雅　方　磊　邹宇华)

第二十一篇 环 保

环境是人类生存和发展的基本前提,环境为我们生存和发展提供了必需的资源和条件。保护环境,减轻环境污染,遏制生态恶化趋势,成为政府社会管理的重要任务。保护环境是我国的一项基本国策,解决全国突出的环境问题,促进经济、社会与环境协调发展和实施可持续发展战略,是政府面临的重要而又艰巨的任务。

一、中国公民环境与健康素养基本内容

根据《国家环境与健康行动计划》,为界定我国公民环境与健康素养基本内容,普及现阶段公民应具备的环境与健康基本理念、知识和技能,促进社会共同推进国家环境与健康工作,环境保护部委托中国环境科学学会,组织有关专家编制了《中国公民环境与健康素养(试行)》。

(一)基本理念

1. 良好的环境是生存的基础、健康的保障。
2. 健康的维持、疾病的发生与多种环境因素相关。
3. 环境污染是影响健康的重要因素。
4. 环境污染造成健康危害的大小与暴露程度有关。
5. 老人、孕妇和儿童对环境危害更敏感。
6. 环境与健康安全不存在"零风险"。
7. 重视自我防护,可预防或减轻环境污染带来的健康危害。
8. 每个人都有保护环境、维护健康的责任。

(二)基本知识

9. 空气污染会对呼吸系统、心血管系统等产生重要影响。
10. 削减机动车污染物排放可改善城市环境空气质量。
11. 雾霾天应尽量减少户外活动。

12. 关注室内空气污染,注意通风换气。

13. 安全的饮水是保证人体健康的基本条件。

14. 保障饮水安全,首先要保护好水源。

15. 看上去清洁的水不一定安全。

16. 讲究饮水卫生,不宜直饮生水。

17. 土壤污染影响整体环境质量,危害人体健康。

18. 保护土壤环境质量是保障农产品安全的重要手段。

19. 日常生活中难以避免接触辐射,但不用谈"核"色变。

20. 噪声污染影响健康,不做噪声的制造者。

21. 保持环境卫生,减少疾病发生。

22. 合理处置生活垃圾,既保护环境也利于健康。

23. 保护生物多样性,与自然和谐共处。

24. 要注意工作和生活中有毒有害物带来的污染及健康危害。

25. 良好的卫生或行为习惯可预防儿童铅中毒。

(三)基本技能

26. 发生环境与健康事件时,应按政府有关部门的指导应对。

27. 遇到污染环境危害健康行为时,主动拨打"12369"热线投诉。

28. 能识别常见的危险标识及环境保护警告图形标志。

29. 积极关注并通过多种途径获取环境质量信息。

30. 主动有序参与环境保护,合理维护个人和社会公共环境权益。

二、低碳环保 15 条建议

1. 少用纸巾,重拾手帕,保护森林。

2. 每张纸都双面打印,相当于保留下半片原本将被砍掉的森林。

3. 不论在家还是在单位,请随手关灯,关开关,拔插头,这不仅能节电,延长灯具和开关使用的寿命,也是个人修养的表现。

4. 绿化不仅仅是去郊区种树,爱护公共绿地小草,在家种一些花草,既能养目,也能提升品味。

5. 多用环保袋购物。一只塑料袋 3 角钱,但它造成的污染会超过 3 角钱的 30 倍。

6. 完美的浴室未必一定要有浴缸;已经安了,未必每次都用;已经用了,可用积水来冲洗马桶、拖把。

7. 关掉不用的电脑程序,减少硬盘工作量,既省电,也维护了你的电脑和智能手机。

8. 适当步行、乘公交车或骑自行车上下班的人,一不担心油价涨,二不担心体重涨,三能为减少污染做贡献。

9. 不坐电梯爬楼梯,省下大家的电,换取自身的健康。如方便可行,提倡多人乘坐一部电梯,不仅能减少电梯的磨损,还能环保省电。

10. 外出就餐点菜适量,倡导"光盘行动",吃不完打包。尽量不用一次性碗、筷、饭盒等。

11. 出门自带喝水杯,减少一次性杯子的使用。

12. 不随地吐痰,不滥烧可能产生有毒气体的物品。

13. 保护大自然,不肆意采集花草、捕捉鸟类。

14. 爱护动物,拒绝食用野生动物。

15. 水是宝贵的。在办公室、会场等公共场所,喝一次性塑料瓶装水时,不可喝二三口弃之,喝不完带走继续喝。

三、衣食住行要环保

1. 少买不必要的衣服 服装在生产、加工和运输过程中,要消耗大量的能源,同时产生废气、废水等污染物。在保证生活需要的前提下,每人每年少买一件不必要的衣服可节能约 2.5kg 标准煤,相应减排二氧化碳 6.4 千克。如果全国每年有 2.5 亿人做到这一点,就可以节能约 62.5 万吨标准煤,减排二氧化碳 160 万吨。

2. 采用节能方式洗衣 ①每月手洗一次衣服。虽然洗衣机给生活带来很大的帮助,但只有两三件衣物就用机洗,会造成水和电的浪费。如果每月用手洗代替一次机洗,每台洗衣机每年可节能约 1.4 千克标准煤,相应减排二氧化碳 3.6 千克。如果全国 1.9 亿台洗衣机都因此每月少用一次,那么每年可节能约 26 万吨标准煤,减排二氧化碳 68.4 万吨。②适量使用洗衣粉。每年少用 1kg 洗衣粉,可节能约 0.28 千克标准煤,相应减排二氧化碳 0.72 千克。如果全国 3.9 亿个家庭平均每户每年少用 1kg 洗衣粉,1 年可节能约 10.9 万吨标准煤,减排二氧化碳 28.1 万吨。③选用节能洗衣机。节能洗衣机比普通洗衣机节电 50%、节水 60%,每台节能洗衣机每年可节能约 3.7 千克标准煤,相应减排二氧化碳 9.4 千克。如果全国每年有 10% 的普通洗衣机更新为节能洗衣机,那么每年可节能约 7 万吨标准煤,减排二氧化碳 17.8 万吨。

3. 减少粮食浪费 "贪污和浪费是极大的犯罪",当前浪费粮食的现象比较严重,特别是在餐厅和学生食堂。而少浪费 0.5 千克粮食(以水稻为例),可节能约 0.18 千克标准煤,相应减排二氧化碳 0.47 千克。如果全国平均每人每年减少粮食浪费 0.5 千克,每年可节能约 24.1 万吨标准煤,减排二氧化碳 61.2 万吨。

4. 减少畜产品浪费 每人每年少浪费 0.5 千克猪肉,可节能约 0.28 千克标准煤,相应减排二氧化碳 0.7 千克。如果全国平均每人每年减少猪肉浪费 0.5 千克,每年可节能约 35.3 万吨标准煤,减排二氧化碳 91.1 万吨。

5. 饮酒适量 每人每年少喝 0.5 千克白酒,可节能约 0.4 千克标准煤,相应减排二氧化碳 1 千克。如果全国 2 亿“酒民”平均每年少喝 0.5 千克,每年可节能约 8 万吨标准煤,减排二氧化碳 20 万吨。

6. 减少吸烟 吸烟有害健康,香烟生产还消耗能源。1 天少抽 1 支烟,每人每年可节能约 0.14 千克标准煤,相应减排二氧化碳 0.37 千克。如果全国 3.5 亿烟民都这么做,那么每年可节能约 4.9 万吨标准煤,减排二氧化碳 13 万吨。

7. 理智选择适合自己的住房 住房面积不必一味求大,因为住房面积的减少可以降低水、电、暖气等的用量,这在无形之中减少了二氧化碳的排放量。住房也不必过度装修:①减少装修钢材使用量。钢材是住宅装修最常用的材料之一,钢材生产也是耗能排碳的大户。减少 1 千克装修用钢材,可节能约 0.74 千克标准煤,相应减排二氧化碳 1.9 千克。如果全国每年 2000 万户左右的家庭装修能做到这一点,那么可节能约 1.4 万吨标准煤,减排二氧化碳 3.8 万吨。②减少装修木材使用量。适当减少装修木材使用量,不但保护森林,增加二氧化碳吸收量,而且减少了木材加工、运输过程中的能源消耗。少使用 0.1 立方米装修用的木材,可节能约 25 千克标准煤,相应减排二氧化碳 64.3 千克。如果全国每年 2000 万户左右的家庭装修能做到这一点,那么可节能约 50 万吨标准煤,减排二氧化碳 129 万吨。

8. 合理使用空调 ①空调是耗电量较大的电器,设定的温度越低,消耗能源越多。其实,通过改穿长袖为穿短袖、改穿西服为穿便装、改扎领带为扎松领,适当调高空调温度,并不影响舒适度,还可以节能减排。如果每台空调在国家提倡的 26℃基础上调高 1℃,每年可节电 22 度,相应减排二氧化碳 21 千克。如果对全国 1.5 亿台空调都采取这一措施,每年可节电约 33 亿度,减排二氧化碳 317 万吨。②选用节能空调。一台节能空调比普通空调每小时少耗电 0.24 度,按全年使用 100 小时的保守估计,可节电 24 度,相应减排二氧化碳 23 千克。如果全国每年 10% 的空调更新为节能空调,那么可节电约 3.6 亿度,减排二氧化碳 35 万吨。③出门提前几分钟关空调。空调房间的温度并不会因为空调关闭而马上升高。出门前 3 分钟关空调,按每台每年可节电约 5 度的保守估计,相应减排二氧化碳 4.8 千克。如果对全国 1.5 亿台空调都采取这一措施,那么每年可节电约 7.5 亿度,减排二氧化碳 72 万吨。

9. 合理使用电风扇　在我国家庭中,电风扇的使用数量仍然巨大。电风扇的耗电量与扇叶的转速成正比,同一台电风扇的最快档与最慢档的耗电量相差约 40%。在大部分的时间里,中、低档风速足以满足纳凉的需要。以一台 60 瓦的电风扇为例,如果使用中、低档转速,全年可节电约 2.4 度,相应减排二氧化碳 2.3 千克。如果对全国约 4.7 亿台电风扇都采取这一措施,那么每年可节电约 11.3 亿度,减排二氧化碳 108 万吨。

10. 采用节能的家庭照明方式　高品质节能灯代替白炽灯,不仅减少耗电,还能提高照明效果。以 11 瓦节能灯代替 60 瓦白炽灯、每天照明 4 小时计算,1 支节能灯 1 年可节电约 71.5 度,相应减排二氧化碳 68.6 千克。按照全国每年更换 1 亿支白炽灯的保守估计,可节电 71.5 亿度,减排二氧化碳 686 万吨。

11. 随手关灯　养成在家、在单位随手关灯的好习惯,每户每年可节电约 4.9 度,相应减排二氧化碳 4.7 千克。如果全国 3.9 亿户家庭都能做到,那么每年可节电约 19.6 亿度,减排二氧化碳 188 万吨。

12. 采用节能的公共照明方式　如果全国所有的商场、会议中心等公共场所白天全部采用自然光照明,可以节约用电量约 820 亿度。即使其中只有 10% 做到这一点,每年仍可节电 82 亿度,相应减排二氧化碳 787 万吨。公共照明最好采用半导体灯,在同样亮度下,半导体灯耗电量仅为白炽灯的十分之一,寿命却是白炽灯的 100 倍。如果我国每年有 10% 的传统光源被半导体灯代替,可节电约 90 亿度,相应减排二氧化碳 864 万吨。

13. 每月少开一天车,每车每年可节油约 44L,相应减排二氧化碳 98 千克。如果全国 1.8 亿辆私人轿车的车主都做到,每年可节油约 79.2 亿升,减排二氧化碳 1764 万吨。

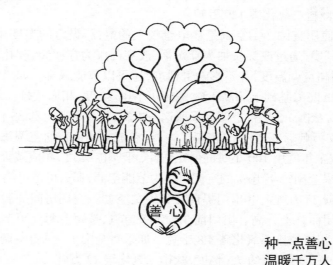

种一点善心
温暖千万人

14. 以节能方式出行 200 千米。骑自行车或步行代替驾车出行 100 千米,可以节油约 9L;坐公交车代替自驾车出行 100 千米,可省油六分之五。按以上方式节能出行 200km,每人可以减少汽油消耗 16.7L,相应减排二氧化碳 36.8kg。如果全国 9000 万辆私人轿车的车主都这么做,那么每年可以节油 15 亿升,减排二氧化碳 331.2 万吨。

15. 科学用车,注意保养。汽车车况不良会导致油耗大增,而发动机的空转也很耗油。通过及时更换空气滤清器、保持合适胎压、及时熄火等措施,每辆车每年可减少油耗约 180 升,相应减排二氧化碳 400kg。

（楚慧珠）

第二十二篇 讲 座

讲座是指由主讲人向学员传授某方面的知识、技巧,或改善某种能力、心态的一种公开半公开的学习形式。

讲座可以分为:①学术类:一般邀请的嘉宾多为某领域的知名专家,而讲座的主题也会围绕该领域内某一具体问题而进行。这类讲座对该领域内的人来说,是一场学术盛宴,可是对于领域外的人来说,可能连热闹都看不了。②论坛类:通常围绕某一个较为宽泛的主题进行一至三日的探讨,有的论坛还设有分会场,听众可以根据自己的兴趣选择不同的议题,在分会场中"串门"。听这类讲座仿佛像是吃自助餐一般,可自由选择,尽情享受论坛所提供的资源。③名人类:社会名人,如各国政要、诺贝尔奖获得者、知名企业的 CEO、影视明星和著名主播等是公众特别感兴趣的人群。由于名人类的讲座一般对听众的限制较少,讲座主题也相对大众,亲和力较高,容易被更多人接受。④文化类:有思想,够水平的知名学者,就能得到听众的支持。传播中外特色文化,讲解古今历史典故,往往是文化类讲座的主题。⑤热点类:针对社会上的热点问题,通常邀请相关专家对该热点问题进行解读和探讨,这种讲座也很受人欢迎。⑥科普类:面对居民、学生或职业人群,倡导科学理念,普及科学知识,改变人们的不良行为和生活方式。

一、骨质疏松症的防控

(一)什么是骨质疏松症

骨质疏松症是一种以骨量降低和骨微结构破坏为特征,导致骨脆性增加和易发生骨折的代谢性骨病,常见于中老年人。

骨质疏松症是一种全身性疾病,它的主要特征是骨矿物质含量低下、骨结构破坏、骨强度降低、易发生骨折。

(二)骨质疏松的分型

1. 原发性　Ⅰ型——绝经后骨质疏松症;Ⅱ型——老年性骨质疏松症。

我们将重点介绍原发性骨质疏松症。

2. 继发性 继发于一些内分泌代谢性疾病,如甲亢、甲旁亢、1 型糖尿病等;也可继发于全身性疾病,如器官移植后、肠吸收不良综合征、慢性肾衰竭、白血病、系统性红斑狼疮、营养不良症等。

(三)骨质疏松的病因

原发性骨质疏松症的病因和发病机制医学上仍未完全明了,凡可使骨的净吸收增加促进骨微结构紊乱的因素都会促进骨质疏松的发生。

正常的骨代谢是一个不断吸收旧骨,生长新骨填补的一个稳定过程,如果存在促进旧骨吸收的因素,新骨填补不足的情况,那么旧骨吸收后就留下了空洞,骨的结构发生改变,骨头必然脆性增加,容易发生骨折。

影响骨净吸收增加的因素有:

1. 骨吸收影响因素 包括妊娠、哺乳、雌激素下降、活性维生素 D 缺乏、甲状旁腺素和细胞因子的协同作用等。

2. 骨形成影响因素 包括遗传因素、钙摄入量不足、不良的生活方式和生活环境等。

(四)骨质疏松的特点

1. 无声无息的发生。

2. 患者往往等到骨折才知道。

3. 女性比男性多,比例约为 7∶3。

4. 随着年龄增加,骨质疏松症的患病率亦相继上升。有研究表明,患病率在 50~59 岁约 10%,60~69 岁约 46%,70~79 岁约 54%。

(五)骨质疏松的症状

1. 骨痛和肌无力 重者腰背痛或全身骨痛,骨痛无固定部位,劳累后加重,负重能力下降。

2. 身高降低 常见于椎体压缩性骨折,严重者伴驼背,腰椎压缩性骨质常导致胸廓畸形,出现胸闷、气短、呼吸困难。

3. 骨折 骨质疏松性骨折是脆性骨折,通常在日常负重、活动、弯腰和跌倒后发生。骨折是骨质疏松症的直接后果,轻者影响机体功能,重则致残甚至致死。常见的骨折部位是腰背部、髋部和手臂。

(六)骨质疏松症的高危人群

1. 不可控制因素 老龄、女性绝经、母系家族史(尤其髋部骨折家族史)。

2. 可控制因素　低体重、性激素低下、吸烟、过度饮酒或咖啡、体力活动少、饮食中钙和 / 或维生素 D 缺乏（光照少或摄入少）、有影响骨代谢的疾病、应用影响骨代谢的药物。

（七）骨质疏松症高危人群的自我检测

以下问题可以帮助进行骨质疏松症高危情况的自我检测，任何一项回答为 "是" 者，则为高危人群，应当到骨质疏松专科门诊就诊。

1. 您是否曾经因为轻微的碰撞或者跌倒就会伤到自己的骨骼？
2. 您连续 3 个月以上服用激素类药品吗？
3. 您的身高是否比年轻时降低了 3cm？
4. 您经常过度饮酒吗？（每天饮酒 2 次，或一周中只有 1~2 天不饮酒）
5. 您每天吸烟超过 20 支吗？
6. 您经常腹泻吗？（由于腹腔疾病或者肠炎而引起）
7. 父母有没有轻微碰撞或跌倒就会发生髋部骨折的情况？
8. 女士回答：您是否在 45 岁之前就绝经了？
9. 您是否曾经有过连续 12 个月以上没有月经（除了怀孕期间）？
10. 男士回答：您是否患有阳痿或者缺乏性欲这些症状？

提示：高龄、低体重女性尤其需要注意骨质疏松，医生常用 "瘦小老太太" 来形容这类高危人群。此外，缺乏运动、缺乏光照对年轻人来讲同样是骨质疏松的危险因素。

（八）亚洲人骨质疏松自我筛查工具

亚洲人骨质疏松自我筛查工具（Osteoporosis Self-assessment Tool for Asians，OSTA），是在收集多项骨质疏松危险因素并进行骨密度测定的基础上，从中筛选出与骨密度有显著相关的风险因素，再经多变量回归模型分析，得出能最好体现敏感度和特异度的 2 项简易筛查指标，即年龄和体重。

OSTA 指数 =（体重 kg- 年龄）× 0.2

风险级别	OSTA 指数
低	>-1
中	-4~-1
高	<-4

我们也可以通过下图根据年龄和体重进行快速评估。

年龄、体重与风险级别

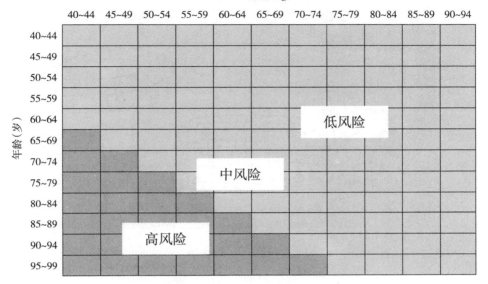

（九）应当进行骨密度测定的人群

1. 年龄超过 65 岁的妇女。
2. 年龄小于 65 岁,但有骨质疏松症的相关风险因素。
3. 年龄超过 70 的男性。
4. 有过脆性骨折的成人。
5. 服用过导致骨质丢失的药物。

（十）骨质疏松症的临床治疗原则

1. 一般治疗　运动、钙剂、维生素 D、其他（户外活动、戒除烟酒、少饮咖啡、停用致骨质疏松的药物、饮食调理）。
2. 对症治疗　止痛、矫正畸形、骨折（牵引、固定、复位、手术等）。
3. 特殊治疗　雌激素、雄激素、降钙素、二膦酸盐等。

（十一）骨质疏松症防治的 11 点提示

1. 骨质疏松症是可防可治的慢性病。
2. 人的各个年龄阶段都应当注重骨质疏松的预防,婴幼儿和年轻人的生活方式都与成年后骨质疏松的发生有密切联系。
3. 富含钙、低盐和适量蛋白质的均衡饮食对预防骨质疏松有益。

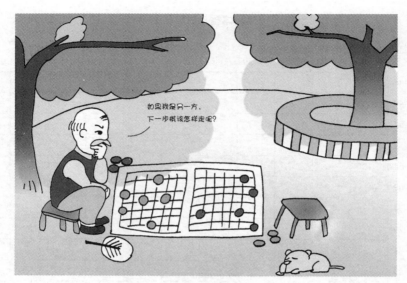

考虑对方

4. 无论男性或女性,吸烟都会增加骨折的风险。

5. 不过量饮酒。

6. 步行或跑步等能够起到提高骨强度的作用。

7. 平均每天至少20分钟日照。充足的光照会对维生素 D 的生成及钙质吸收起到非常关键的作用。

8. 负重运动可以让身体获得及保持最大的骨强度。

9. 预防跌倒。老年人90%以上的骨折由跌倒引起。

10. 高危人群应当尽早到正规医院进行骨质疏松检测,早诊断。

11. 相对不治疗而言,骨质疏松症任何阶段开始治疗都不晚,但早诊断和早治疗会大大受益。

提示:防晒霜、遮阳伞也会使女性骨质疏松几率加大。平时户外光照不足的情况下,出门又要涂上厚厚的防晒霜或者用遮阳伞,会影响体内维生素 D 的合成。

(十二)如何预防骨质疏松症

1. 增加钙质的摄取:多喝牛奶,多摄食其他含钙量高的食物,视需要而补充钙片。含钙量丰富的常见食物有:

主食类:燕麦、小麦、黑面包、麦片、米、糯米。

海产类:鲍鱼、小鱼干、马头鱼、虾、牡蛎、蟹、干贝等。

肉类:猪肉等。

豆类:蚕豆、莲子、黄豆、豆腐乳、豆干、杏仁、豆豉、豆花、豆皮、黑豆、豆腐等。

蔬菜类:油菜、空心菜、白菜、海藻、发菜、紫菜、雪里蕻、海带、芥蓝、木耳、金针菇、枸杞、苋菜、番薯叶、萝卜、芹菜、蒜苗、韭菜等。

水果类:柿子、橄榄、红枣、黑枣、栗子、木瓜、葡萄、核桃等。

奶蛋类:蛋黄、奶粉、乳酪、冰淇淋、牛奶及奶制品等。

其他:酵母粉、红糖、冬瓜糖、菱角、腰果、蜂蜜、瓜子、白芝麻、黑芝麻等。

2. 补充充足的维生素类,如维生素 A、维生素 C、维生素 D、维生素 K。

3. 供给足够的蛋白质和食用健脾运脾、补肾的食物。

4. 坚持规律的日照,每天半小时左右,接受温和的阳光直射(避免暴晒)。

5. 坚持适当的有氧运动。骨质疏松和骨折患者应当在医生的指导下进行锻炼。

6. 注意饮食禁忌。忌多吃糖,忌摄入脂肪过多,忌饮食过咸,忌嗜喝咖啡和饮酒,忌烟。

(十三)药物预防骨质疏松症

钙 + 维生素 D——骨质疏松症的防治基石。

科研人员用钙 + 维生素 D 与单纯用维生素 D 分别对不同骨折的预防作了一项研究对比,发现比起单纯使用维生素 D,使用钙 + 维生素 D 对所有骨折的发生率均大大下降,所以说,单纯补充维生素 D 未能显著降低骨折风险,补充钙 + 维生素 D 才能降低骨折风险,钙 + 维生素 D 同补才是防治骨折的硬道理。但有数据显示,国人平均钙摄入量只有 388.8mg,低于每日推荐量 800~1000mg,国人平均钙摄入量严重不足。

(十四)有关骨质疏松症的误区

1. 喝骨头汤能防止骨质疏松。实验证明同样一碗牛奶中的钙含量,远远高于一碗骨头汤。对老人而言,骨头汤里溶解了大量骨内的脂肪,经常食用还可能引起其他健康问题。

2. 治疗骨质疏松症等于补钙。骨质疏松症是骨代谢的异常(人体内破骨细胞影响大于成骨细胞,以及骨吸收的速度超过骨形成速度)造成的,其治疗不是单纯补钙,而是综合治疗,包括提高骨量、增强骨强度和预防骨折。患者应当到正规医院进行诊断和治疗。

3. 骨质疏松症是老年人特有的现象,与年轻人无关。骨质疏松症并非是老年人的"专利",如果年轻时期忽视运动,常常挑食或节食,饮食结构不均衡,导致饮食中钙的摄入少,体瘦,又不拒绝不良嗜好,这样达不到理想的骨骼峰值量和质量,就会使骨质疏松症有机会侵犯年轻人,尤其是年轻的女性。因此,骨质疏松症的预防要及早开始,使年轻时期获得理想的骨峰值。

4. 老年人治疗骨质疏松症为时已晚。很多老年人认为骨质疏松症无法逆转,到老年期治疗已没有效果,为此放弃治疗,这是十分可惜的。从治疗的角度而言,治疗越早,效果越好。所以,老年人一旦确诊为骨质疏松症,应当接受正规治疗,减轻痛苦,提高生活质量。

5. 靠自我感觉发现骨质疏松症。多数骨质疏松症患者在初期都不出现异常感觉或感觉不明显。发现骨质疏松症不能靠自我感觉,不要等到发觉自己腰背痛或骨折时再去诊治。高危人群无论有无症状,应当定期去具备双能X线吸收仪的医院进行骨密度检查,了解自身的骨密度变化。

6. 骨质疏松症是小病,治疗无须小题大做。骨质疏松症平时也许是腰酸腿痛,而一旦发生脆性骨折,尤其是老年患者的髋部骨折,会导致长期卧床,病死率甚高。

7. 骨质疏松容易发生骨折,宜静不宜动。保持正常的骨密度和骨强度需要不断地运动刺激,缺乏运动就会造成骨量丢失。体育锻炼对于防止骨质疏松具有积极作用。另外,如果不注意锻炼身体,出现骨质疏松,肌力也会减退,对骨骼的刺激进一步减少。这样,不仅会加快骨质疏松的发展,还会影响关节的灵活性,容易跌倒,造成骨折。

8. 骨折手术后,骨骼就正常了。发生骨折,往往意味着骨质疏松症已经十分严重。骨折手术只是针对局部病变的治疗方式,而全身骨骼发生骨折的风险并未得到改变。因此,我们不但要积极治疗骨折,还需要客观评价自己的骨骼健康程度,以便及时诊断和治疗骨质疏松症,防止再次发生骨折。

二、你被痛风困扰了吗

你被痛风困扰了吗? 这可是当下时髦的话题。在古代,人们不但不认为痛风是困扰,还很希望得这个病。为什么呢? 因为当时痛风的发病率很低。只有皇帝、宰相、达官贵人才有机会患这个病。所以当时社会普遍认为:得到痛风,证明你有帝王之相,你是大将之才。现代社会人们的生活条件越来越好,越来越多的人患有痛风,而这个"富贵病""帝王病"疼起来真是要人命。痛风对健康造成很大影响,给生活带来很大困扰。现在,我们一起来认识痛风,解开这个困扰。

(一) 什么是痛风

痛风是我们身体里一种叫做嘌呤的物质代谢出现了问题引起的。正常的情况下,嘌呤会代谢产生尿酸,当尿酸的量适当或者较少时,尿酸会很顺利排出体外。可一旦嘌呤摄入得太多,产生的尿酸超过了我们的代偿能力,就会出现高尿酸血症。血尿酸的浓度不断加大,达到饱和,会出现尿酸结晶,这些结晶容易沉积在关节和肾。如果沉在关节会引起痛风性关节炎,如果沉积在肾脏会引起痛风肾。所以痛风是主要累及关节和肾脏的代谢疾病。

痛风性关节炎主要累及手、足等小关节,超过一半的痛风患者首次发病是在第一足趾关节,其引起的关节炎症可反复发作。沉积的痛风结石还会不断侵蚀骨质,破坏关节结构,引起关节畸形。除了累及关节之外,尿酸结晶还可以沉积在皮下,被称为痛风结节。这给我们的生活带来不便。

痛风肾的危害就更大了,它会危及患者的生命。痛风肾引起肾功能障碍出现血尿、肾结石、肾积水,甚至出现肾衰竭。肾衰竭患者没有办法把体内的毒素排出去,就会出现尿毒症,尿毒症的患者必须通过透析来维持生命。尿毒症是痛风患者的主要死亡原因。

(二)痛风的病程与分期

其实,并不是每个痛风的患者病情都很严重,痛风是一个逐渐进展的疾病。根据病情的发展,临床将其分为四个期:

第一期——无症状的高尿酸血症期。此期患者血清中的尿酸浓度会增高,但并未出现关节炎症状、痛风石或尿酸结石等临床症状。

第二期——急性发作期。此期的患者会在受累关节部位出现剧痛症状,在病发的早期较常侵犯单一关节(占 90%),其中约有半数发生于脚掌骨关节。患者疼痛难当,无法穿上鞋子,常会穿着拖鞋来就诊。发展到后来,也很可能会侵犯多处关节及其他部位。

第三期——发作间期。指患者症状消失的期间,即临床上患者未出现任何症状;发作间期长短不等,可能会持续一、二天至几周,约7%的患者很幸运,他们的痛风会自然消退,不再发作,但大多数患者会在一年内复发。

第四期——慢性期。罹患痛风石与慢性痛风关节炎的患者较为慢性,在体内会有尿酸结晶沉积在软骨、滑液膜、及软组织中,形成痛风石,而且血中的尿酸浓度越高,患病的期间越久,则可能会沉积越多的痛风石,有时会影响血管与肾,造成严重肾功能衰竭,使肾病越严重,并造成不易排泄尿酸的恶性循环,令痛风石的沉积也就越多。

早期痛风患者只是血尿酸升高,而没有任何临床症状。如果这时能把血尿酸控制好,可以做到终身不发病。

(三)影响尿酸代谢的因素

哪些因素影响尿酸的代谢? 除了我们自身的体质因素外,外界的因素主要有食物、药物、酒和水。

我们每天进食的大部分食物或多或少含有嘌呤。所以食物的选择非常重要。我们根据食物嘌呤含量的高低,将其分为低嘌呤、中嘌呤和高嘌呤食物。低嘌呤食物有:牛奶、鸡蛋、小麦、玉米等,建议痛风患者优先选择。中嘌呤的食物有:螃蟹、菠菜、蘑菇、贝类等,痛风患者可以吃,但不可多吃,要限制食用。而高嘌呤的食物产生的尿酸多,建议痛风患者不要进食。

高嘌呤的食物有哪些? 分为五类:①海鲜类。大部分海鲜嘌呤含量很高,特别是沙丁鱼含量超高。②动物内脏,包括心、肝、肾等。③颜色深的肉,也就是经常提到的"红肉",如牛肉、羊肉。肉类熬成的"老火汤"是必须避免的,因为嘌呤很容易溶于水。肉类在汤中熬煮时,嘌呤溶入到水中。所以"老火汤"的嘌呤含量特别高,对于痛风患者可以说是美味的毒药。④坚果类,包括花生、腰果等硬壳果。⑤植物幼嫩部分。大部分植物嘌呤含量并不高,但植物的幼嫩部分嘌呤含量很高,所以豆类、豆芽、笋、菜花等痛风的患者都必须禁止食用。

药物对于尿酸的影响主要是影响尿酸的代谢。临床上常用的青霉素、氧氟沙星、阿司匹林、氢氯噻嗪、速尿、心痛定、硝苯地平、美托洛尔等,都会引起血尿酸升高。所以痛风患者就医时,要将自己血尿酸升高的情况告诉医生,让医生用药时能多一份考虑。

说到酒对尿酸的影响就不能不提一个人,那就是元世祖忽必烈。忽必烈很会带兵打仗,开阔了元朝广阔的疆土。但他晚年很凄凉,因为他很爱喝酒,痛风很严重,别说带兵打战,连路都走不了。因为酒在肝代谢的过程中会大量吸收水分,引起尿酸浓度突然增高,迅速达到饱和,导致痛风的急性发作。啤酒本身嘌呤含量高,更是痛风患者的绝对禁忌。

水是生命之源,水对于痛风患者特别重要。一方面多喝水可以多排尿,尿酸主要经过肾脏从尿液中排除,多喝水能有效降低尿酸浓度。另一方面多喝水还可以稀释血液,降低尿酸浓度,避免尿酸结晶形成。

综上所述,降低尿酸的有效方法可以总结为:低嘌呤饮食、合理用药、戒酒、多喝水。

(四)痛风的诱发因素

我们的身体每天都会生成尿酸,同时每天也会排泄尿酸。生成和排泄的量基本是相等的。如果一旦尿酸生成太多,或者尿酸没有及时排泄出去,甚至两种情况都出现时,血尿酸就会升高。

但并不是尿酸高就等于有了痛风,只是尿酸高更容易发生痛风。有的人一生血尿酸都高,可并没有发生痛风。痛风的发生涉及诱发因素,如不合理饮食、过度疲劳、心理压力大、受凉感冒等。

90% 的患者在发病前有经常大量饮酒和嗜好吃肉、动物内脏、海鲜等富含嘌呤成分食物的习惯，可见痛风的发作和饮食有着密切的关系。过度疲劳诱发痛风发作是由于患者常常生活作息不规律，打乱了正常的生物钟，加重体质的酸性化，使体内的尿酸代谢失衡而导致的。长期的心理压力会影响内分泌系统，从而影响人体对于尿酸的代谢，导致痛风的急性发作。如果关节部位长时间的处于阴冷潮湿的环境中，关节一直受凉，就会导致局部血管出现痉挛收缩，加重尿酸的沉积，从而引发此病。

这些诱发因素主要是一些不良的生活习惯，所以良好的生活方式特别重要。

（五）痛风的预防与治疗

综上所述，合理饮食（特别要选择进食低嘌呤食物、限制进食中嘌呤食物、禁止进食高嘌呤食物）、保障饮水充分、科学使用药物、远离酒精、避免心理压力过大、规律睡眠等，是预防痛风的有效手段。

如果不幸得了痛风，我们该怎么办？必须到正规医院做积极的治疗，避免病情进一步发展。如果治疗比较早，关节没有出现骨质破坏，肾脏没有肾功能不可逆受损，可以说预后是不错的。经过严格的控制，包括药物、自身饮食调理，能够和正常人一样。只要控制得比较好，可以做到基本不犯病。

在痛风急性发作期，对于患处关节可以冷敷以消炎镇痛。慢性期则经常热敷（加热）患处，可以加速血液循环、减少复发。

（六）痛风患者的自我保健

1. 控制体重　合理的体重是健康的基础，肥胖患者容易出现营养代谢紊乱。痛风本身是代谢疾病，所以容易发生在肥胖患者身上。

2. 合理饮食　建议患者选择低嘌呤食物、限制进食中嘌呤食物、禁止进食高嘌呤食物。减少嘌呤的摄入能有效降低尿酸生成。

3. 生活调理　良好的身心状态能有效预防痛风的发生。长期的心理压力、过度疲劳、作息不规律容易引起内分泌紊乱诱发痛风发作。

4. 规范用药　痛风目前没有特效药，不要听信任何偏方。要在正规医疗机构做积极治疗，以免延误病情。

5. 定期监测　建议痛风患者每两、三个月监测血尿酸浓度。

（七）对痛风常见的认识误区

1. 痛风患者应该远离所有的酒　如果每天喝不超过 10 克葡萄酒，反而有可能减少痛风发作的风险。

2. 痛风患者应该拒绝所有海鲜 对海鲜应区别对待,像沙丁鱼、带鱼等嘌呤含量高,应禁吃。但海参、海蜇等嘌呤含量低,甚至比大米还低,是可以食用的。

3. 运动能减低痛风的发作 痛风患者不宜做剧烈运动,要循序渐进的增加运动量,因为运动过度也容易引起痛风。要根据自身状况选择合适的体育锻炼项目,确定运动强度、时间。建议采纳游泳,因为痛风患者往往有关节破坏,游泳不需要关节受力,是全身肌肉的协调运动,有助于改善体质。

4. 血尿酸一旦正常便可以停药 血尿酸正常了,组织关节周围的尿酸还是高的,甚至有些地方有结石。要把这些结石崩解,使这些尿酸排出来,需要相当长一段时间,所以痛风患者必须长期维持服药。

希望大家通过学习,努力促进自己的健康,避免痛风造成的困扰,让自己过着皇帝的生活,但远离皇帝的疾病。

三、心理压力的自我调适

对现代人而言,压力几乎无处不在,一个人从生下来就要面对各种各样的压力。

小时候来自父母的压力有:希望你能吃能喝、名列前茅、多才多艺、品学兼优;大一点时来自父母的压力有:希望你有份好工作、找个好配偶、不愁吃不愁穿;成人步入社会后面对的压力有:工作、经济、环境、疾病、家庭、晋升……

适当的压力有助于激发我们的斗志,提升我们的能力,促进我们的健康,推动事业的发展。例如,没有大气压我们无法呼吸,没有颅压我们无法思考,没有血压我们无法生存,没有工作压力我们无法进步。

但压力过大,会产生一系列问题。例如,2010 年 5 月 14 日晚 7 时许,澄城县安里乡村民老杨一直没有看到在该县城关三小六年级上学的儿子杨某回家,夫妻俩发动亲戚四处寻找,但直到 5 月 19 日傍晚,杨家人才在澄城县生活污水排放的污水湖畔发现了杨某的白色球鞋,球鞋旁还有一份写在作文纸上的遗书。遗书上写道:"王老师今天把我打了,我知道我的英语不会读,但是我自己已经努力了很多,但是每次考试我都不及格。我也不知道怎么回事。王老师对不起,您打我,我也不会埋怨您。我知道您为我好,您才打我。我要走了,王老师对不起。我向您表示真诚的感谢吧!祝您:身体健康,长命百岁!您的学生:杨某 2010 年 5 月 14 日。"

又如,湘潭法院公务员刘某,中专毕业后,曾在学校教书,后通过自学从事律师行业,再后参加公务员考试考入湘潭市某法院。2011 年 1 月 18 日上午 9

时许,当同事打开刘某租住屋的房门时,却发现刘某已自杀身亡。年仅38岁的刘某留下了一封遗书,最后几行写道:"工作压力大,很累,不如死了算了,再见!"

(一)心理压力的概念

心理是指健康人的脑对客观世界的主观反映。心理过程分三个方面:①认知过程。如我们的感觉、知觉、记忆、思维、注意等;②情绪过程。如喜、怒、忧、愁的体会;③意志过程。如自觉确定目标,努力克服困难去达到目的的心理过程。

心理压力,又称精神压力,简称压力,现代生活中每个人都有所体验。心理压力是个体在生活适应过程中的一种身心紧张状态,源于环境要求与自身应对能力的不平衡。这种紧张状态倾向于通过非特异的心理和生理反应表现出来。

完全没有心理压力的情况是不存在的。没有压力本身就是一种压力,也称为空虚。人的空虚产生于发展的社会。社会生活的内容越丰富,人为的环境越浓,人类离自然环境越远,人发生空虚的现象就越多。一辈子生活在一个地方,在一个环境下,最好生活在自己的故乡,人也就越安静,就越有踏实感,空虚感就越少。为了消除这种空虚感,很多人选择了极端的举措来寻找压力或刺激,一部分人找到了,是在工作、生活、友谊或者爱情之中;另一些人在寻找的过程中甚至付出了生命的代价。比如有一部分吸毒者,在最开始就是被空虚推上绝路的。

(二)心理压力产生的原因

心理压力的产生原因很复杂,每个人的压力各有不同,但总体说来,可以将引起压力的原因归为四类:

1. 生活事件的影响 心理压力是人类生活中一种必然的存在,各种各样的生活事件都能引起不同程度的心理压力。从大的方面说,战争、地震、水灾、火灾等灾害,都会给人们带来沉重的心理压力和负担。从小的方面讲,面临一次考试或晋升,自己生病或亲友生病,也会给我们正常的生活带来意外的冲击和干扰,也都会成为我们心理压力的来源。

心理学家格拉斯通提出了会给人带来明显的压力感受的9种类型的生活变化:就任新职、就读新的学校、搬迁新居等;恋爱或失恋,结婚或离婚等;生病或身体不适等;怀孕生子,初为人父、母;更换工作或失业;进入青春期;进入更年期;亲友死亡;步入老年。

心理学家霍曼和瑞希编制的生活改变与压力感量表(T.Holmes&R.Rahe,

1967），列出了43种大部分人都可能经历的生活事件。其中24个项目直接与家庭内人际关系的变化有关。由下表我们可以看出，压力感分值越大，则压力越大，其中丧偶和离婚带来的压力最大。

生活事件与压力感

序号	生活事件	压力感	序号	生活事件	压力感
1	丧偶	100	23	儿女长大离家	29
2	离婚	73	24	触犯刑法	29
3	夫妻分居	65	25	取得杰出成就	28
4	坐牢	63	26	妻子开始或停止工作	26
5	直系亲属死亡	63	27	开始或结束学校教育	26
6	受伤或生病	53	28	生活条件的改变	25
7	结婚	50	29	改变个人的习惯	24
8	失业	47	30	与上司闹矛盾	23
9	复婚	45	31	工作时间或条件改变	20
10	退休	45	32	迁居	20
11	家庭成员生病	44	33	转学	20
12	怀孕	40	34	娱乐方式的改变	19
13	性生活不协调	39	35	宗教活动的改变	19
14	新家庭成员诞生	39	36	社会活动的改变	18
15	调整工作	39	37	少量抵押和贷款	17
16	经济地位变化	38	38	改变睡眠习惯	16
17	其他亲友去世	37	39	家庭成员居住条件改变	15
18	改变工作行业	36	40	饮食习惯改变	15
19	一般家庭纠纷	35	41	休假	13
20	借贷大笔款项	31	42	过重大节日	12
21	取消抵押或贷款	30	43	轻度违法	11
22	工作责任改变	29			

2. 挫折 人生中，谁没有过成功的喜悦？又有谁没有过失败的痛苦？失败和挫折总是难免的，想得到的得不到，不想失去的却偏又失去，"此事古难全"。

当遭到失败时，内心会产生一种消极的情感体验，我们称之为挫折感。外在的挫折经历和内心的挫折情感体验,是导致心理压力的另一个非常重要的原因。

有的人是因为无法拥有自己认为重要的东西;有的人是因为失去了自己认为很重要的东西;还有的人是因为自己的需要受到外在因素的阻碍而无法实现。种种挫折都让人感受到心理压力。

挫折的形成有客观原因,也有主观原因。客观上,重要的负性生活事件(如考试失败、失业等)打击能导致挫折感的形成。主观上,需求动机的冲突、个体心理素质以及个性心理品质等都是挫折产生的影响因素。但最重要的影响挫折产生的主观因素是个体内在的欲求水平。

心理学研究表明,一个人对成功与失败的体验,包括对挫折的体验,不仅依赖于某种客观的标准,更多地依赖于个体内在的欲求水准。比如,考试得了80分,对于60分万岁的人来说,已经是很大的成功了;但对于平时成绩都在90分以上的人来说,则属于失败,会产生挫折的体验。

3. 心理冲突 心理冲突是一种普遍现象,几乎谁也不可避免。例如,星期天的上午,张医生想留在安静的家里撰写论文,因为上班的时候相当吵,此时妻子又想让他去看电影,因为那也是他渴望已久的一部好影片,二者不可兼得。这种心理冲突,有人称此为双趋冲突。又如,王护士想对他们的主任提出批评性忠告,但又怕得罪了主任或遭报复,弄巧成拙。究竟是提还是不提呢?她反复思虑,难以决定。这种心理冲突,有人称此为趋避冲突。

心理冲突是指两种或者两种以上的不同方向的动机、欲望、态度、情绪、目标和反应同时出现,在人们内心争斗,既无法抛弃任何一方,也无法把两者妥协统一起来的紧张状态。由此会产生心理压力。每个人都会有心理冲突的,但时间、频率、对人的影响是不同的。心理健康的人,心理冲突不尖锐,不持久。

4. 不合理的认识 一些不合理的认识,如:工作繁重,价值不能体现;工作多年,应该有较高的地位和待遇,但现状很不如意;自愧不如人(包括能力、容貌、地位等);感觉别人和自己过不去,找自己的茬;自己必须在各个方面表现得十全十美;做了错事,就应该受到严厉的批评……都会导致心理压力的产生。

(三)心理压力对身体的影响

心理压力可引起身体多种不适和疾病,如头痛、高血压、抑郁症、恐惧症、脱发、心绞痛、应激性胃肠综合征、癌症等。心理压力还可引起很多心理问题的出现,如:焦虑、紧张、迷惑或急躁,疲劳感、生气、憎恨,情绪过敏和反应过敏,感情压抑,交流的效果降低,退缩和忧郁,孤独感和疏远感,厌烦和工作不满情绪,精神疲劳和低智能工作,注意力分散,自信心不足等。心理压力还会引起一个人性格改变和行为异常,如冷漠、压抑、偏执、焦虑症、精神病、强迫症、与家庭和朋友的关系恶化、自杀和试图自杀、酗酒和吸毒几率增加、破坏公共财产、偷窃、不顾后果的驾车和赌博等。

(四)错误的降压方式

一些人面对压力,采用暴饮暴食、酗酒、吸烟、长时间上网、赌博、疯狂购物等方式降压,这都不可取。

(五)减轻心理压力的方法

1. 去除外因　采取的方法有:奋发图强,争取达到预期目标;改进工作方法,提高工作效率;调动工作或改变工作岗位;降低自定的目标,减轻心理压力;分清事情的轻重缓急、把握时间的控制,做好重要的事。

2. 增加社会支持度　采取的方法有:重视人际关系,寻求有关部门领导的支持;处理好家庭关系,待人以爱心、宽容、仁慈,建立和谐家庭;在好友面前适当倾诉苦恼的事;调整自我形象,增强自信心;积极参加团体的有关活动,放松心情,广交朋友。

3. 调适内因　采取的方法有:重视身体锻炼,增强身体素质,提高抵抗心理压力的能力;注意合理膳食,保证规律、充足的睡眠;注重看书学习,不断提高解决问题的能力;乐观处事,化压力为动力,要常想"既来之,则安之"、"没什么大不了的事";敢于实践,不怕失败,在挫折中提高水平和意志力;降低欲求,知足者常乐,从而减少压力。

4. 学会减压

(1)宣泄:如哭一哭、喊一喊、唱一唱、跳一跳、写一写、画一画。

在日本松下电器公司的各个企业里,别出心裁地设立了"精神健康室",工人称之为"出气室"。一个满腹牢骚的工人,只要到此处一游,出来时就会变得心平气和,甚至笑容满面。

原来,人们一走进室内,迎面的是一排各式各样的哈哈镜。一看到哈哈镜中自己的那副"尊容",自然就会被逗得哈哈大笑,满腹的怨气不知不觉地在笑声中消失。如若余怒未消,那么走过哈哈镜后,就会看见几个象征着经理、老板的橡皮塑像,塑像的旁边放着打人的棍子。余怨未消的工人可以拿起棍子,尽情地把"老板、经理"揍个痛快。

之后,就到了该室的最后一部分——恳谈室。在恳谈室,接待来访者的是一位笑容可掬的高级职员,关心地问他有什么困难? 因什么事不满? 有什么意见? 于是,在心平气和的交谈中,上下级间的思想得到了沟通。如果来访者能够提出有益于企业发展的合理化建议,他还能得到表扬和奖励。为消除工人的不满,增强企业的凝聚力,松下电器公司此举,可谓匠心独具。

(2)转移:如读书报、看影视、做运动、玩棋牌、养宠物、搞集邮、去旅游。

(3)放松:如深呼吸、伸懒腰、听音乐、看山水、去按摩。

深呼吸放松法:深呼吸时应全身放松,肺部一张一合,呼吸频率逐渐减慢,呼吸逐渐加深。也可采取深深地吸进一口气,保持一会。(大约十秒)慢慢把气呼出来。停一会儿再做一次。

肌肉放松训练法:有多种选择,①伸出你的前臂,紧握拳头,用力攥紧,注意你手上的紧张感觉。(大约 10 秒)放松,停一会儿再做一次。②弯曲你的双臂,用力弯曲,紧张双臂的肌肉,保持一会儿,感受肌肉的紧张。(大约 10 秒)放松,停一会儿再做一次。③紧张你的双脚,用脚趾抓紧地面,用力抓紧,保持一会儿。(大约 10 秒)放松,停一会儿再做一次。④将脚尖用力向上翘,脚跟向下向后紧压地面,紧绷小腿的肌肉,保持一会儿。(大约 10 秒)放松,停一会儿再做一次。⑤用脚跟向前向下紧压地面,紧张大腿肌肉,保持一会儿。(大约 10 秒)放松,停一会儿再做一次。⑥紧张额头肌肉,皱紧眉头,保持一会儿。(大约 10 秒)放松,停一会儿再做一次。转动眼球,按照一定的顺序,如上、左、下、右,然后加快速度,反向转一转。放松,停一会儿。咬紧牙齿,用力咬紧,保持一会儿,放松。向内收紧下巴,用力,保持一会儿,放松。用舌头顶住上腭,用力上顶,保持一会儿,放松,彻底放松。⑦向上提起双肩,用力紧合双肩,保持一会儿。(大约 10 秒)放松,停一会儿再做一次。

想象放松法:即通过想象轻松、愉快的情景,如大海、山水、瀑布、蓝天、白云等,达到身心放松、情绪舒缓的目的。

(4)暗示:"当我没有鞋子穿的时候,我觉得自己是世界上最不幸的人,所以我哭泣。但是,当我遇到他——一个没有脚的人的时候,我才发现,原来我不是最不幸的,因为至少我还有脚。"这句话提示我们面对压力,要想到"还可以""我能行""这还不是最糟糕的",自己还有潜能可挖。

(5)自嘲:用玩笑调侃或自我解嘲的方法化解矛盾冲突,摆脱窘迫尴尬的处境。1858 年,当林肯还是国会议员时,就与著名政敌道格拉斯就美国应否废除奴隶制展开了一场旷日持久的大辩论。在其中一场辩论中,道格拉斯渐渐沉不住气,开始对林肯进行恶毒的人身攻击,大骂他是不折不扣的两面派。面对鸦雀无声的观众,林肯平静地走到演讲台前,沉默了一会儿,大声说:"现在就请大家评评理,要是我真有另一张脸,你们以为我还会戴上如今这张吗?"随之引来哄堂大笑。林肯相貌之丑陋是人所共知的,他巧妙地利用了这一点,不单化解了政敌的攻击,还缓和了现场的紧张气氛。换了别的从政者,一定会迎头痛击对手。但林肯就是如此谦卑,选择了这样一种挖苦自己的方法,令人倍觉亲近。

（6）自我安慰：虽然尽力而为，但无法达到目标，此时要自我安慰，"我已尽力了，顺其自然吧"，"虎落平阳被犬欺"。

（7）脱敏：由弱到强循环渐进地接触自己不快的刺激，并逐步适应。

（8）升华："化悲痛为力量"，变压力为动力，将情绪激发的能量引导到正确的方向，使之具有建设性、创造性，对人对己对社会都有利。如歌德失恋后几乎要自杀，后升华写出《少年维特之烦恼》。

（9）随时间而逝：要相信再痛苦的事再大的压力，随着时间的流逝，总会慢慢地过去。你越这样想，痛苦过去的越快，压力也就感觉不大了。

5. 及时寻求心理医生的帮助 如果心理压力过大，产生扭曲心理，特别是这些问题与本人的个性有关，那就应当及时进行心理咨询，寻求心理医生的帮助。

（六）如何应对心理压力小结

1. 乐观看待人生，能工作能学习就是最快乐的事。

2. 集中精力，提高效率，缩短流程。

3. 学会分解任务，挖掘社会潜力，加强与他人的合作。

4. 认可有比自己能力更强、薪水更高的人。

5. 适时给自己心情放个假，"再忙也不在星期天工作"。

6. 以平常心对待先进、优秀等荣誉，工作做到问心无愧即可。"我已做了该做的事，对得起良心，至于评价由你们来做好了！"

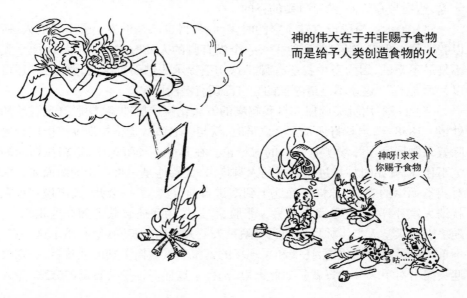

神的伟大在于并非赐予食物
而是给予人类创造食物的火

神呀！求求你赐予食物

7. 把工作压力扔在家门外。回到家后与家人和睦相处,其乐融融。

8. 交一个知心的同事、朋友,通过倾诉,发泄一下心中的不满。

面对压力,坦然认之。学会接纳,更要学会寻找方法。当压力变为动力时,我们的人生价值将会有一个质的飞跃!

（夏挺松　席铁举　苏瑞兰　白　雪　邹宇华）

第二十三篇　流程管理

一、健康教育服务流程图

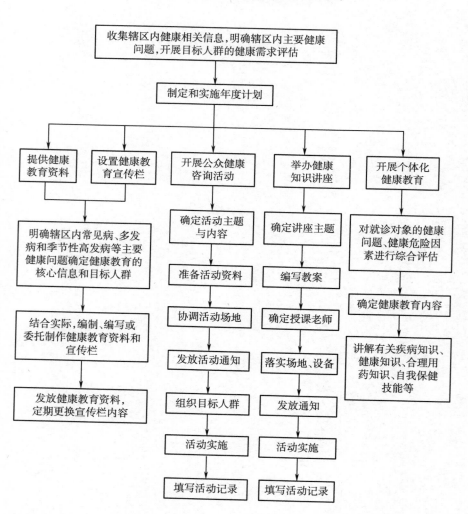

收集辖区内健康相关信息,明确辖区内主要健康问题,开展目标人群的健康需求评估

制定和实施年度计划

提供健康教育资料　　设置健康教育宣传栏　　开展公众健康咨询活动　　举办健康知识讲座　　开展个体化健康教育

明确辖区内常见病、多发病和季节性高发病等主要健康问题确定健康教育的核心信息和目标人群

结合实际,编制、编写或委托制作健康教育资料和宣传栏

发放健康教育资料,定期更换宣传栏内容

确定活动主题与内容

准备活动资料

协调活动场地

发放活动通知

组织目标人群

活动实施

填写活动记录

确定讲座主题

编写教案

确定授课老师

落实场地、设备

发放通知

活动实施

填写活动记录

对就诊对象的健康问题、健康危险因素进行综合评估

确定健康教育内容

讲解有关疾病知识、健康知识、合理用药知识、自我保健技能等

二、乡镇卫生院／社区卫生服务中心 健康教育工作流程示意图

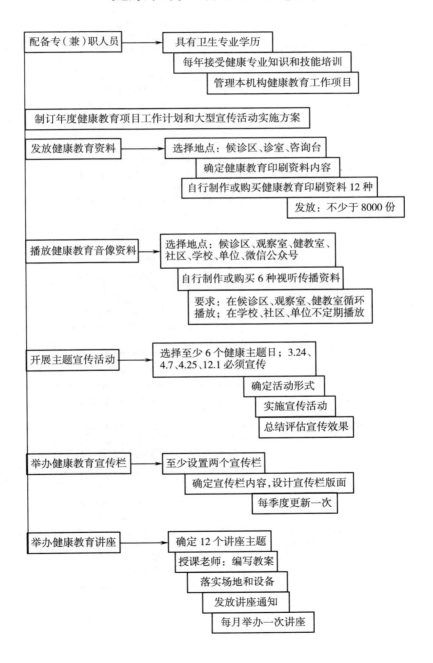

配备专（兼）职人员 → 具有卫生专业学历

每年接受健康专业知识和技能培训

管理本机构健康教育工作项目

制订年度健康教育项目工作计划和大型宣传活动实施方案

发放健康教育资料 → 选择地点：候诊区、诊室、咨询台

确定健康教育印刷资料内容

自行制作或购买健康教育印刷资料12种

发放：不少于8000份

播放健康教育音像资料 → 选择地点：候诊区、观察室、健教室、社区、学校、单位、微信公众号

自行制作或购买6种视听传播资料

要求：在候诊区、观察室、健教室循环播放；在学校、社区、单位不定期播放

开展主题宣传活动 → 选择至少6个健康主题日；3.24、4.7、4.25、12.1必须宣传

确定活动形式

实施宣传活动

总结评估宣传效果

举办健康教育宣传栏 → 至少设置两个宣传栏

确定宣传栏内容，设计宣传栏版面

每季度更新一次

举办健康教育讲座 → 确定12个讲座主题

授课老师：编写教案

落实场地和设备

发放讲座通知

每月举办一次讲座

三、控烟暗访质量控制流程图

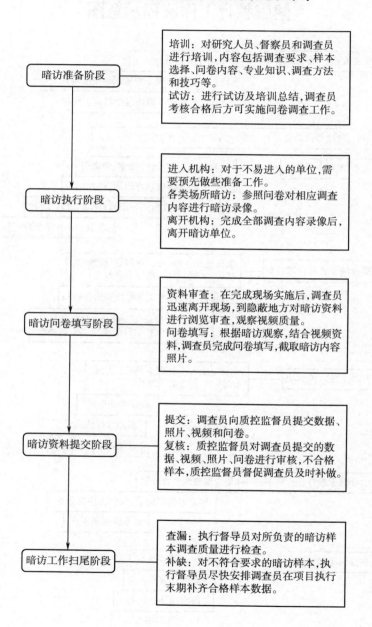

暗访准备阶段 —— 培训：对研究人员、督察员和调查员进行培训，内容包括调查要求、样本选择、问卷内容、专业知识、调查方法和技巧等。
试访：进行试访及培训总结，调查员考核合格后方可实施问卷调查工作。

暗访执行阶段 —— 进入机构：对于不易进入的单位，需要预先做些准备工作。
各类场所暗访：参照问卷对相应调查内容进行暗访录像。
离开机构：完成全部调查内容录像后，离开暗访单位。

暗访问卷填写阶段 —— 资料审查：在完成现场实施后，调查员迅速离开现场，到隐蔽地方对暗访资料进行浏览审查，观察视频质量。
问卷填写：根据暗访观察，结合视频资料，调查员完成问卷填写，截取暗访内容照片。

暗访资料提交阶段 —— 提交：调查员向质控监督员提交数据、照片、视频和问卷。
复核：质控监督员对调查员提交的数据、视频、照片、问卷进行审核，不合格样本，质控监督员督促调查员及时补做。

暗访工作扫尾阶段 —— 查漏：执行督导员对所负责的暗访样本调查质量进行检查。
补缺：对不符合要求的暗访样本，执行督导员尽快安排调查员在项目执行末期补齐合格样本数据。

四、确定居民健康档案建档对象流程图

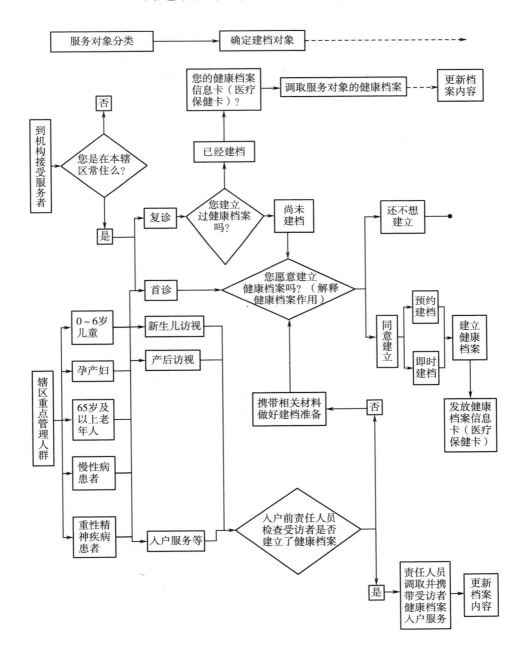

五、居民健康档案管理流程图

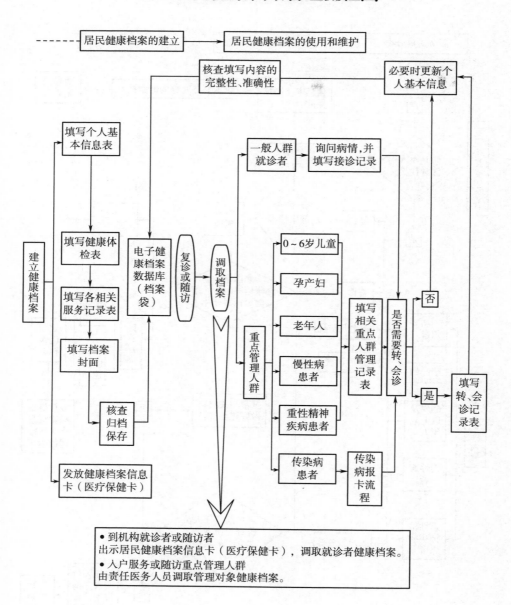

六、预防接种服务流程图

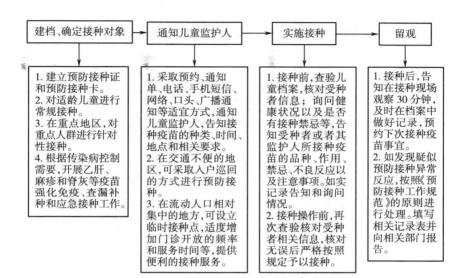

建档、确定接种对象 →	通知儿童监护人 →	实施接种 →	留观
1.建立预防接种证和预防接种卡。 2.对适龄儿童进行常规接种。 3.在重点地区,对重点人群进行针对性接种。 4.根据传染病控制需要,开展乙肝、麻疹和脊灰等疫苗强化免疫、查漏补种和应急接种工作。	1.采取预约、通知单、电话、手机短信、网络、口头、广播通知等适宜方式,通知儿童监护人,告知接种疫苗的种类、时间、地点和相关要求。 2.在交通不便的地区,可采取入户巡回的方式进行预防接种。 3.在流动人口相对集中的地方,可设立临时接种点,适度增加门诊开放的频率和服务时间等,提供便利的接种服务。	1.接种前,查验儿童档案,核对受种者信息;询问健康状况以及是否有接种禁忌等,告知受种者或者其监护人所接种疫苗的品种、作用、禁忌、不良反应以及注意事项。如实记录告知和询问情况。 2.接种操作前,再次查验核对受种者相关信息,核对无误后严格按照规定予以接种。	1.接种后,告知在接种现场观察30分钟,及时在档案中做好记录,预约下次接种疫苗事宜。 2.如发现疑似预防接种异常反应,按照《预防接种工作规范》的原则进行处理。填写相关记录表并向相关部门报告。

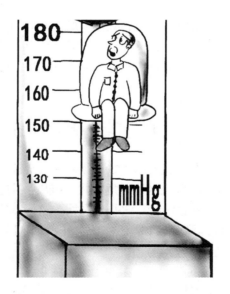

（邹宇华）

第二十四篇　卫生日的由来

一、世界防治麻风病日（国际麻风病日）：
1月最后一个星期日

每年1月的最后一个星期日，是"世界防治麻风病日"。这是1953年一名法国律师发起并经世界卫生组织确立的节日，世界上许多国家都在这一天举行各种形式的活动，目的是调动社会各种力量来帮助麻风患者克服生活和工作上的困难，获得更多的权利。

二、世界抗癌日：2月4日

世界抗癌日即世界癌症日，由国际抗癌联盟（UICC）于2000年发起，时间定于每年的2月4日，旨在倡导新的方法促进各组织间的合作，加快癌症研究、预防及治疗等领域的进展，为人类造福。预防癌症和提高癌症患者生活质量是反复出现的主题。

三、中国爱耳日：3月3日

1998年3月，在政协第九届全国委员会第一次会议上，社会福利组15名委员针对我国耳聋发病率高、数量多、危害大、预防薄弱这一现实，提出了《关于建议确立爱耳日宣传活动》的第2330号提案。这一提案引起了有关部门的高度重视，经中国残疾人联合会、原卫生部等10个部门共同商定，确定每年3月3日为全国爱耳日。

四、世界肾脏日：3月第二个星期四

鉴于当前全球慢性肾脏病发病率不断上升，而公众对该病的防治知识普遍缺乏，经国际肾脏病学会（International Society of Nephrology，ISN）与国际肾脏基金联盟(International Federation of Kidney Foundation,IFKF)联合提议,决定从 2006 年起将每年 3 月份的第二个星期四确定为世界肾脏日(World Kidney Day),目的在于提高人们对慢性肾脏病以及相关的心血管疾病和死亡率的认识,并重视在慢性肾脏病的早期的检测和预防方面全球的迫切需求。

五、世界青光眼日:3 月 6 日

青光眼是全球第二位致盲性眼病,各个年龄段都有患病可能,已成为人类致盲的杀手。为提高青光眼的知晓率,世界青光眼协会和世界青光眼患者协会在 2008 年共同发起将每年的 3 月 6 日定为世界青光眼日。

六、世界睡眠日:3 月 21 日

睡眠是人体的一种主动过程,可以恢复精神和解除疲劳。充足的睡眠、均衡的饮食和适当的运动,是国际社会公认的三项健康标准。为唤起全民对睡眠重要性的认识,2001 年,国际精神卫生和神经科学基金会主办的全球睡眠和健康计划发起了一项全球性的活动,将每年初春的第一天——3 月 21 日定为"世界睡眠日"(World Sleep Day)。此项活动的重点在于引起人们对睡眠重要性和睡眠质量的关注。2003 年中国睡眠研究会把"世界睡眠日"正式引入中国。

七、世界结核病防治日:3 月 24 日

1882 年 3 月 24 日,世界著名的德国科学家科赫在柏林宣读发现结核菌,为以后结核病研究和控制工作提供了重要的科学基础。在 1982 年纪念科赫发现结核菌 100 周年时,世界卫生组织(WHO)和国际防痨和肺病联合会(IUATLD)共同倡议将 3 月 24 日作为"世界防治结核病日",以提醒公众加深对结核病的认识。

八、全国爱国卫生月:4 月

爱国卫生运动,有着悠久的历史和特殊的历史背景。1952 年 2 月 29 日,美国飞机共 14 批 148 架次侵入我国安东穴丹东雪、抚顺等地。先在抚顺,后来又在其他地区播撒带有病毒、细菌的昆虫,对我国发动了细菌战争。当年 3

月 14 日,政务院决定成立中央防疫委员会,任务是领导反细菌战,开展爱国卫生运动。此后的每个时期国家对爱国卫生运动都赋予了新的任务。从 1989 年起,全国爱卫会第八次委员会扩大会议提出在开展群众性爱国卫生活动的同时,要建立爱国卫生月制度,将每年 4 月定为爱国卫生月。开展这一活动的目的是强化大卫生观念,动员和依靠全社会力量,整顿环境,宣传卫生科学知识,引导群众改变不卫生行为,树立良好的卫生习惯。

九、世界卫生日:4 月 7 日

1948 年 4 月 7 日,联合国世界卫生组织宪章生效。自 1950 年起,联合国决定将每年的 4 月 7 日定为世界卫生日,并为每年的世界卫生日确定一个与公共卫生相关的主题,以提高全世界对卫生领域工作的认识,促进该领域工作的开展。

十、世界高血压日:4 月 7 日

高血压病是一种世界性的常见病、多发病,严重威胁着人类健康。为此,1978 年 4 月 7 日,世界卫生组织和国际心脏病学会联合会决定将每年的这一天定为"世界高血压日",旨在引起人们对防治高血压的重视。

十一、世界帕金森病日:4 月 11 日

帕金森病(PD)是一种常见的神经功能障碍疾病,主要影响中老年人,多在 60 岁以后发病。其症状表现为静止时手、头或嘴不自主地震颤,肌肉僵直、运动缓慢以及姿势平衡障碍等,导致生活不能自理。从 1997 年开始,每年的 4 月 11 日被确定为"世界帕金森病日"(World Parkinson's Disease Day)。这一天是帕金森病的发现者——英国内科医生詹姆斯·帕金森博士的生日。

十二、全国肿瘤防治宣传周:4 月 15 日

全国肿瘤防治宣传周是由中国抗癌协会 1995 年倡导发起的,每年的 4 月 15~21 日规定为全国肿瘤防治宣传周,简称"4·15"全国肿瘤防治宣传周。通过多种形式广泛宣传抗癌防癌科普知识,使广大人民群众提高防癌意识、增加科学知识。

十三、全国儿童预防接种宣传日：4月25日

为了加强对儿童免疫预防接种工作的组织实施，进一步提高影响力度，促进社会各界人士积极参与，保证免疫接种率，有效地防止相应传染病的发生和流行，达到最终消灭疾病的目的，1986年6月20日经国务院批准确定，成立了全国计划免疫协调领导小组，并确定每年4月25日为全国儿童预防接种宣传日。

十四、世界哮喘日：五月第一个星期二

哮喘是目前全球最常见的慢性疾病之一。据估计，全球每20个人中就有1个患有哮喘，约计3亿人。为了让人们加强对哮喘病现状的了解，增强患者及公众对该疾病的防治和管理，1998年12月，由全球哮喘防治创议委员会（GINA）与健康护理小组及哮喘教育者代表世界卫生组织举办了第一个世界哮喘日活动。自2000年起，世界哮喘日为定每年5月的第一个星期二。

十五、世界红十字日：5月8日

世界红十字日为每年的5月8日，是1948年国际红十字会第二十届理事会确定的。在这一天，国际红十字会及其在各国的分会都以各种形式纪念这一日子，以表示红十字运动的国际性以及红十字人道工作不分种族、宗教及政治见解的特性。

十六、国际护士节：5月12日

1912年，国际护士理事会将南丁格尔的诞生日——5月12日定为国际护士节，该节是为纪念现代护理学科的创始人—弗劳伦斯·南丁格尔于1912年设立的。设立国际护士节的基本宗旨是倡导、继承和弘扬南丁格尔不畏艰险、甘于奉献、救死扶伤、勇于献身的人道主义精神。

十七、全国碘缺乏病宣传日：5月15日

碘是影响智力发育的重要的微量元素之一，人体缺碘会导致发生碘缺乏

病,乃至残疾。我国是碘缺乏危害比较严重的国家,涉及地域广,威胁人口多。为此,我国设立每年的 5 月 15 日为全国碘缺乏病宣传日,以此加大宣传,提高人们对碘缺乏病的认识。在我国北方碘缺乏病地区曾流传"一代肿、二代傻、三代四代断根芽"的民谣。意思是一代得了大脖子病,就会增加下几代人患呆小症、生殖系统发育不良等病症。因此普及防病知识,提高自我保健意识,加强宣传教育是消除碘缺乏病工作中十分重要的任务。

十八、中国母乳喂养日:5 月 20 日

母乳喂养是最经济、最安全、最营养的,对新生儿成长发育也最有益。1990 年 5 月 10 日,原卫生部在北京举行了母乳喂养新闻发布会,确定每年 5 月 20 日为"全国母乳喂养宣传日"。这是为保护、促进和支持母乳喂养而设立的一项重要活动,也是献给所有哺乳母亲与她们孩子的节日。

十九、中国学生营养日:5 月 20 日

中国学生营养促进会结合世界卫生组织 2000 年"人人享有卫生保健"的战略目标,制订了 1991~2000 年十年学生营养工作计划。这一计划命名为"护苗系统工程",其中确定每年 5 月 20 日为中国学生营养日。其目的在于广泛、深入宣传学生时期营养的重要性,大力普及营养知识。2001 年 5 月,教育部、原卫生部颁布文件将"中国学生营养日"法定下来。

二十、世界无烟日:5 月 31 日

自 20 世纪 50 年代以来,全球范围内已有大量流行病学研究证实,吸烟是导致肺癌的首要危险因素。为了引起国际社会对烟草危害人类健康的重视,世界卫生组织 1987 年 11 月建议将每年的 4 月 7 日定为"世界无烟日(World No-Tobacco Day)",并于 1988 年开始执行。但因 4 月 7 日是世界卫生组织成立的纪念日,每年的这一天,世界卫生组织都要提出一项保健要求的主题。为了不干扰其卫生主题的提出,世界卫生组织决定从 1989 年起将每年的 5 月 31 日定为世界无烟日,中国也将该日作为中国的无烟日。开展无烟日活动旨在提醒世人吸烟有害健康,呼吁全世界吸烟者主动放弃吸烟,号召所有烟草生产者、销售者和整个国际社会一起行动,投身到反吸烟运动中去,为人类创造一个无烟草的环境。

二十一、全国爱眼日:6月6日

　　1992年9月,天津医科大学眼科教授王延华与流行病学教授耿贯一首次向全国倡议,在国内设立爱眼日,并在天津召开了全国爱眼日第一次研讨会。1993年5月5日,天津首次举办爱眼日宣传活动。受此影响,从1994年开始,北京、上海、广州等国内大中城市相继在5月5日举办义诊咨询活动,同时宣传爱眼日的意义。1996年,原卫生部、教育部、团中央、中国残联等12个部委联合发出通知,将爱眼日活动列为国家节日之一,并重新确定每年6月6日为"全国爱眼日"。

二十二、世界献血者日:6月14日

　　6月14日是发现ABO血型系统的诺贝尔奖获得者卡尔·兰德斯坦纳的生日。为鼓励更多的人无偿献血,宣传和促进全球血液安全规划的实施,世界卫生组织、红十字会与红新月会国际联合会、国际献血组织联合会、国际输血协会将2004年6月14日定为第一个世界献血者日。2005年5月24日,在第五十八届世界卫生大会上,192个世界卫生组织成员国通过决议,决定认可"世界献血者日"为国际性纪念日。

二十三、世界母乳喂养周:8月第一周

　　世界母乳喂养宣传周是由世界母乳喂养行动联盟(WABA)组织发起的一项全球性的活动,旨在促进社会和公众对母乳喂养重要性的正确认识和支持母乳喂养。目前在全球已有120个国家参与此项活动。国际母乳喂养行动联盟确定每年8月1日至7日为"世界母乳喂养周",使全社会积极鼓励和支持母乳喂养,拓宽母乳喂养的内涵,创造一种爱婴、爱母的社会氛围。

二十四、世界狂犬病日:9月28日

　　第一个世界狂犬病日是2007年9月8日,狂犬病控制联盟发起了"世界狂犬病日(World Rabies Day)"活动,获得里程碑式的成功。在国际狂犬病控制联盟的倡议下,世界卫生组织、世界动物卫生组织及美国疾病预防控制中心等共同发起并做出决定,将每年的9月28日正式设立为世界狂犬病日。

二十五、世界预防自杀日：9 月 10 日

世界卫生组织报告数据显示，全球每年大约有 100 万人死于自杀。为预防自杀和降低自杀率，自 2003 年开始，世界卫生组织和国际自杀预防协会将每年 9 月 10 日确定为"世界预防自杀日"，以帮助公众了解诱发自杀行为的危险因素，增强人们对不良生活事件的应对能力，预防自杀行为。

二十六、中华老年痴呆防治日：9 月 17 日

老年性痴呆，多发生于中年或老年的早期，症状是短期记忆丧失，认识能力退化，逐渐变得呆傻，甚至生活完全不能自理。1906 年德国神经病理学家阿尔茨海默（Alois Alzheimer）首次报告了一例具有进行性痴呆表现的 51 岁女性患者，1910 年这种病被命名为阿尔茨海默病。老年痴呆目前尚无根治办法，早发现早干预是关键。为了更好地普及宣传预防老年痴呆的基本知识，传播科学的生活方式，使"关爱健康、防治痴呆"的理念更加深入人心。2007 年，根据中国科协普发综字〔2007〕28 号文件精神，中国阿尔茨海默病协会（ADC）设立每年的 9 月 17 日为我国的"中华老年痴呆防治日"。

二十七、世界老年性痴呆宣传日：9 月 21 日

也有人将其简称为"世界老年痴呆日"。1994 年，国际老年痴呆协会在英国确定 9 月 21 日为"世界老年性痴呆宣传日"。目前中国有老年痴呆患者 500 万人之多，占世界总病例数的四分之一强，且每年平均有 30 万新发病例。每年在全世界的许多国家和地区都要举办这个宣传日活动，使全社会都懂得老年痴呆病的预防是非常重要的，应当引起足够的重视。

二十八、世界心脏日：9 月最后一个星期日

目前，全球心血管疾病已逐渐升至为威胁人类健康的"第一杀手"，为唤起公众对心血管疾病及其危险因素（高血压、肥胖、缺乏运动、营养失衡、吸烟等）的关注，世界心脏基金会（World Heart Foundation）于 1999 年将每年 9 月的最后一个星期日定为世界心脏日（World Heart Day）。世界心脏日的永恒主题为"健康的心，快乐人生"。其宗旨在于激励人们把静态的生活方式改变为积极的行动。

二十九、国际聋人节：9 月最后一个星期日

世界聋人联合会成立于 1951 年，是世界性非政府组织。其宗旨是造福于世界聋人，捍卫聋人的权利，帮助聋人康复。该会总部设在意大利罗马，每 4 年举行一次大会。1957 年，世界聋人联合会根据欧洲各国聋人组织的倡议，将 1958 年 9 月 28 日定为第一个国际聋人节，并规定以后每年 9 月最后一个星期日为国际聋人节。

三十、世界造口日：10 月第一个星期六

造口，是针对直肠、膀胱病变（如直肠癌、膀胱癌、肠梗阻等），为了保住患者的性命，医生会手术切除病变的部位，直肠癌会切除直肠、肛管，膀胱癌会切除膀胱，然后在患者的腹部左侧或右侧开一个口。大便或小便通过该造口不自主地排出体外，这类患者在出院以后将需要在造口处粘贴一个袋子来装排出的东西。医学上称这类患者为"造口人"。一直以来，造口人并未得到社会的关注。"世界造口日"是由国际造口协会于 1993 年所倡导提出的，旨在让世界造口人和造口工作者加强联系和交流，对全社会进行造口知识的宣传。这个纪念日每 3 年举行一次，每次定在 10 月的第一个星期六。

三十一、全国高血压日：10 月 8 日

高血压是危害人类健康的最主要的慢性疾病。它不仅是一个医学问题，也对社会产生重大的影响。1998 年，原卫生部为提高广大群众对高血压危害的认识、动员全社会都来参与高血压预防和控制工作、普及高血压防治知识，决定将每年的 10 月 8 日定为"全国高血压日"。

三十二、世界精神卫生日：10 月 10 日

1991 年，尼泊尔提交了第一份关于"世界精神卫生日"活动的报告。由世界心理卫生联合会 1992 年发起，经世界卫生组织确定，将每年的 10 月 10 日设为世界精神卫生日，旨在提高公众对精神卫生问题的认识，促进对精神疾病进行更公开的讨论，鼓励人们在预防和治疗精神疾病方面进行投资。我国于 2000 年首次组织世界精神卫生日活动。

三十三、世界镇痛日：10 月 11 日

慢性疼痛作为一种病症，已引起全世界的高度重视，世界疼痛大会将疼痛确认为继呼吸、脉搏、体温和血压之后的"人类第 5 大生命指征"。很多病理性疼痛本身就是一种严重影响患者生活质量和工作质量的疾病，人们逐渐意识到疼痛的重要性。国际疼痛学会决定从 2004 年开始，将每年的 10 月 11 日定为"世界镇痛日"。

三十四、世界视觉日：10 月第二个星期四

全球约有 3700 万名失明人士：每 5 秒便有 1 人失明，每分钟就有 1 个儿童失明——当中竟有 75% 的个案是可防的！护眼行动刻不容缓。为呼唤全球正视失明问题，并强调眼睛护理是天赋人权，世界卫生组织和国际防盲组织自 2000 年起，联同世界超过百多个国际志愿团体、非政府机构及民间医疗组织，把每年的 10 月第 2 个星期四定为"世界视觉日"，旨在宣传保护视力的重要性。

三十五、世界关节炎日：10 月 12 日

关节炎是最常见的慢性疾病之一，共有 100 多种类型，其中最常见的是骨关节炎和类风湿关节炎两种。目前全世界关节炎患者有 3.55 亿人。在亚洲地区，每六个人中就有一人在一生的某个阶段患上关节炎这种世界头号致残性疾病。每年的 10 月 12 日是"世界关节炎日"，目的就是要提醒人们，对关节炎要早预防、早诊断、早治疗，防止致残。

三十六、世界骨质疏松日：10 月 20 日

世界骨质疏松日是在 1996 年最早由英国国家骨质疏松学会创办，当时定于每年 6 月 24 日为世界骨质疏松日。随着影响日益扩大，到了 1998 年世界卫生组织（WHO）开始参与并作为联合主办人，并将世界骨质疏松日改为每年 10 月 20 日。现在已有 100 多个会员国家及组织均开展了这一活动。

三十七、世界传统医药日：10 月 22 日

世界各国的传统医药是国际医药界不可多得的宝贵财富。随着化学药品

毒副作用的不断出现、药源性疾病日益增加以及生化药品研制成本昂贵等问题的存在,人们开始呼唤回归大自然,希望用天然药物和绿色植物来治疗疾病和保健。

1991 年 10 月 22 日,中国国家中医药管理局和世界卫生组织联合在北京召开国际传统医药大会,世界卫生组织总干事中岛宏、40 多个国家和地区的传统医学专家和 22 个国家的卫生部高级官员共 1000 余名中外代表参加会议。一致决定将大会开幕日 10 月 22 日确定为每年的世界传统医药日,并写进《北京宣言》。"世界传统医药日"的确定,表明一个有利于传统医药发扬光大的社会氛围正逐步形成。

三十八、全国男性健康日:10 月 28 日

2000 年 8 月 16~18 日,国家计生委在大连召开了男性生殖健康项目研讨会,并在会上确定当年 10 月 28 日为全国首个"关注男性生殖健康日",简称为"全国男性健康日"。针对男性参与计划生育和关注男性生殖健康问题,把宣传计划生育丈夫有责、解决男性生殖保健方面的困惑和疑虑、创造美满和谐的夫妻生活、提高家庭生活质量等内容有机地结合起来,广泛开展了一系列大型社会宣传活动,大力宣传普及男性健康科学知识,呼吁全社会关心男性健康,号召男性自觉担负起家庭、社会的责任,担负起生产、生活、生育;优生、优育、优教等方面的责任,在社会上引起了强烈的反响。

三十九、联合国糖尿病日:11 月 14 日

在全球几乎每一个国家,糖尿病发病率都在上升。这种疾病是导致失明、肾衰竭、截肢、心脏病和中风的主要原因。由世界卫生组织和国际糖尿病联盟于 1991 年共同发起的世界糖尿病日(World Diabetes Day,WDD),其宗旨是引起全球对糖尿病的警觉和醒悟。2006 年底联合国通过决议,从 2007 年起,将"世界糖尿病日"正式更名为"联合国糖尿病日",将专家、学术行为上升为各国的政府行为,促使各国政府和社会各界加强对糖尿病的控制,减少糖尿病的危害。

四十、世界慢阻肺日:11 月第三个星期三

慢性阻塞性肺疾病(简称"慢阻肺"或"COPD"),就是人们常说的慢性支气管炎和肺气肿,主要症状为长时间咳嗽、咳痰以及气短,是慢性支气管炎和肺气肿的总称。

2002 年的 11 月 20 日,世界卫生组织征集了各国专家的意见,制订出慢性阻塞性肺疾病全球防治倡议。确定把每年 11 月第三周的周三定为世界慢阻肺日。设立世界慢阻肺日的目的就是帮助人们提高对慢阻肺的认识,改善慢阻肺诊断不足和治疗不力的现状,致力于向那些可能患有慢阻肺但尚未被诊断出的人们强调:呼吸困难不是伴随衰老而来的不可避免的一部分,症状可以被改变。它同时向慢阻肺患者传递出一个积极的信息,有效的治疗可以让慢阻肺患者感觉更好,生活质量更高。

四十一、世界艾滋病日:12 月 1 日

1981 年 12 月 1 日,世界上第一个艾滋病病例被诊断出来。为提高人们对艾滋病的认识,世界卫生组织于 1988 年 1 月将每年的 12 月 1 日定为世界艾滋病日,号召世界各国和国际组织在这一天举办相关活动,宣传和普及预防艾滋病的知识。红丝带是关注艾滋病防治问题的国际性标志,它像一条纽带,将世界人民紧紧联系在一起,共同抗击艾滋病,象征着人们对艾滋病病毒感染者和病人的关心和支持,象征着人们对生命的热爱和对和平的渴望,象征着人们用心来参与预防艾滋病的工作。

四十二、世界强化免疫日:12 月 15 日

1988 年,第 41 届世界卫生组织大会确定并实行每年 12 月 15 日为世界强化免疫日。世界强化免疫日主要是为消灭脊髓灰质炎而设立的。

12 月 15 日是"世界强化免疫日",这是 1988 年第 41 届世界卫生组织大会确定并实行的。世界强化免疫日主要是为消灭脊髓灰质炎而设立的。国家免疫日是为了补充及完善常规免疫而采取的措施。其目的是通过免疫高危险年龄组 0~4 岁的每个儿童,尽可能快地阻断脊髓灰质炎地方性流行。

由于人是脊髓灰质炎病毒的唯一感染者、已生产出有效的疫苗、免疫能终生持续存在等原因,脊髓灰质炎是少数有可能被消灭的疾病之一。

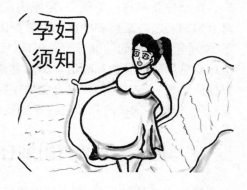

(杨国安　邱星元　杨瑞雪)

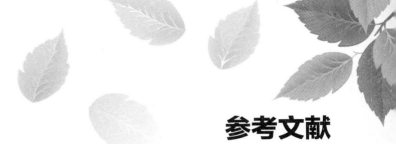

参考文献

1. 邹宇华 . 社区卫生服务管理学 . 北京 : 人民卫生出版社 , 2010.
2. 李桥云 , 张楚南 . 基本公共卫生服务健康教育实用手册 . 北京 : 中国医药科技出版社 , 2011.
3. 李荣堂 . 公民现场急救指南 . 郑州 : 河南科学技术出版社 , 2008.
4. 孙承梅 . 浅谈健康教育处方的编写与使用 . 健康教育与健康促进 , 2015, 10（1）: 60-62.
5. 安徽省初级卫生保健技术培训项目办公室 . 健康教育适宜技术 . 合肥 : 合肥工业大学出版社 , 2004.
6. 熊正南 . 社区健康教育 . 长沙 : 中南大学出版社 , 2005.
7. 方来英 . 北京市居民家庭保健手册 . 北京市卫生局、北京市社区卫生服务管理中心 .
8. 杨廷忠 . 健康行为理论与研究 . 北京 : 人民卫生出版社 , 2007.
9. 田本淳 . 健康教育与健康促进实用方法 . 北京 : 北京大学医学出版社 , 2014.
10. 美国心脏协会（AHA）《2015 版心肺复苏指南》（https://eccguidelines.heart.org）
11. 邹宇华 . 社区卫生服务组织文化 . 北京 : 人民卫生出版社 , 2012.
12. 中国高血压基层管理指南（2014 年修订版）. 中华健康管理学杂志 , 2015, 9（1）: 10-12.
13. 邹宇华 . 社会医学（案例版）. 北京 : 科学出版社 , 2016.